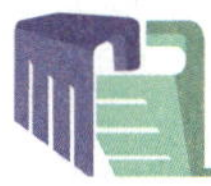

"十四五"职业教育国家规划教材

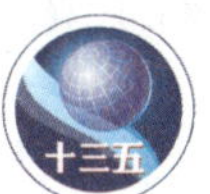

国家卫生健康委员会"十三五"规划教材

全国高等职业教育教材

供护理、助产专业用

老年健康照护与促进

主 编 周郁秋 张会君

副主编 何 敏 贾红红 王丽娜

编 者（以姓氏笔画为序）

王丽娜（湖州师范学院）
王梦玉（丽水学院医学与健康学院）
孙 宁（宁波卫生职业技术学院）
何 敏（河南护理职业学院）
邹立琴（肇庆医学高等专科学校）
张会君（锦州医科大学）
张瑜晶（黑龙江护理高等专科学校）
周 雪（山西医科大学汾阳学院）
周郁秋（哈尔滨医科大学）
段 莉（承德医学院）
贾红红（哈尔滨医科大学大庆校区）
康佳迅（郑州大学护理学院）

人民卫生出版社

图书在版编目（CIP）数据

老年健康照护与促进 / 周郁秋，张会君主编. —北京：人民卫生出版社，2018

ISBN 978-7-117-27375-6

Ⅰ. ①老… Ⅱ. ①周… ②张… Ⅲ. ①老年人－保健－高等职业教育－教材②老年人－护理－高等职业教育－教材 Ⅳ. ①R161.7②R473

中国版本图书馆 CIP 数据核字（2018）第 296728 号

老年健康照护与促进

主　　编：周郁秋　张会君
出版发行：人民卫生出版社（中继线 010-59780011）
地　　址：北京市朝阳区潘家园南里 19 号
邮　　编：100021
E - mail：pmph @ pmph.com
购书热线：010-59787592　010-59787584　010-65264830
印　　刷：北京汇林印务有限公司
经　　销：新华书店
开　　本：850 × 1168　1/16　　印张：15　　插页：8
字　　数：475 千字
版　　次：2019 年 1 月第 1 版　2024 年 6 月第 1 版第 8 次印刷
标准书号：ISBN 978-7-117-27375-6
定　　价：46.00 元

修订说明

高等职业教育三年制护理、助产专业全国规划教材源于原国家教育委员会“面向21世纪高等教育教学内容和课程体系改革”项目子课题研究，是由原卫生部教材办公室依据课题研究成果规划并组织全国高等医药院校专家编写的“面向21世纪课程教材”。本套教材是我国高等职业教育护理类专业第一套规划教材，第一轮于1999年出版，2005年和2012年分别启动第二轮和第三轮修订工作。其中《妇产科护理学》等核心课程教材列选“普通高等教育‘十五’‘十一五’国家级规划教材”和“‘十二五’‘十三五’‘十四五’职业教育国家规划教材”，为我国护理、助产专业人才培养做出卓越的贡献！

根据教育部和国家卫生健康委员会关于新时代职业教育和护理服务业人才培养相关文件精神要求，在全国卫生职业教育教学指导委员会指导下，组建了新一届教材建设评审委员会启动第四轮修订工作。新一轮修订以习近平新时代中国特色社会主义思想为指引，全面落实党的二十大精神进教材相关要求，坚持立德树人，对接新时代健康中国建设对护理、助产专业人才培养需求。

本轮修订的重点：

1. 秉承三基五性　对医学生而言，院校学习阶段的学习是一个打基础的过程。本轮教材修订工作秉承人民卫生出版社国家规划教材建设“三基五性”优良传统，在基本知识、基本理论、基本技能三个方面进一步强化夯实医学生基础。整套教材从顶层设计到选材用材均强调思想性、科学性、先进性、启发性、适用性。在思想性方面尤其突出新时代育人导向，各教材全面融入社会主义核心价值观，体现“敬佑生命、救死扶伤、甘于奉献、大爱无疆”的卫生与健康工作者精神，将政治素养和医德医技培养贯穿修订、编写及教材使用全过程。

2. 强化医教协同　本套教材评审委员会和编写团队进一步增加了临床一线护理专家，更加注重吸收护理业发展的新知识、新技术、新方法以及产教融合新成果。评委会在全国卫生职业教育教学指导委员会指导下，在加强顶层设计的同时注重指导各修订教材对接最新专业教学标准、职业标准和岗位规范要求，更新包括疾病临床治疗、慢病管理、社区护理、中医护理、母婴护理、老年护理、长期照护、康复促进、安宁疗护以及助产等在内的护士执业资格考试所要求的全部内容，力求使院校教育、毕业后教育和继续教育在内容上相互衔接，凸显本套教材的协同性、权威性和实用性。

3. 注重人文实践　护理工作的服务对象是人，护理学本质上是一门人学，而且是一门实践性很强的科学。第四轮修订坚持以学生为本，以人的健康为中心，注重人文实践。各教材围绕护理、助产专业人才培养目标，将知识、技能与情感、态度、价值观的培养有机结合，引导学生将教材中学到的理论、方法去观察病情、发现问题、解决问题，在加深学生对理论的认知、理解和增强解决未来临床实际问题的能力的同时，更加注重启发学生从心灵深处自悟、陶冶灵魂，从根本上领悟做人之道。

4. 体现融合创新　当前以信息技术、人工智能和新材料等为代表的新一轮科技革命迅猛发展，包括护理学在内的多个学科呈深度交叉融合。本套教材的修订与时俱进，主动适应大数据、云计算和移动通讯等新技术新手段新方法在卫生健康和职业教育领域的广泛应用，体现卫生健康及职业教育与新技术的融合成果，创新教材呈献形式。除传统的纸质教材外，本套教材融合了数字资源，所选素材主题鲜明、内容实用、形式活泼，拉近学生与理论课和临床实践的距离。通过扫描教材随文二维码，线上与线下的联动，激发学生学习兴趣和求知欲，增强教材的育人育才效果。

全套教材包括主教材、配套教材及数字融合资源，分职业基础模块、职业技能模块、人文社科模块、能力拓展模块、临床实践模块 5 个模块，共 47 种教材，其中修订 39 种，新编 8 种，供护理、助产 2 个专业选用。

教材目录

序号	教材名称	版次	所供专业	配套教材
1	人体形态与结构	第 2 版	护理、助产	√
2	生物化学	第 2 版	护理、助产	√
3	生理学	第 2 版	护理、助产	√
4	病原生物与免疫学	第 4 版	护理、助产	√
5	病理学与病理生理学	第 4 版	护理、助产	√
6	正常人体结构	第 4 版	护理、助产	√
7	正常人体功能	第 4 版	护理、助产	
8	疾病学基础	第 2 版	护理、助产	
9	护用药理学	第 4 版	护理、助产	√
10	护理学导论	第 4 版	护理、助产	
11	健康评估	第 4 版	护理、助产	√
12	基础护理学	第 4 版	护理、助产	√
13	内科护理学	第 4 版	护理、助产	√
14	外科护理学	第 4 版	护理、助产	√
15	儿科护理学	第 4 版	护理、助产	√
16	妇产科护理学	第 4 版	护理	
17	眼耳鼻咽喉口腔科护理学	第 4 版	护理、助产	√
18	母婴护理学	第 3 版	护理	
19	儿童护理学	第 3 版	护理	
20	成人护理学(上册)	第 3 版	护理	
21	成人护理学(下册)	第 3 版	护理	
22	老年护理学	第 4 版	护理、助产	
23	中医护理学	第 4 版	护理、助产	√
24	营养与膳食	第 4 版	护理、助产	
25	社区护理学	第 4 版	护理、助产	
26	康复护理学基础	第 2 版	护理、助产	
27	精神科护理学	第 4 版	护理、助产	
28	急危重症护理学	第 4 版	护理、助产	

续表

序号	教材名称	版次	所供专业	配套教材
29	妇科护理学	第2版	助产	√
30	助产学	第2版	助产	
31	优生优育与母婴保健	第2版	助产	
32	护理心理学基础	第3版	护理、助产	
33	护理伦理与法律法规	第2版	护理、助产	
34	护理礼仪与人际沟通	第2版	护理、助产	
35	护理管理学基础	第2版	护理、助产	
36	护理研究基础	第2版	护理、助产	
37	传染病护理	第2版	护理、助产	√
38	护理综合实训	第2版	护理、助产	
39	助产综合实训	第2版	助产	
40	急救护理学	第1版	护理、助产	
41	预防医学概论	第1版	护理、助产	
42	护理美学基础	第1版	护理	
43	数理基础	第1版	助产、护理	
44	化学基础	第1版	助产、护理	
45	信息技术与文献检索	第1版	助产、护理	
46	职业规划与就业指导	第1版	助产、护理	
47	老年健康照护与促进	第1版	护理、助产	

全国高等职业教育护理、助产专业第四届教材评审委员会

数字内容编者名单

主　编　王丽娜

副主编　周郁秋

编　者（以姓氏笔画为序）

王丽娜（湖州师范学院）
王梦玉（丽水学院医学与健康学院）
孙　宁（宁波卫生职业技术学院）
何　敏（河南护理职业学院）
邹立琴（肇庆医学高等专科学校）
张会君（锦州医科大学）
张瑜晶（黑龙江护理高等专科学校）
周　雪（山西医科大学汾阳学院）
周郁秋（哈尔滨医科大学）
段　莉（承德医学院）
贾红红（哈尔滨医科大学大庆校区）
康佳迅（郑州大学护理学院）

主编简介与寄语

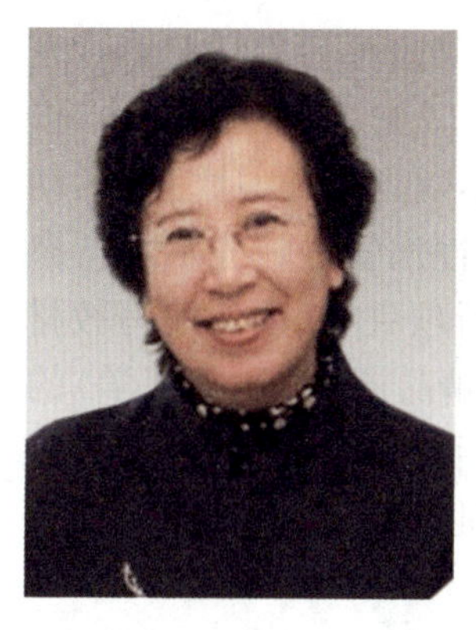

周郁秋　哈尔滨医科大学大庆校区护理学院院长、教授、硕士研究生导师，心理学家，黑龙江省劳动模范，省学科带头人，哈尔滨医科大学“教学名师”、学科带头人。担任国家高职高专护理教育学会副理事长、中国心理学会护理心理学专业委员会副主任委员、护理专业规划教材指导委员会委员、全国高等护理教育学会理事、黑龙江省心理卫生学会常务理事等社会和学术兼职。

近年来，获国家自然科学基金资助课题 3 项，主持省级教科研课题 6 项，获教学、科研成果奖 7 项。在《中华护理杂志》《中国心理卫生杂志》等核心期刊发表学术论文 68 篇、SCI 论文 9 篇；主编国家规划教材《护理心理学》《医学心理学》《心理学基础》《康复心理学》等 16 部，撰写出版《现代心身医学》等著作 3 部。

寄语：

那是外婆拄着杖，将我手轻轻挽，踏着薄雾走向余晖暖暖的澎湖湾。这样的温暖画面是很多人挥之不去的童年记忆，我们牵着祖父母和父母的手长大了，可他们却日渐衰老，健康不在。为了年迈的亲人，也为了无数与亲人一样需要照护的老人，努力学习并掌握老年健康照护知识和技能，使老人的晚年舒适、快乐、幸福！

主编简介与寄语

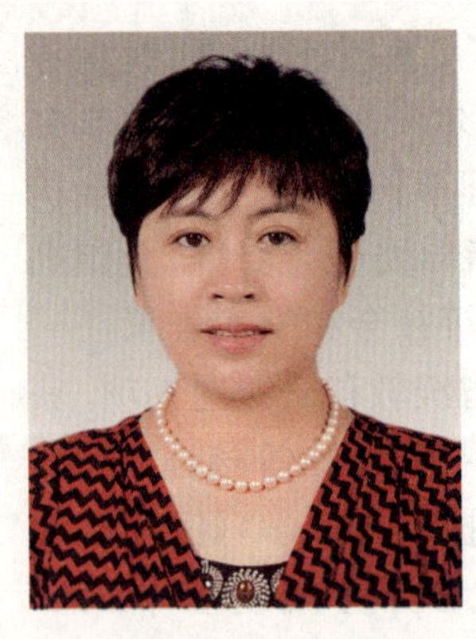

张会君 主任护师，教授，硕士研究生导师。现任锦州医科大学健康管理学院院长。锦州医科大学教学名师，护理学科带头人。曾先后担任护士长、护理部主任、教研室主任、护理技能实验中心主任、护理学院副院长、康复与运动医学院党委书记。主要研究方向为：养老护理、老年慢性病管理。先后主持参与国家级、省部级科研项目 16 项，指导大学生科技创新项目 10 项。编写教材和专著 12 部。获省级教学成果奖 5 项；是辽宁省省级精品课《内科护理学》的负责人。辽宁省护理技能示范中心建设负责人。曾先后获得全国“暑期三下乡社会实践”先进个人、辽宁省“五一巾帼标兵”、锦州市科普先进工作者、校优秀教师、“我心目中的好老师”“最幸福的老师”等称号。

寄语：

随着人口老龄化的加剧，老年人对健康照护的需求日益增长。为提高老年护理的健康服务能力，增强主动参与健康促进的积极性，编写此教材，希望它能成为养老服务的助推者、老年健康的促进者与“健康中国”的贡献者。

前　言

随着社会经济和医疗科技的快速发展，人类平均预期寿命的延长，高龄老年人比率逐年递增，人口结构老龄化已成为世界趋势。老年人随年龄增长生理功能逐渐衰退，疾病的症状与老化现象交替，致使长期慢性疾病照护的需求和难度剧增。

本教材编写认真落实党的二十大精神进教材相关要求，参考日本和我国台湾省有关教材的内容架构，结合当前国情和现状，在对社区及机构养老服务状况调查的基础上，重新构建了内容体系。全书着眼于老年健康，以老年健康为目标，以老年人群为对象，以老年人健康需求为主线，结合临床医学、护理学、康复医学、营养学、心理学、健康管理、健康促进等学科理论和实用技术，对不同场所老年人健康需求的综合评估，为其制定健康照护和健康促进目标，提供完整的健康照护与健康促进服务；针对基于不同养老情境下（包括居家老年人、社区老年人和机构养老的老年人）健康问题及需求实施健康照护与促进，不同于已有的护理教材基于“以器官系统为中心”模式，较多偏重护理技术，侧重于老年病人、老年疾病的护理；本教材融合临床医学、护理学、社会学、心理学等多学科的理论、方法、技术，针对老年人健康需求实施健康照护和健康促进策略，以促进老年健康照护水平与老年人生活质量的提高。

全书共十一章，内容包括：绪论、老年人健康评估、老年人常见症状健康照护与促进、居家老年健康照护与促进、社区老年健康照护与促进、养老机构老年健康照护与促进、老年人常见疾病的健康照护与促进、老年人常见心理行为问题健康照护与促进、老年人社会参与和健康促进、特殊老年人的健康照护与促进、老年人健康照护风险的防范与应对。

本教材主要供高职高专护理、老年保健与管理、老年服务与管理专业使用，也可供临床护理人员继续教育、老年护理岗位培训、养老护理员培训及老年护理机构工作人员参考。

本书在编写过程中，得到了人民卫生出版社的热情指导和大力帮助，得到了各位编者所在单位的大力支持，在此一并表示诚挚的谢意！

受编者的知识水平和能力经验及学科的发展状况等方面限制，本教材在整体架构、内容体系的构建等方面仍存在不足，难免会有错误、疏漏和不当之处，恳请各位读者批评指正。

教学大纲
（参考）

周郁秋　张会君

2023年10月

目　录

第一章　绪　论

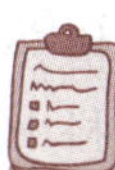

学习目标

1. 掌握健康照护及健康促进的概念、对象和内容；老年健康照护与促进的资源。
2. 熟悉老年健康照护与促进的发展现状、照护理论、健康老龄化的理念。
3. 了解老年健康照护与促进人员的素质要求。
4. 学会全面准确地评估健康老龄化。

随着社会的进步和经济的快速发展，人们生活水平不断提高，人类平均寿命普遍延长，人口老龄化已成为世界各国普遍存在的社会问题，目前我国60岁以上老龄人口已达到2.12亿，预计到2026年将达到3亿。随着年龄的增加，老年人的心理、生理功能逐渐衰退，可诱发多种慢性疾病。因此，研究老年人的健康问题，满足老年人的健康需求，提供优质的老年健康照护与促进服务，提高老年人的生活质量，已成为人口、卫生和健康领域的重要课题。

第一节　老年健康照护与促进概述

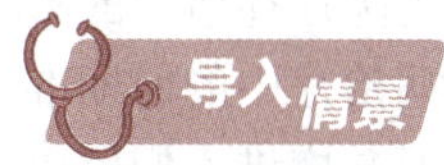

情景描述：

2007年，我国成为世界上唯一一个老年人口逾亿的国家。截至2014年底60岁及以上人口2.12亿人，占总人口的15.5%，80岁及以上人口0.24亿人，占60岁以上老年人口的11.3%，按照国际标准每3个失能老年人配备一名护理人员推算，我国至少需要1300多万名护理员。

请问：

1. 简述对我国老年健康照护与促进发展现况的认识。
2. 老年健康照护与促进的方法与策略有哪些？

一、老年健康照护与促进的相关概念

（一）健康照护

健康照护（health care）是研究、处理研究对象对现存的和潜在的健康问题反应的一门学科。即从

生理、心理、社会文化等方面对研究对象的健康进行评估，针对其健康问题给予照护，是适应老龄化社会和健康观念转变而诞生的一门综合性课程。

老年健康照护是老年人由于其生理、心理受损，生活不能自理，因而在一个相对较长的时期，甚至在生命存续期内都需要他人给予的各种帮助的总称。主要内容包括日常生活照料和医疗护理照料，包括在医院临床照护、愈后的医疗照护、康复照护和训练等。

文档：简明健康状况量表

（二）健康促进

健康促进（health promotion）是一种融合自然科学、健康科学和行为科学知识，通过改善身体活动、饮食习惯和心理状态等生活方式，寻求与整个环境的和谐统一，以提升生命质量的整体策略。

老年健康促进为融合饮食、运动休闲、压力处理、发展社会支持系统及自我实现等落实到各个生活层面的一种行为模式。

二、老年健康照护与促进的国内外发展现况

（一）老年健康照护的国内外发展现况

世界各国老年健康照护发展状况不尽相同，这与人口老龄化程度、国家经济水平、各国国情及护理教育水平等有关。老年健康照护作为一门学科最早出现于美国，其发展经过了以下五个时期，分别为1900年的老年护理；1900—1955年的理论前期；1955—1965年的理论基础初期，1961年护理协会设立了老年护理专科小组；1965—1981年的老年人医疗保险福利制度后期，1966年老年护理专科小组晋升为“老年病护理分会”，确立了老年护理专业委员会，使老年护理真正成为护理学中的一个独立的分支，1975年起颁发老年护理专科证书，同时“老年病护理分会”更名为“老年护理分会”，服务范围由老年病人扩大至老年人群；1985年以后的全面完善和发展时期，1990年，美国老年护理（老年健康照护的前身）作为一个独立的专业被确定下来。

在美国老年护理发展的影响下，许多国家的护理院校开设了老年健康照护的课程，并培养了一批老年护理学硕士和博士。

我国的老年健康照护于20世纪80年代后逐渐发展，台湾省的老年健康照护发展较快，1996年成功召开了台湾社区周全性老年健康照护研讨会，2006年举办“健康老化与长期照护”国际学术研讨会。其主要任务为研究老年人的健康问题，满足老年人的健康需要，提供优质老年健康照护，提高老年人的生活质量。老年健康照护的最高目标是提供保持老年人人生的连续性和个体特征性的健康照护，最大限度地发挥老年人生理、心理、社会方面的潜在能力，尽量地以能自理状态，保持其人性的尊严，走向人生终点。

（二）老年健康促进的国内外发展现况

早在1920年，温斯洛（Winslow）便首次提出了健康促进的概念，他将健康促进理解为开展健康教育和制定健康政策，主张通过开展个人卫生教育和健全社会机构职责，应对各种危险因素，以维持和增进健康的生活水准。1945年，亨利•西格里斯（Henry E. Sigerist）将健康促进阐释为医疗环节中的重要步骤，即分为“健康促进”“疾病预防”“疾病恢复”和“身体康健”四步，强调其在疾病治疗中的前期准备作用。1978年，国际初级卫生保健大会通过的《阿拉木图宣言》，进一步明确了保障并增进人们健康而需立即行动的必要性。1986年，发表在《美国健康促进》杂志上的文章，将“健康促进”的概念正式从学术界引入公众的视野。奥唐纳（O′ Donnell）将健康促进阐释为“帮助人们改变其生活习惯以达到理想健康状态的一门科学与艺术，理想的健康状态应是实现身体、情感、社会适应、精神和智力的平衡”。

三、健康照护与促进的理论及策略

（一）相关理论

1. 老年健康学　机体的衰老是一个不可逆的渐进过程，在不同阶段对环境的适应能力、生理与心理需求有所差异。随着人口预期寿命的延长，这种差异的层次性愈发显著。老年健康照护服务体系的构建可以将养老服务资源进行合理的整合与使用，以满足老年人的养老服务需求。

2. 马斯洛需要层次论　亚伯拉罕•马斯洛在《人类激励理论》一书中首次提出需要层次理论，这一理论将人类的需要像梯形阶梯一样从低到高按层次分为五种，分别是：生理需要、安全需要、社交

需要、尊重需要和自我实现需要。随着该理论的不断应用，又有学者在马斯洛理论的基础上又增加了两个层次，就是求知和理解的需要和美的需要。马斯洛认为这七种需要是具有层次的，层次的排列就像一个金字塔状，底层的需要是最基本的，满足了低层次的需要，才会想着去满足更高层次的需要。老年人的生理需要、安全需要已基本得到满足之后，其进一步需求是来自家庭、社会的情感支持，以及对自身尊严与价值的认同。因此，对老年健康照护与促进的服务也从对物质的需要上升到对个人人性化服务的需求，所以，提供老年服务也理应是多元化和持续性的。

图片：马斯洛需要层次论

3. 福利多元主义 福利多元主义是在西方福利国家遭遇危机以后，对传统福利模式进行改革的一种替代方案。福利多元主义认为社会福利可以由公共部门、社区、家庭以及非营利组织四个部门共同承担，分权化和民营化是福利多元主义理念的核心内涵。福利多元主义正是通过福利提供的多元化途径实现社会团结和社会资源的整合，以此提高福利的供给效率。老年健康照护在福利多元主义的影响下，提倡由个人、家庭、社会、政府不同主体共同承担养老责任，化解单一压力，实现老年人获得健康照护服务的需求。

4. Pender 健康促进模式 1982 年，美国护理学家 Pender 参考期望价值理论和社会认知理论的架构，首次提出 Pender 健康促进模式，目前已更新至 2011 年版，该模式介绍了 3 方面共 10 个可影响健康行为的因素，即个人特征及经验（曾经相关行为、个人因素），特定行为认知及情感（自觉行动的好处、自觉行动的障碍、自我效能、行为相关情感、他人影响、情境影响），行为结果（允诺行动、临时需求和喜好）。这些因素可通过直接或者间接的方式影响健康行为。老年健康照护与促进人员可通过健康教育等方式来干预这些因素，激发个体对于健康行为的追求，从而促进健康行为的实现。

图片：Pender 健康促进模式图

5. 健康信念模式 健康信念模式是由霍克巴姆（Hochbaum）于 1958 年在研究人的健康行为与其健康信念之间的关系后提出的，其后经贝克（Becker）等社会心理学家的修订逐步完善而成为健康信念模式。健康信念模式由三部分组成，分别为个体的健康信念、行为的线索或意向以及行为的制约因素，此模式主要用于预测人的预防性健康行为和实施健康教育。

健康信念模式以心理学为基础，由需要动机理论、认知理论和期望价值理论综合而成，并在预防医学领域中得到应用和发展。健康信念模式遵循认知理论原则，强调个体的主观心理过程，即期望、思维、推理、信念等对行为的主导作用。因此，健康信念形成是人们接受劝导、改变不良行为、采纳健康行为的关键。

6. 计划行为理论 计划行为理论是由 Icek Ajzen 提出的，是 Ajzen 和 Fishbein 共同提出的理性行为理论（Theory of Reasoned Action，TRA）的继承者，Ajzen 研究发现，人的行为并不是百分百地出于自愿，而是处在控制之下，因此，他将 TRA 予以扩充，增加了一项对自我“行为控制认知”（Perceived Behavior Control）的新概念，从而发展成为新的行为理论研究模式——计划行为理论（Theory of Planned Behavior，TPB）。它包括的五要素分别为态度、主观规范、知觉行为控制、行为意向和行为。

Ajzen 认为所有可能影响行为的因素都是经由行为意向来间接影响行为的表现。而行为意向受到三项相关因素的影响，其一是源自于个人本身的态度，即对于采取某项特定行为所抱持的“态度”；其二是源自于外在的“主观规范”，即会影响个人采取某项特定行为的“主观规范”；最后是源自于“知觉行为控制”。

一般而言，个人对于某项行为的态度愈正向时，个人的行为意向愈强；对于某项行为的主观规范愈正向时，同样个人的行为意向也会愈强；而当态度与主观规范愈正向且知觉行为控制愈强的话，则个人的行为意向也会愈强。

期望价值理论

期望价值理论经历了不断成熟与完善的发展过程。早期的期望价值理论由阿特金森（John William Atkinson）在 21 世纪 50～60 年代提出和完善。他在之前默里（Murray）、勒温（Lewin）和托尔曼（Tolman）等学者的研究基础上，提出了两种成就动机，即追求成功的动机和避免失败的动机，他认为，成就行为取决于对成功和失败的预期和诱因价值，并运用数学推理建构了成就动机模型，形成了较为系统的理论体系。

在阿特金森的理论基础上，一些学者将成就、坚持、选择与个体的期望和价值信念关联起来，对期望价值理论进行了修正与拓展，被称为“现代期望价值理论”，并开展了大量的实证研究。其中，较有影响力的是艾克尔斯（Eccles）、威格菲尔德（Wigfield）、费瑟（Feather）和海克豪森（Heckhausen）等学者。

在 21 世纪 80 年代，艾克尔斯等学者经过对学生学业成就的研究，提出学生成就和成就选择主要取决于两种信念，即学生对成功的期望（expectancy of success）和对工作价值（task value）的认识，也被称为期望信念和价值信念。期望信念和价值信念形成正面的相互作用，影响学生的学习投入、兴趣和学业成就，所以，艾克尔斯分析个体做出的选择主要取决于成功期望和相关的价值，而且阐述并验证了成就相关选择的期望价值理论模型，认为期望和价值对行动表现、持续性和任务选择产生了直接的影响。

班杜拉（Bandura）对期望价值理论中的个人期望进行了研究，在他的自我效能理论中区分了两种类型的期望：一种是效能期望，即个人对成功完成任务的信念；一种是结果期望，即特定的行为能够带来特定的结果。之后，海克豪森（1977，1991）对期望价值理论进行了精细化，他将事件发展分为初始状态、个人行为、行为结果和结果影响等四级，并对应四种不同的期望类型：情境 - 结果，活动 - 结果，经由情境的活动 - 结果，结果 - 影响。海克豪森模型中的结果，是个体行动的直接后果，活动的动机主要取决于个体对行为影响的价值。

来源：韩佶颖，尹弘飚．教师动机：理论基础与研究进展[J]．外国教育研究，2014，4（41）：21-29．

（二）方法及策略

1．明确照护理念，拓宽老年健康照护与促进的覆盖面。发达国家较早进入老龄化社会，在应对老龄化问题方面积累了很多经验，故借鉴其经验，发展以“居家照护，社区养老”为主的老年健康照护服务体系，利于解决当下我国老年人的健康照护与促进问题。帮助老年人在患病和功能缺失状态下适应生活，提高老年人的自理能力及心理适应力。

2．取得政府支持，促使老年健康照护与促进制度化。老年健康照护与促进服务是一项社会系统工程，不能只局限于内部的服务资源，需要政府出面组织实施，各有关部门如国家民政部、国家卫生健康委员会、国家财政部以及文化体育等部门要共同参与，有计划、有步骤地从整体上协调推进，在基层层面搞好与民政福利服务资源和国有卫生保健服务资源的整合，完善老年人健康照护与促进相关的法律、法规和国家社会保障体系，使有限的照护资源发挥最大的社会效益。此外，以政府购买养老服务为杠杆，动员社会力量投入老年健康照护与促进，通过地方财政预算，将其资金进行整合，建立“老年健康照护与促进”的专用基金。政府应结合我国国情尽快建立健全社区卫生服务体系，完善相应机制，加大经费投入，合理利用医疗卫生资源，形成有中国特色的老年健康照护与促进服务体系。

3．明确照护重点，构建老年健康照护与促进模式。我国正处于社会转型期，面对迅速发展的人口老龄化和“未富先老”的主要特征，我国必须建立一个以居家健康照护与促进为基础、以社区健康照护与促进为依托和以社会机构健康照护与促进为补充的多元化的老年健康照护与促进服务模式。该模式从服务内容上可以分为生活照护与促进和医学照护与促进，前者主要包括日常生活照护和家政服务，如帮助配膳、喂饭、洗澡、配送看病、洗衣、聊天和读报等服务；后者主要包括专业性的医疗、康复、护理和精神慰藉等服务，如常见老年慢性病的治疗、各种留置管道的护理、预防性的老年康复训练、常规的医疗照护和排解孤独与烦恼等。要进行老年健康照护与促进服务模式的建设，必须全面构建老年健康照护与促进服务的智能管理与监督、服务机构、人才队伍、信息化管理和保障支撑五大网络。

4．注重人才培养，确保老年健康照护与促进专业化。

（1）专业教育：在高等医学院校增设老年护理或长期照护专业，培养高学历、高层次的老年健康照护与促进专业人才，使我国的老年健康照护与促进教育与国际接轨。

（2）继续教育：对现有的照护与促进人员进行有关老年知识的系统培训，使其掌握老年照护的基

本理论、知识和技能，加强其从业能力，以适应老年人多种照护需求。

（3）社会参与：积极鼓励志愿者参与，加强培训专业与非专业照护与促进人力资源，强调正式与非正式照护与促进互补、专业与非专业人才协同发展。鉴于我国老年健康照护与促进处于起步阶段，应不断总结和借鉴国外先进经验，探索适合我国老年人的健康照护与促进模式。

5. 发挥市场调控，健全老年健康照护与促进市场发展机制。以国家政府出台相关法律、法规的形式使老年健康照护与促进工作的经费保障制度化，形成对相关部门的约束机制。完善医疗体制，引入市场竞争机制，使老年健康照护与促进朝民营化和产业化方向发展。充分发挥市场在资源配置中的基础性作用，逐步使社会力量成为发展养老服务业的主体，营造平等参与、公平竞争的市场环境，大力发展养老服务业，提供方便可及、价格合理的各类养老服务和产品，满足养老服务多样化、多层次需求。应根据市场需求对老年健康照护与促进的项目进行指标量化，建立统一的收费标准，建立老年健康照护与促进服务的价格体系。其价格要素要涵盖治疗价格、整体化照护、心理慰藉、社会关支持等内容。同时，客观地评价老年健康照护与促进的水平，制定完善措施、确定下一步的工作目标，不断提升老年健康照护与促进的质量和老年人对健康照护与促进的满意度。

6. 开展宣传工作，加强老年健康照护与促进的自我管理。国家应从老年发展战略的角度制定老年健康照护与促进服务体系建设的政策和规划，出台相应的法律、法规或条例；各级政府部门应明确职责，充分发挥起主导作用，将构建老年健康照护与促进服务体系作为“健康中国 2030 规划”和未来社会应对人口老龄化的重要举措，更好地服务于老年人群和社会，有力保障有健康照护需求的老年人群得到日常生活照料服务和医疗、康复及照护服务。

针对性对老年人进行相关健康保健知识的教育宣传，指导其开展有助于机体功能改善和增强日常生活自理能力的康复训练。另外，要在日常工作中注重老年健康照护与促进工作的宣传，如定期向照护者讲解老年人所患疾病的相关知识、照护知识和技能，举办照护者联谊会、电话咨询、发放科普手册等社会支持性服务，以提高照护者的照护水平和技能，缓解照护压力，从而提高照护者及被照护老年人的健康水平。

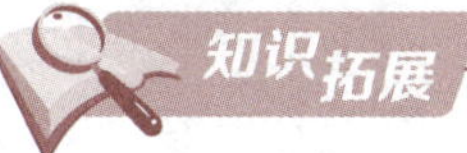

《渥太华宣言》

《渥太华宣言》明确了健康促进的 3 个基本策略，即倡导、赋权与协调。

1. 倡导　倡导政策支持、社会各界对健康措施的认同和卫生部门调整服务方向，激发社会关注和群众参与，从而创造有利健康的社会经济、文化与环境条件。

2. 赋权　使群众获得控制影响自身健康决策和行为的能力，从而有助于保障人人享有卫生保健及资源的平等机会；使社区的集体行动能更大程度地影响、控制与社区健康和生活质量有关的因素。

3. 协调　协调个人、社区、卫生机构、社会经济部门、政府和非政府组织等在健康促进中的利益和行动，组成强大的联盟与社会支持体系，共同努力实现健康目标。

来源：Tobiano G，Marshall A，Bucknall T，et al. Patient participation in nursing care on medical wards：an integrative review[J]. International journal of nursing studies，2015，52（6）：1107-1120.

四、老年健康照护与促进的研究对象

1. 按老年人的身体状况，将老年健康照护与促进的研究对象划分为：①生活完全自理的健康老年人；②听力障碍老年人；③视力障碍老年人；④运动障碍老年人；⑤触觉、嗅觉、味觉衰退老年人；⑥神经系统障碍老年人；⑦体力、智力均衰退老年人。

2. 按老年人的生活自理能力程度，将老年健康照护与促进的研究对象划分为：①自理老年人；②介助老年人；③介护老年人。

3. 按老年人的养老模式不同，将老年健康照护与促进研究对象划分为：①居家养老老年人；②社区养老老年人；③机构养老老年人。

老年人类型

随着增龄衰老和疾病的影响，老年人生活自理能力将逐渐衰退，因此，从生活照料的角度，我国一般将老年人划分为以下三种类型：

1. 自理老年人（self-care elderly），指日常生活行为完全自理，不依赖他人护理的老年人。

2. 介助老年人（device-aided elderly），指日常生活行为依赖扶手、拐杖、轮椅和升降等设施帮助的老年人。

3. 介护老年人（nursing-cared elderly），指日常生活行为依赖他人护理的老年人。

来源：老年人社会福利机构基本规范（MZ008-2001）。

五、老年健康照护与促进的研究内容

老年人随着年龄增长生理功能逐渐衰退，疾病的症状与老化现象交替使疾病不易诊断，长期慢性疾病使照护的难度增加。老年健康照护与促进以老年人健康需求为主线，结合护理、康复、营养、心理学、健康促进等学科知识研究居家老年人、社区老年人、养老机构老年人、老年人常见疾病的健康问题及需求开展健康促进及应用，使老年人健康照护更具可操作性，以提高老年人照护质量及专业照护能力和水平。

老年健康照护与促进的研究内容具体包括：

1. 老年健康照护与促进的基本理论、核心概念，研究对象与内容，常用方法与技术。
2. 老年人健康评估。
3. 老年人常见症状健康照护及促进。
4. 居家老年健康照护与促进。
5. 社区老年健康照护与促进。
6. 养老机构老年健康照护与促进。
7. 老年人常见疾病的健康照护与促进。
8. 老年人常见心理行为问题健康照护与促进。
9. 老年人社会参与和健康促进。
10. 特殊老年人的健康照护与促进。
11. 老年人健康照护风险的防范与应对。

六、老年健康照护与促进人员的职业素质要求与专业培训

老年健康照护与促进人员是对老年人进行生活照料、护理的服务人员，包括护士和养老护理员。老年健康照护与促进人员的素质对老年人的生活质量有直接影响。《国务院关于加快发展养老服务业的若干意见》中明确指出，要大力加强老年健康照护与促进人员职业素质与专业培训。为建设一支正规化、优质化、专业化的老年健康照护与促进的人才队伍，应积极开展老年健康照护与促进人员的教育与培训，使人才队伍的数量与结构、能力与素质适应人口老龄化社会的需要。

（一）职业素质

1. 基本素质

（1）热爱老年健康照护与促进事业，热爱本职工作，本着“人道、博爱、奉献”的红十字会精神，不断学习、积累，不断提高服务质量。具有为老年健康服务的敬业精神和娴熟的照护技能。

（2）有良好的职业道德与职业素养。工作中具有爱心、细心、耐心、热心、诚心。不做违反道德良心的不合法操作或有悖职业操守任何行为，以维护职业的声誉。

（3）具有诚实的品格、高尚的道德修养及的思想情操。对老年人以诚相待、以爱相待，尊重人格和尊严、维护个人隐私，保护老年人的合法权益，全心全意为老年人服务。

（4）照护者应与同行及其他人员保持良好的合作关系，相互尊重、友爱、团结、协作。

（5）具有健康的心理，热情开朗的性格、稳定的情绪、宽容豁达的胸怀，健壮的体魄。工作作风严

谨细微、主动、果断、敏捷、实事求是。

(6) 文明礼貌，用语规范，态度和蔼，稳重端庄，服装整洁，仪表大方。

2. 业务素质　老年健康照护与促进人员必须通过学校教育、在职教育、继续教育和岗前培训等方式学习和掌握老年健康照护与促进的知识与技能，使其具有健康照护与促进的基本知识和精湛的健康照护与促进操作技能，具体应具备的业务素质为：

(1) 居家、社区及机构老年人营养与饮食、运动及康复照护与促进的基本知识。

(2) 居家、社区及机构老年人生活照护与促进的基本理论、基本知识。

(3) 老年人常见疾病预防及照护的基本理论、基本知识。

(4) 老年人心理照护与促进的基本理论、基本知识。

(5) 老年健康照护与促进有关政策法规的基本知识。

(6) 老年健康照护与促进相关的行政管理、照护管理及档案管理等基本知识。

3. 能力素质　老年人健康状况复杂多变，因此，要求老年健康照护与促进人员具有准确敏锐的观察力、正确的判断力和良好的沟通能力，能及时发现老年人的健康问题和病情的变化，对老年人的健康问题及时做出准确的判断，以便尽早进行干预及处理，具体应具备以下能力：

(1) 居家、社区及机构老年人营养与饮食保健、运动及康复照护与促进的基本能力。

(2) 居家、社区及机构老年人生活照护与促进的基本能力。

(3) 老年人常见疾病照护与促进的基本能力。

(4) 老年人心理照护与促进的基本能力。

(5) 与老年人人际沟通的基本能力。

(6) 与老年健康照护与促进相关的行政管理、照护管理及档案管理等能力。

(7) 一定的英语和计算机应用能力。

(二) 专业培训

1. 护士　通过对护士的工作指导、教育和业务技能训练，使其在职业素质、知识水平及工作能力等方面不断提高和发展的过程，包括护士岗前培训和继续教育等。

(1) 岗前培训：是指护士上岗前的基础培训，培训内容包括公共部分与老年照护专科部分。通过岗前培训可帮助新入职护士转换角色，尽快适应老年照护的工作要求，培训对象为将要在医疗、社区及养老机构任职的新护士。

(2) 继续教育：是指继规范化专业培训后，以新理论、新知识、新技术和新方法为主的一种终身性护理学教育。主要目的是使护士在整个职业生涯中，不断跟上护理学科的发展要求，是护士的再注册、晋升高一级专业职称和职务的必要条件。

文档：养老护理员职业培训内容

2. 养老护理员　专业的养老护理员通过职业技能培训，能胜任对老年人的生活照护和基本康复训练，辅助专业照护人员对老年人实施照护服务，以补充我国专业照护人员不足，满足日益多样化的养老护理需求。因此，有效、科学地开展适合各地区情况的养老护理员职业培训是提高养老照护质量的关键，更是满足老年照护人才市场需求及养老行业规范化发展的迫切需求。

第二节　老年健康照护与促进的资源

从老龄化程度较高的发达国家的发展历程来看，解决好老年人的健康照护与促进问题是一项基本国策，也是一项老年卫生服务的系统工程，既需要从国家行政管理层面宏观调控和统筹解决，也需要养老服务机构、社区、家庭及社会福利、慈善机构的广泛参与。

一、行政管理机构

(一) 国家与各级政府

国家和各级政府老年健康照护与促进工作，从纵向职能分工的核心内容而言，主要包括：

1. 中央政府的职能　承担国家养老社会化服务体系的宏观制度建设、发展规划制订、宏观监管等职能。

2. 省市级政府的职能 包括制定本省、市级专业性、综合性养老服务机构的发展规划；制定管理专业性、综合性养老服务机构的地方性法规和地方行政规章；本省、市管辖的养老基金投资于安全的公共产品和私人产品产业实现增值；指导和监督本省、市属专业性、综合性养老服务机构工作；布置在本省、市执行中央政府养老服务政策的工作方案。

3. 区县政府的职能 包括制定区县级专业性、综合性养老服务机构的发展规划；指导和监督区县所辖专业性、综合性养老服务机构工作；通过区县政府老龄工作委员会协调有关部门的养老服务工作；负责养老金发放中疑难问题的协调和解决；根据市政府标准制定本区县养老救助各类政策。

4. 乡镇、街道基层政府机构的职能 包括指导和监督乡镇及街道基层政府所辖专业性、综合性养老服务机构工作；指导村委会、居委会开展养老服务工作；维护老年人合法权益，处理损害老年人合法权益的纠纷；协调辖区内事业单位、企业、社团开展养老服务；负责执行养老救助政策，组织养老救助服务。

（二）社会组织与团体

提供老年健康照护与促进服务不仅仅是家庭的责任，更是社会的责任。社会的各级、各类组织机构应积极参与到老年健康照护与促进服务的行列之中。

在国有资产保值增值、维护老年人合法权益的前提下，我国应采取公办民营、托管、合资和合作等多种形式，加快福利性养老机构或老年健康照护与促进服务机构的改革、改组和改造，逐步实现向非营利性企业转变；应积极扶持民办老年健康照护与促进服务机构，使其成为老年健康照护与促进服务的主力军和社会事业、国民经济新的增长点。

1. 政府要实现职能转换，逐步实现老年健康照护与促进服务的社会化，可向民办服务机构购买老年健康照护与促进服务。

2. 社会力量应积极参与老年健康照护与促进服务的供给，可引入竞争机制兴办各级老年健康照护与促进服务机构，既可从市场中直接购买老年健康照护与促进服务，也可向老年健康照护与促进需求者提供不同方式的经济资助和咨询服务。

3. 各级老年健康照护与促进机构可开展灵活多样、等级不同的老年健康照护与促进服务，应积极探索一条老年健康产业化的发展道路。

（三）教育机构

国家教育部和国家卫生健康委员会将老年学与老年医学学科建设作为今后的一项重要工作来抓，各级、各类高等医学院校应逐步建立老年医学院或老年医学系，逐步开展老年医学专业的教育和培训，各级护理教育机构应加强老年健康照护与促进人才和养老护理员的培养，逐步建立老年健康照护与促进服务人才队伍。

（四）科研机构

随着我国老年医学学科的发展，各级各类科研管理机构应逐步扩大老年医学方面的科研投入，从老年政策、老年医疗卫生服务模式、老年基础医学、老年临床医学、老年预防医学、老年康复医学和老年社会医学、老年健康照护与促进等多方面开展研究，从而揭示老年病的发生发展规律，如何维护和促进老年人心身健康等，已达到延缓衰老，降低患病，实现积极老龄化的目标。

（五）学术、行业协会

老年健康照护与促进方面的学术团体有助于学术理论的交流、照护与促进服务模式的推广、行业标准的制定和学科建设的发展。建议在中华医学会或中国老年学和老年医学学会下成立老年健康照护与促进专业委员会，从而引领我国老年健康照护与促进专业学科的发展方向，逐步建立和完善老年健康照护与促进服务体系。

（六）职能管理与监督网络的建设机构

老年健康照护服务需要有保险机构提供服务中的经费支持，民政部门提供老年健康照护与促进服务设施建设与机构的管理，由卫生部门提供老年功能状况的综合评估、医疗保健、康复照护和精神慰藉等服务，保险机构、民政部门和卫生部门分别构成老年健康照护与促进服务中经费筹资的主体、经营的主体和服务提供的主体。

2016年以来，我国上海、重庆及广州等地开始试点实施长期照护保险制度，即以社会互助共济方式筹集资金，对经评估达到一定照护需求等级的长期失能人员，为其基本生活照料和与基本生活密切

相关的医疗照护提供服务或资金保障的社会保险制度。为鼓励居家养老模式，广州推行试点的长期照护保险制度还设有机构照护、居家照护两种待遇类别，探索构建“以机构专业照护为基础，以社区就近照护为依托，以居家照料为方向”的全方位服务体系。

老年健康照护与促进服务涉及卫生和民政两个不同管理部门管理，两者间存在一定的交叉和分割。老年健康照护与促进服务需要卫生部门和民政部门协调管理，因此，在老年健康照护与促进服务中推进“医养结合”模式尤为重要。国家和政府应联合卫生与民政部门，充分调研老年健康照护与促进服务中存在的问题或弊端，明确定位，合理分工，高效协调，尽早建立并完善适合我国国情的老年健康照护与促进服务体系。

（七）监督、监察机构

建立监督、检查机构，专门负责老年健康照护与促进服务质量的监督和检查，从而保证健康照护与促进服务的水平和质量，保障老年人能够安享晚年。

1. 对照护服务质量的监督　在卫生行政管理部门建立老年健康照护与促进服务的监督和检查机构，负责对老年健康照护与促进机构服务质量的评估和医护人员的考评。在全国范围内统一评估标准，对老年健康照护与促进服务机构的评估，重点调查老年健康照护与促进机构的资源配置、照护与促进措施的有效性和及时性、老年人及其亲属对照护与促进服务质量的满意度等；对于老年健康照护与促进人员服务质量的考评，不仅要注重照护与促进人员照护动作的规范性、照护与促进知识的专业性和照护与促进时间的有效性，更应该注重照护与促进人员是否真正以老年服务对象为中心，实施以人为本的人性化服务。

2. 对老年照护保险资金使用的监督　在各省市的人力资源和社会保障局设置老年照护保险资金使用的监督检查机构，负责对老年健康照护与促进服务的经营主体进行老年照护保险资金使用的监督和检查。监督、检查机构应加强与财政、审计等相关部门的联系和合作，逐步完善老年照护保险资金使用的监督和检查制度。该机构应建立老年健康照护与促进服务的申请程序和对申请人进行综合评估的专家团队。只有这样，才能有效保障老年照护保险参保对象的合法权益，对老年健康照护与促进服务经营主体起到制约作用。

3. 对老年健康照护与促进服务需求的监管　在民政部门建立调研老年健康照护与促进服务需求的监察机构，负责对其照护与促进服务需求的调查和监察。对老年健康照护与促进服务需求的监察不仅能够有效避免过度的照护与促进服务消费，还可以避免出现老年健康照护与促进服务的不足和照护保险资金的不到位，有利于有效地利用老年健康照护与促进服务资源，避免老年照护保险经营机构为了逃避赔保责任或故意减少保险金的支出，从而降低老年健康照护与促进服务的水平。

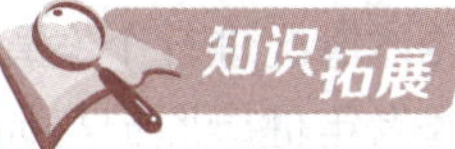

国外常见的长期照护保险筹资模式

国外常见的长期照护保险筹资模式有4种。各国因其历史条件、文化背景、价值观念等选择的筹资方式各异。

1. 基本安全网模式　以美国为代表，可为低收入人群提供服务，主要倾向于满足受益人最基本的生活需求，但受益人需经专业机构严格的资格评估，会产生较高的管理费用且对生活节俭的人不公平。

2. 普遍性筹资模式　以瑞典为代表，以税收为主要来源，在人们需要时提供长期照护服务，没有受益资格的审核，但政府要承担昂贵支出。

3. 社会保险筹资模式　以德国、日本、荷兰为代表，通过缴纳保险费来筹集资金，该模式有一套清晰严格的受益资格评估方法，确保了公平性但资格评估标准无法兼顾受益个体的差异。

4. 累进制普遍性筹资模式　以奥地利为代表，主要为现金补贴的形式，津贴根据机体功能丧失程度、每天受照护时间而定，受照护者可以自由支配津贴，但一旦进入护理中心，受益人只剩20%的津贴支配权。

来源：

1. 柳璐，戴付敏. 国际老年长期照护筹资模式对我国的启示[J]. 河南广播电视大学学报，2013，26(3)：1-2.

2. 蔡聚雨. 养老康复护理与管理[M]. 上海：第二军医大学出版社，2012：87-88.

二、服务机构

老年健康照护与促进的服务主要为居家、社区和机构三种模式，老年健康照护与促进机构的网络主要包括居家照护与促进机构、社区卫生服务机构及养老机构三类。

（一）居家照护与促进机构

居家照护与促进并不等同于家庭照护与促进，家庭照护与促进仅仅是由家庭成员利用家中人力、财力、物力等实施家庭养老的传统养老方式，不利方面在于照护者的照护能力参差不齐，相关知识和技巧缺乏，提供的照护有限。老年人尤其是失能老年人宁愿居住在家庭社区，也不愿意去养老机构，为此，居家照护与促进成为当前较为推崇的养老形式。

居家照护与促进是指在老年人居住地为其提供社会支持及健康服务，目的在于促进老年人健康，最大限度地提高其独立生活的能力，同时将疾病的危害降至最小。其内涵包括两个方面：一方面指由家人或其他非专业人员提供的非正式照护，如日常生活照料、家政服务等；另一方面当有医疗需求时，老年人在家中接受由医疗人员提供的专业服务，包括健康指导、技术性护理、康复护理、紧急救援等。可见，居家照护与促进是家庭照护与促进的一种延伸，并且具有以下优点：老年人不需要离开家人和熟悉的环境，易于接受；可以减少疾病或失能带来的消极影响，为老年人及家庭提供所需的多层次的服务和需求，帮助其更好地适应社会环境。

我国可学习和借鉴国外先进经验，建立统一、标准化的失能老年人居家照护服务流程、质量控制体系及本土化的照护需求专业评估体系。此外，在当前精准医学和大数据时代、人工智能的背景下，可进一步探索利用信息化技术，实现失能老年人居家智慧照护的现代化照护模式。

（二）社区卫生服务机构

社区老年健康照护与促进模式是以社区卫生服务中心为依托，或在社区卫生服务中心开设老年长期照料病床，或是为居家的老年人提供老年健康照护与促进服务，便于与区域卫生规划协调发展，并可节约医疗卫生资源。社区作为老年人日常活动的主要场所，社区卫生服务中心可以依据本社区老年人的年龄分布、生理特征、居住特征和照顾来源针对性地设计不同层次，不同生活维度、不同专业程度的长期照护服务。社区老年健康照护与促进服务内容既包括对失能老年人个体的日常生活照料、医疗护理服务和精神慰藉，也包括对社区失能老年人的统一管理；服务提供者可分为专业和非专业人员，分别负责解决老年人不同的服务需求。

社区老年健康照护与促进是“一站式”连续照护，社区卫生服务机构和社区内的养老设施联合协作，将居家老年健康照护与促进纳入其中，为社区老年人提供慢病防控、急危重症救治、康复护理、长期照护和临终关怀等连续性的服务。社区卫生服务机构可以根据失能老年人的具体情况进行个案管理，科学地为其提供更加综合性和专业化的老年健康照护与促进服务。因此，社区老年健康照护与促进服务将成为家庭照护最有力的补充和后援支持，是老年健康服务与促进的重要依托。

（三）养老机构

在国家和地方有关政策的支持下，应大力发展以政府为主导、以民营为补充的养老机构，目前我国养老机构包括以下几种类型：

1. 养老院　主要是为老年人提供集体居住，并具有相对完整的配套服务设施。是专为接待自理老年人或综合接待自理老年人、介助老年人、介护老年人安度晚年而设置的社会养老服务机构，设有生活起居、文化娱乐、康复训练、医疗保健等多项服务设施。

2. 老年公寓　是专供老年人集中居住，符合老年体能心态特征的公寓式老年住宅，具备餐饮、清洁卫生、文化娱乐、医疗保健服务体系，是综合管理的住宅类型。老年公寓是指既体现老年人居家养老，又能享受到社会提供的各种服务的老年住宅，属于机构养老的范畴。

3. 护理院　又称之为“护理养老机构”，或“护养院”，专为接待介助老年人安度晚年而设置的社会养老服务机构，设有生活起居、文化娱乐、康复训练、医疗保健等多项服务设施。由医护人员组成，在一定范围内为长期卧床老年病人、残疾人、临终病人、绝症晚期和其他需要医疗护理的老年病人提供基础护理及专科护理，根据医嘱进行支持治疗、姑息治疗及安宁护理，消毒隔离技术指导、社区老年保健、营养指导、心理咨询、卫生宣教和其他老年医疗护理服务的医疗机构。

三、福利机构/慈善机构

（一）敬老院

在城市街道、农村乡镇、村组设置的供养“三无”“五保”老年人、残疾人员和接待社会寄养老年人安度晚年的养老服务机构，设有生活起居、文化娱乐、康复训练、医疗保健等多项服务设施。

（二）福利院

福利院是国家、社会及团体为救助社会困难人员、患病的病人而创建的用于为他们提供衣食住宿或医疗条件的爱心福利院场所。

1. 社会福利院　社会福利院主要任务是收养市区“三无”老年人，孤残儿童、弃婴，实行养、治、教并举的工作方针，保障弱势群体的合法权益，维护社会稳定。

2. 老年社会福利院　享受国家一定数额的经济补助，接待老年人安度晚年而设置的社会养老服务机构，设有起居生活、文化娱乐、医疗保健等多项服务设施。

根据老年人社会经济状况、家庭结构以及居住环境等不同，其养老支持照护模式会有不同的选择（表1-1）。

表1-1　不同照护支持模式的特点比较

照护模式	照护方式	适宜对象	服务内容	特点	优点	缺点
居家养老	居家养老	自理老年人	上门或电话问安服务、咨询服务、心理调适	生活能自理，有条件保障有尊严的高质量生活	1. 在自己熟悉的社区及居家环境中生活； 2. 养老费用相对较低	独居老年人存在意外等风险
	居家照护	半自理老年人，介助老年人，介护老年人	上门护理、康复、医疗、精神慰藉以及家庭成员的喘息性服务等	1. 在家中接受一般日常生活护理以及康复等； 2. 但是家中必须有人全年专门照护	1. 在居家中获得照护服务； 2. 减少疾病合并症与再住院	主要照护责任落在家庭成员身上，或照护人身上
社区养老	社区老年人服务中心	自理老年人、半自理老年人，介助老年人	为社区老年人提供文化娱乐，康复训练、医疗保健等多项或单项服务	1. 白天能在社区中获得照护服务； 2. 但是中心内需要社工或相对专业照护人员	1. 白天到机构，晚上回家； 2. 能增加老年人与其他人接触机会； 3. 获得所需服务； 4. 子女安心上班	社区要有一定的投入，个人要有一些费用
	日托、全托（含临时托等）	半自理老年人，介助老年人或轻中度介护老年人	为社区老年人提供文化娱乐、康复训练、医疗保健等多项或单项服务	1. 短期接待老年人托管服务的社区养老服务场所，满足子女因上班而无法照顾家中老年人；或照护者的喘息服务需求； 2. 需要足够专业的照护人员	1. 白天到机构，晚上回家由家人照护； 2. 能增加老年人与其他人接触机会； 3. 获得所需的服务； 4. 照护者可以安心喘息	社区、个人都要投入一定的费用
机构养老	老年公寓	自理老年人、介助老年人	专供老年人集中居住，具备餐饮、清洁卫生、文化娱乐、医疗保健等多项服务设施	在机构中可接受全天候照护，也可自行安排生活	1. 有专职人员照护； 2. 能增加老年人与其他人接触机会	1. 离开自己熟悉的社区及居家环境； 2. 个人投入费用相对较高
	养老院、敬老院、托老院及老年社会福利院等	自理老年人、介助老年人、介护老年人	为老年人提供各种综合性服务的社区服务场所，设有生活起居、文化娱乐、康复训练、医疗保健等多项服务设施	在机构中接受全天候照护	1. 有专职人员照护； 2. 能增加老年人与其他人接触的机会	1. 离开自己熟悉的社区及居家环境； 2. 政府、个人投入费用相对较高

来源：厚生統計協会. 国民衛生の動向•厚生の指標[M]. 东京：奥村印刷株式会社，2011.

第三节 健康老龄化理念与实践

20世纪人们对人口老龄化的前景充满担忧，担心劳动力老化、老年抚养比例增加、老年人的照护负担沉重，认为“逢老必衰，逢老必病”，对老龄化始终持有悲观消极的情绪，即“消极老龄化”观念占据了主导地位。在这种充斥着消极观念的研究背景下，随着人类在老龄问题和心理学领域取得的进步越来越大，老年人所面临的心理问题反而越来越多。面对世界范围内日益严重的人口老龄化问题，针对健康老年人群，先后提出成功老龄化、生产性老龄化、健康老龄化和积极老龄化概念。

一、成功老龄化

（一）概念

1. 成功老龄化(successful aging) 提出于20世纪60年代，是指在老龄化过程中，外在因素只起中性作用甚至于抵消内在老龄化进程的作用，从而使老年人的各方面功能没有下降或只有很少下降。如试图精确地找到造成一个80岁的老年人越野滑雪而另外一个老年人却只能坐在轮椅上的众多因素。受到功能局限最少的老年人被看作是实现了成功老龄化的老年人。

2. 老年发展 老年发展是指老年人积极的社会发展，老年期的继续社会化，老年生活的学习化和工作化倾向，具体包括老年期的健康发展、知识发展、角色发展、心理发展、婚姻发展和价值发展等。老年发展试图从另一个角度来认识老龄化内在的积极力量并开拓促进老年人以及老龄社会实现成功老龄化目标的路径。

（二）文化养老

文化养老是增进老年人自我实现的一种基本途径。随着社会经济发展和生活水平的不断提高，老年群体(特别是城市老年群体)对“文化养老”的需求不断增长，文化品位和需求层次的提升使休闲、学习和享受生活成为老年人生活方式的重要组成部分。

（三）实践活动

针对这些需求，杭州市某街道积极开展“文化养老”项目，建立了“颐乐养老”服务工程，形成了“品质养老”“文化养老”“科学养老”三位一体的养老服务新模式。当地社区积极组织文化学习课程，使老年人老有所学；同时组织各种唱歌、跳舞、摄影、书法、健体等娱乐活动，使老年人保持积极的心态，乐观面对晚年生活，将追求幸福感作为其晚年生活目标，实现成功的人生。这一养老项目既丰富了当地老年人的生活，又回应了成功老龄化的理念。

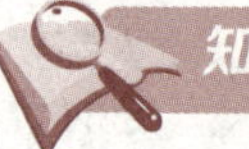

知识拓展

参与学习活动有助于老年人实现成功老龄化

参与学习活动有助于老年人实现成功老龄化，通过参与学习活动可以拓展老年人的知识面，提升家庭生活满意度，积极正面应对晚年生活，提高日常生活质量及扩大社会交际圈，提升其自信心、自尊心和引导他们更好地掌控生活。具体体现为：

1. 拓展知识面 老年人通过养生、中医保健及老年疾病护理知识的学习，延缓老年人生理功能的衰退，提升其防病治病及自我保健能力；通过书法、绘画、摄影、戏剧、音乐等文化和艺术课程的学习，充实老年人的精神生活的同时，发展其兴趣和爱好；通过开设烹饪、家电维修等家政类实用性课程，提高其动手能力，丰富其生活情趣；通过开设时事论坛等课程，帮助老年人实时了解国内外动态，与时俱进。

2. 提升家庭生活满意度 老年人通过学习老年伦理学和家庭伦理学等课程，提升其自尊心和自信心，更好地处理各种社会关系，提高家庭生活的满意度。老年人自身文化修养的提升，赢得子女和孙辈的尊重、理解和认可。

3. 积极正面应对晚年生活 通过开设老年学、老年心理学等课程，使其正确看待老化现象，能够运用心理规律调节自己的精神状态，养成良好的心理卫生习惯，减少其内心的冲突，排解烦恼，促进其身心的健康。

4. 提高日常生活质量　老年人通过学习可以延缓其行动迟缓、记忆力减退、注意力无法集中、判断力丧失等生理及心理层面的老化，进而提高其日常生活质量。

5. 扩大社会交际圈　深感孤独和无所依靠老年人，特别是由于丧偶带来沉重打击的老年人，通过参与教育活动，从封闭的家庭小圈子里走出来，拓展其社会交际圈。

来源：吕文娟．我国老年人学习活动参与和成功老龄化关系研究[J]．河北师范大学学报（教育科学版），2016，18（6）：84-90.

二、生产性老龄化

（一）概念

生产性老龄化（productive aging）的概念由美国学者罗伯特（Robert）于 1983 年首次提出，他认为老年人仍然能够从事一些适应性活动，其人力资本的生产性参与十分必要。如果不是因为疾病和社会不利环境的影响，老年人能够、也确实有生产力，并且可以积极参与社会活动。“生产性老龄化”概念引起对工业社会老年人角色变迁的辩论。Matilda 等于 1994 年指出工业化社会的经济增长为国家提供了重新分配日益增加的所有年龄的人休闲时间的机会。认为随着产出和休闲的增加，老年人可以承担一些中年人的工作，这样，年轻人可以从劳动力和家庭角色的巨大压力中解脱出来。

（二）互助养老

生产性老龄化理念倡导老年群体对社会发展做出贡献。这种贡献既可以发生在劳动力市场中，也可以发生在服务领域中。随着老龄化社会的到来，服务市场的劳动力缺口日益增大。低龄老年人照顾高龄老年人已经成为应对老龄化压力的一个基本出路，这为老年人发挥其生产性功能提供了广泛的空间。

（三）实践活动

为了激励老年人进入服务市场提供劳动，并确保他们的劳动能够得到相应的回报，用“时间银行”来储存服务时间。为此，浙江金华市乐福社会工作服务中心在 2013 年底创办了“时间银行”项目，有 1300 多位老年人参加。该机构记录或存储老年人提供服务的时间，以便他们在需要服务时能够“消费”这些时间。这一机制促使老年人成为当地社区养老服务的重要人力资源，从而实践了生产性老龄化的理念。当地社工机构也为该中心指派有经验的援助人员进行管理，专业社会工作者采取周访或月访的形式回访老年人，以核实“存储”和“支取”的具体情况，确保该项目的有效运作。

文档：时间银行

三、健康老龄化

（一）概念

为应对人口老龄化的全球挑战，20 世纪 90 年代末，基于老年人的自身需求理论及对健康的科学认识，WHO 提出了健康老龄化（healthy aging）的全球性发展战略目标。而这一概念最早出现于 1987 年 5 月召开的世界卫生大会，大会把“健康老龄化的决定因素”列为老龄研究项目的主要课题。此后，各国在该领域的研究逐渐活跃。健康老龄化国际倡议为“将健康的概念延伸到老龄化过程中，从医疗保健和老龄化过程中的健康问题着眼，将重点放在提高大多数老年人生命质量，缩短生命带病期，使老年人以正常的功能健康地存活到生命的终点上”。

我国最早提倡健康老龄化的是原中国老年学学会会长邬沧萍教授，提出要把健康的概念引申到社会、经济和文化等方面。将健康老龄化的国际理念延伸到我国的养老保障研究领域，是对其本土化的尝试和创新。

（二）医养结合

在此背景下，以健康老龄化为最终目标而适时提出的“医养结合，健康养老”与我国老龄工作政策“五有”方针中的“老有所养，老有所医”这一理念不谋而合。可见，医养结合新型养老模式在健康老龄化的全球发展战略下更具有中国特色和实践意义。

医养结合养老服务模式的特质结合《国务院办公厅转发卫生计生委等部门关于推进医疗卫生与养老服务相结合指导意见的通知》(国办发〔2015〕84号),鼓励推进医养结合养老服务模式更倾向于从“合”的角度看问题。国内学者耿爱生提出医养结合养老服务模式应具有以下特征:

1. 健康养老 医养结合的服务内容以老年人的需求和意愿为基本点(如提供健康服务、护理服务与生活照料服务等),不是只在老年人已经失能或半失能之际提供医疗服务,需提前介入,加强疾病的预防。这一特征表现在以健康老龄化为最终目标,将健康理念融入老年人养老服务或日常照料过程中。通过医养结合养老模式的发展可以帮助老年人实现身体、心理与社会功能的完美状态。

2. 老年保障体系的整合 这一特征表现在医养结合养老模式的运行机制中,包括医疗保障体系与养老保障体系整合运行,并非简单地将“医”“养”纳入一个体系,而是根据现实需求和条件进行重构和调整,形成并建立医疗服务与养老服务“一体化”供给运行机制。

3. 服务的连续性和动态性 这一特征表现在持续照料和服务体系间协调转换,强调基于老年人健康、护理、日常生活照料三大需求提供健康服务、护理服务与生活照料服务的连续性及其之间的动态转换。

4. 服务的经济性 通过医养结合有效整合资源后,可使服务工作更加便利连贯,既可确保服务连续性,又避免对医疗资源的过度占用,有效节省了服务费用,相比传统的养老服务模式,在筹资、成本、消耗及费用等经济效益上应更具优势。

(三)实践活动

健康老龄化的理念要求我们构建老年人日常生活照料服务和医疗服务体系,以提升老年群体的生活质量。为了老年人获得各种养老服务资源,浙江省兰溪市在2015年初依托96 345家社会公共服务中心建立了“网络养老院”。这既是一个养老服务中心,又是一个信息交流平台,被称为“没有围墙的养老院”。该平台将老年人的个人信息、健康状况、服务需求以及家庭主要联系人等信息输入平台数据库,并且与有关医疗机构衔接。在收到老年人的服务需求后,该平台会指派就近的加盟商为其提供上门服务。目前,这一平台的服务项目涉及14大类137个小项,包括为有特殊福利服务需求的老年人开通GPS定位服务,防止失智或半失智老年人走失。这一虚拟养老院利用现代通信、网络技术打造了智能化的养老服务模式,整合当地各种社会资源,将线下服务与互联网相结合,将日常照顾与医疗服务相结合,使老年人通过这个平台得到相应的服务。

四、积极老龄化

(一)概念

积极老龄化(active aging)是指老年人在身体层面、心理层面、社会层面和社会福利保障方面处于完美,并能够参与社会、经济、文化、精神和相关公民事务的良好状态。自21世纪以来,在心理学和老年科学研究的浪潮中,推出了积极的观念,以扭转人类心理和老龄化的悲观情绪。2002年正式提出的“积极老龄化”是“成功老龄化”“生产性老龄化”和“健康老龄化”等概念的综合和升华。

(二)社会参与

2002年WHO年度报告指出,积极老龄化的三大支柱是“健康”“参与”和“保障”,重点强调人在老龄化阶段尽可能较长时期的保持良好的状态。“健康”是指人在进入老年期之后,可以保持身体和心理的健康,以及可以很好地适应社会。“参与”是指老年人要积极地面对老年生活,主动融入社会,积极参与社会发展,分享经济社会发展成果,实现老有所学、老有所为、老有所用。“保障”是指从社会公正的角度保障老年人的合法权益,建立健全老年人的社会保障制度,包括政策保障、资金保障、监管评估保障等,以满足老年人的健康需要、经济保障需要、精神文化需要、生活照料需要等。“积极”强调的是继续参与社会、经济、文化、精神和公益事务。

(三)实践活动

自2003年起,全国老龄委组织东部城市的退休知识分子向西部地区或经济欠发达地区开展智力援助行动。在此活动中,浙江省老龄办组织各行业的退休专家和知识分子开展“送医、送文化体育、送服务技能下乡”的活动。在当地,2014年杭州市志愿者协会组织“银龄互助”分会,组织低龄老年人在街道、社区或社会组织中开展帮扶活动。这些活动为许多老年人提供了帮助他人的机会,使这些老

年人能够发挥余热继续为社会做贡献，也使其在参与过程中形成社会影响并保持活力。这些活动也改善了当地的生活环境，促进了经济发展。

（周郁秋 贾红红）

思考与练习

张某（男）和王某（女）夫妇是住龙华的“深漂老年人”，也是某老年艺术协会的成员。上周，他们外出办事时，不幸遭遇车祸，王某摔成了重伤。王某苏醒后的第一句话就是“赶快给李某（女）打电话”。李某就是该老年艺术协会会长。接到电话后，李某马上通知就近的会员到王某所在医院急诊处等候，参与到各项检查陪护中，接着协会又召开了一个“紧急会议”，号召姐妹们报名，轮流去医院照顾王某。10 多天 24h 轮流护理的“排班表”很快就报满了。王某在特护病房时，每天安排 5 人，现在转到了普通病房，每天安排 3 人。

请问：

这属于健康老龄化的哪一种实践方式？除此之外还有哪些常见的健康老龄化实践方式？

思路解析

扫一扫，测一测

笔记

第二章 老年人健康评估

1. 掌握老年人躯体功能评估、精神心理评估、社会功能评估、多重用药评估、并发症风险评估及虐待老年人事件评估的具体方法。
2. 熟悉老年人健康评估的内容。
3. 了解老年人健康评估的目的、方法及意义。
4. 能全面准确地完成老年人健康相关评估的内容。

老年人因生理功能衰退及慢性病患病率增加，健康卫生需求也不断增大。因此，对老年人健康水平及其需求的评估，成为老年健康照护与促进服务的重要组成部分。而辨别正常老化和异常病变是老年人健康评估的重点之一，通过耐心细致的观察、询问及体格检查，获得全面、客观的评估资料，准确判断老年人的健康状况与功能状态，是制定全面健康照护与促进服务计划，促进老年人心身健康的必要条件。

第一节 老年人健康评估概述

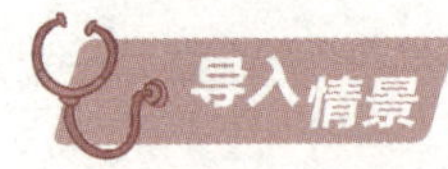

情景描述：

李某，女，72 岁，老伴于 5 年前去世，与儿子及其家人同住。儿子为尽早继承父母房产，与妻子合谋，经常对李某恶语相向，骂其为“老不死的”，并逐渐开始拳打脚踢，甚至一日三餐都不能及时供应。

案例解析

请问：

1. 儿子及儿媳作为照护者对李某进行了何种方式的对待？
2. 医护人员应如何对该事件进行评估？

老年人健康评估是由全科医生、护士、社会工作者、精神科医生等组成核心评估团队负责执行的，其评估内容包括躯体功能、精神心理健康、社会功能、多重用药、并发症风险及虐待老年人事件等方面。

一、老年人健康评估目的

以老年医学、老年护理学、心理学、伦理学等多学科理论知识为基础，以“多维度”评估和“多科学”团队合作的方式，对老年人的健康状况实施准确、全面、科学、系统的评估，以尽早发现老年人潜在功能缺陷，明确已患疾病病情及健康照护与促进措施。针对老年人对医疗、照护与促进服务的需求，以及照护与促进服务过程中现存或潜在的风险，制定切实可行的干预策略，或结合病情发展、老年人的身心特点及时调整现有的照护与促进方案，以保持体能、精神心理、社会关系和功能的最佳状态，促进健康老龄化的实现。

二、老年人健康评估意义

（一）明确老年人的整体健康状况

通过开展全面、系统、科学的老年健康评估，可帮助临床医护人员及照护者及时筛查出已患或潜在疾病、精神和躯体功能障碍的衰弱老年人，明确其身体、心理、社会及功能等方面的整体健康状况，针对性制定完善的预防保健、疾病诊疗、长期照护与安宁疗护等措施，帮助老年人以积极的心态面对老化问题，维护并促进健康水平的提高。

（二）预测老年人的健康照护风险

通过开展老年人健康评估，可帮助照护者或老年人认识其整体健康水平，制定照护干预措施，并有效预测实施过程中受老年人生理 / 心理状况、照护者认知局限、客观环境等因素影响而可能出现的健康照护风险。经修订、完善后逐步规范照护措施，并加强预警管理，降低或规避风险事件的发生，减轻老年人及其家庭的经济重担，促进老年照护事业的稳步发展。

（三）规范持续性老年健康管理

健康管理是从事个体或群体健康的监测、分析、评估，提供健康咨询和指导以及对健康危险因素进行干预的全过程。老年人健康评估区别于一般的体格检查，不仅应用医学手段和方法对老年人进行全面的身体健康和疾病确诊，更是通过检查对其身体状况进行后续全面监测、分析、评估、预测、预防疾病和维护的全过程，促进照护者应用持续性、规范的健康管理照护老年人。

三、老年人健康评估方法

1. 交谈　通过与老年人、照护者以及相关医护人员进行沟通交流，了解老年人的健康状况。交谈过程中，照护者运用有效沟通技巧，与老年人及其相关人员建立良好的信任关系，获取老年人的相关健康资料和信息。

2. 观察　照护者或医护人员通过视、触、听、嗅等多种方式，观察老年人的各种身体症状、体征、精神状态、心理反应及其所处居家和社区环境，全面评估老年人现存或潜在的健康问题和照护风险。观察过程中，必要时可采用医疗辅助仪器，以增强观察效果。

3. 体格检查　综合运用视诊、触诊、叩诊及听诊等体格检查的方法，对老年人有序开展科学、全面、系统的检查。

4. 阅读　通过查阅医疗与护理文件记录、辅助检查结果、医学相关文献等资料，获取老年人的相关健康信息。

5. 量表 / 问卷测评　用标准化的量表或问卷，测评老年人的心身健康状况。量表或问卷的选择须根据老年人的实际情况来确定，并且需要综合考虑测评工具的信度及效度。

6. 实验室检查　临床上常用血、尿及血沉等常规检查指标；电解质、血脂、血糖等生化检查指标；肝、肾、肺及内分泌等功能检查指标对老年人的健康状况进行客观评估。临床医护人员及照护者需在区别生理性老化及病理性改变对各项指标影响的前提下，正确解读检查数据，避免诊治延误。

7. 影像学及内镜检查　影像学检查已被广泛应用于老年疾病的诊疗，如 CT、磁共振成像对急性心脑血管疾病的诊断；内镜检查对老年人胃肠道肿瘤、消化性溃疡等疾病的诊断具有重要的临床意义。

8. 其他　随着老年医学的发展，适用于老年人健康评估的测评方法也不断予以完善，具体表现

为：①结合中国国情及老年医疗、护理发展现状及老年研究对象的特点，对已有老年人健康评估工具予以修订和完善，保障评估内容的全面性、评估方法的可操作性以及评估结果的科学性。②改变以往单一应用一种量表的局限，结合不同老年人群体特征、评估目的，选择最合适、有效的测评工具。③基于同一建模语言方法构建老年人综合健康评价指标体系的系统框架，即将以前平均预期寿命、死亡率等模糊指标以直观图形可视化的形式进行规范表达，为老年医护人员及照护者评价老年人健康状况提供科学依据。④老年医护人员及照护者积极与物联网、移动互联网融合，建立医疗信息平台，搭建养老机构/居家养老照护者与社会化服务的桥梁，提升自动化、智能化健康信息评估水平，加速推进老年人健康评估工作的发展。

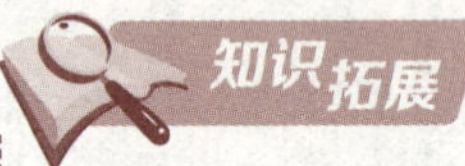

老年健康综合评估

老年健康综合评估(comprehensive geriatric assessment，CGA)，包括健康监测、健康评估和健康干预三个部分。其中，健康评估最为关键。CGA从老年人的整体出发，通过多学科的综合诊断确定个体在生活质量、躯体健康、心理健康、功能状态以及已患疾病病情等多维度衡量老年人整体健康状况的评价方法。具体评估流程如下表所示：

老年人健康综合评估的具体流程

阶段	评估内容
提交	初诊医生向评估团队提交疑难病例综合评估申请
初评	评估团队对病人进行调查和筛查性检查，提交初步治疗方案(包括专科会诊)
专科检查	专科医生进行必要的专科相关检查
再次评估	评估团队根据专科医生的诊治意见，制定长期健康保健诊疗计划
随访	长期随访，发现异常，及时对诊疗计划进行修订

来源：

1. 杨琛，王秀华，谷灿，等. 老年人健康综合评估量表研究现状及进展[J]. 中国全科医学，2016，19(9)：991-996.

2. 汪耀. 实用老年病学[M]. 北京：人民卫生出版社，2014.

第二节　老年人健康评估内容

一、躯体功能评估

躯体功能评估是指对老年人完成日常生活中各种活动的执行能力进行客观评价，受老年人健康状态的影响，尤其与其生活环境和社会支持密切相关。评估结果对照护者监测老年人接受治疗、照护措施后的反应，以及长期照护计划的制定与完善提供有效的理论指导。

(一)日常生活活动能力

由于年龄、视力、躯体疾病、运动功能、情绪等因素影响，对老年人的功能状态进行评估时需综合考虑其身体健康、心理健康及社会健康状态。由此，对老年人日常生活活动能力(activities of daily living，ADL)进行全面评估，涵盖基本日常生活能力、功能性日常生活能力、高级日常生活能力三个方面的内容。

1. 基本日常生活能力(basic activities of daily living，BADL)　指老年人最基本的自我照护能力，每天必须完成的日常生活内容，具体为：衣(穿脱衣裤、鞋、帽；修饰打扮)、食(独立进餐)、行(行走、变换体位、上下楼梯)、个人卫生(洗漱、沐浴、如厕、控制大小便)。完成以上日常生活活动功能发生障碍，将使老年人的基本生活需要满足受限，一定程度上需要补偿性照护服务。目前，用于BADL的

评估工具主要包括 Barthel 指数评定量表（Barthel Index）（表 2-1）和 Katz 日常生活活动能力指数评价量表（Katz Index）（表 2-2）。前者主要针对慢性病（脑卒中、多发性硬化症等）老年病人的 ADL 进行评定，方法简单，可信度及灵敏度高，评估结果可用于预测药物疗效及康复治疗效果，在临床广泛应用。后者是由 Katz 等人设计制定的语义评定量表，可用于评价患有慢性疾病老年人的严重程度及治疗效果，也可用于预测疾病发展。

表 2-1　Barthel 指数评定量表

评估项目	评分方法
控制大便	10 分 = 可控制大便； 5 分 = 偶尔失控（每周<1 次），或需他人提示； 0 分 = 完全失控
控制小便	10 分 = 可控制大便； 5 分 = 偶尔失控（每 24h<1 次，每周>1 次），或需他人提示； 0 分 = 完全失控，或留置导尿管
修饰（包括洗脸、刷牙、梳头、刮脸等）	5 分 = 可自己独立完成； 0 分 = 需他人帮助
如厕（包括去厕所、解开衣裤、擦净、整理衣裤、冲水等过程）	10 分 = 可独立完成； 5 分 = 需部分帮助（需他人搀扶、帮助整理衣裤或冲水等）； 0 分 = 需大量帮助或完全依赖他人
进食（用合适的餐具将食物由容器送至口中，包括用筷子、勺子或叉子取食物，对碗碟的把持，对食物咀嚼、吞咽等过程）	10 分 = 可独立进食； 5 分 = 需部分帮助（需他人夹菜、盛饭等）； 0 分 = 需大量帮助或完全依赖他人，或留置胃管
床椅之间转移（从椅子上到床上，从床上到椅子上）	15 分 = 可独立完成； 10 分 = 需部分帮助（1 人）或指导完成； 5 分 = 需大量帮助（2 人），老年人可坐位； 0 分 = 完全依赖他人（老年人不能坐）
活动 / 平地行走（在院内或屋内活动，不包括走远路）	15 分 = 可独立在平地上行走 45m（可借助辅助工具）； 10 分 = 需部分帮助（1 人进行体力协助或语言指导）； 5 分 = 需大量帮助（较大程度上依赖他人，或借助轮椅独立活动）； 0 分 = 完全依赖他人（老年人不能动）
穿衣（包括穿 / 脱衣服、系扣子、拉拉链、穿 / 脱鞋袜、系鞋带等）	10 分 = 可独立完成； 5 分 = 需部分帮助； 0 分 = 需极大帮助或完全依赖他人
上下楼梯	10 分 = 可独立完成（可借助辅助工具）； 5 分 = 需部分帮助（需体力协助或语言指导）； 0 分 = 需大量帮助或完全依赖他人
洗澡（不包括准备过程）	5 分：准备好洗澡水后，可自己独立完成洗澡过程； 0 分：洗澡过程中需他人帮助

注：总分范围为 0～100 分。分值<20 分为极严重功能缺陷，生活完全依赖；21～40 分为重度功能障碍，大部分生活需要帮助；41～60 分为中度功能障碍，生活需要帮助；61～99 分为轻度功能障碍，生活基本自理；100 分为生活完全自理

表 2-2　Katz 日常生活活动能力指数评价量表

活动内容	评定等级	
	自理（1 分，无需他人帮助）	依赖（0 分，需要他人帮助）
沐浴（擦浴、盆浴或淋浴）	可独立完成或仅身体某一部分（后背、会阴或残肢）的清洗需要帮助	需要帮助清洗的部位超过 1 个；或需要帮助进出浴缸或淋浴；或全程需要帮助
穿衣	能独立从衣橱内取出衣服后穿上，并扣上外套的纽扣；允许他人帮助穿鞋	不能独立完成，包括部分或完全依靠他人才能完成

续表

活动内容	评定等级	
	自理（1分，无需他人帮助）	依赖（0分，需要他人帮助）
如厕	独立去厕所；穿、脱并整理好衣裤；清洁会阴部	需他人帮助移至厕所、清洁或使用便盆
转移	上下床或座椅无需帮助；可接受机械性的辅助设施	上下床或座椅需要帮助
大小便控制	无大小便失禁	大小便部分或完全失禁
进食	独立将食物从盘子里进食到口腔，允许由他人准备食物	部分或完全需要帮助进餐或需要肠外营养支持

注：总分范围为0～6分。0分，表示老年人的日常生活呈完全依赖状态；6分，表示老年人的日常生活完全自理。

来源：化前珍，胡秀英. 老年护理学[M]. 4版. 北京：人民卫生出版社，2017：272.

文档：Lawton工具性日常生活活动能力评估量表

2. 功能性日常生活能力（instrumental or intermediate activities of daily living，IADL）　指老年人在家中或寓所内完成家庭基本活动的能力，具体包括购物、驾驶或乘坐公共交通工具、完成家务（家庭清洁和整理、洗衣、做饭）、使用电话、管理财务、旅游、服药等。目前，用于评价老年人功能性日常生活能力的评估工具是由美国Lawton等人所设计制定的Lawton工具性日常生活活动能力评估量表（Lawton Index）。

3. 高级日常生活能力（advanced activities of daily living，AADL）　反映老年人的智能能动性和社会角色功能，具体包括主动参加社交、娱乐、职业活动等。受老化、疾病等因素影响，AADL会逐渐减退甚至丧失。通常高级日常生活能力的缺失比日常生活能力及功能性日常生活能力的缺失出现较早，并且一旦出现，即预示更严重功能的下降。因此，照护者如果发现老年人有高级日常生活能力的下降，需及时完成基本日常生活能力与功能性日常生活能力的客观评估。

中国健康老年人标准

具体内容：

1. 重要脏器的增龄性改变未导致功能异常；无重大疾病；相关高危因素控制在与其年龄相适应的达标范围内；具有一定的抗病能力。

2. 认知功能基本正常；能适应环境；处事乐观积极；自我满意或自我评价好。

3. 能恰当处理家庭和社会人际关系；积极参与家庭和社会活动。

4. 日常生活活动正常，生活自理或基本自理。

5. 营养状况良好，体重适中，保持良好生活方式。

注解：

1. 本标准适用于≥60岁人群，老年人指60～79岁人群，高龄老年人指≥80岁人群。

2. 相关高危因素是指心脑血管疾病的相关危险因素，主要有高血压、糖尿病、血脂紊乱。

3. 简易智能量表（MMSE）：≤22分为痴呆，≤15分为严重痴呆。按文化程度区分：文盲<17分，小学<20分，中学以上<24分为痴呆。总分在27～30分为正常，<27分为认知功能障碍。

4. 老年抑郁量表（GDS）简表：总分15分，<5分为正常。

5. 日常生活活动量表（ADL）：总分100分，达到100分为正常，高龄老年人达到95分为正常。

6. 体重适中：体重指数（BMI）20～25kg/m^2。

7. 良好生活方式：不吸烟，慎饮酒，合理膳食搭配，坚持科学锻炼。

来源：樊瑾，于普林，李小鹰．中国健康老年人标准（2013）解读2—健康评估方法[J]. 中华老年医学杂志，2014，33（1）：1-3.

（二）运动功能评估

运动系统由骨、骨连结和骨骼肌三部分构成，在神经系统支配下，各部分发挥着运动、支持和保护老年人机体的作用。随着老化的发展，受生物学因素、外伤或疾病影响以及功能学因素，老年人不同程度地经历着肌肉痉挛、酸痛、关节僵硬、活动范围受限等疾病的困扰，不但运动的灵活性、力量、姿势、步态等日常生活独立功能指标逐渐发生变化，甚至还可能会诱发营养不良、自理缺陷、自我概念混乱、社会隔离等照护问题。由此，在明确影响老年人活动能力因素的基础上，对其运动系统及功能进行客观、全面、系统的评估至关重要。

1. 健康史

（1）既往史：询问老年人既往的健康状况，是否曾罹患疾病，尤其与目前健康状况密切相关的疾病史（尤其慢性病）、外伤史、手术史；日常的生活型态及行为能力。

（2）用药史：了解曾经或现阶段正在服用每一种药物的适应证、剂量、用药时间，是否出现药物不良反应，尤其与治疗老年机体骨骼、肌肉等运动系统有关的药物。另外，对停经后的老年女性，还需了解其雌激素治疗史。

（3）家族史：询问老年人家族成员及近代直系亲属的健康状况和疾病史。

2. 身体状况

（1）评估老年人有无躯体疼痛、疼痛的性质，以及与运动（运动量、形式、持续时间等）和气候的关系。

（2）评估老年人有无躯体肿胀（肌肉、关节等）、肿胀持续时间、是否伴有疼痛并限制躯体运动。

（3）评估老年人运动是否受限，对日常生活有无影响，是否需要助步器具。

（4）评估老年人有无感知觉改变，有无受伤或腰酸背痛病史。

（5）评估老年人有无关节僵硬，关节活动时有无摩擦，完成主动及被动活动的范围，并对其完整的全范围关节活动进行客观评价。

（6）评估老年人是否有震颤、痉挛、肢体不灵活、肌肉强直或无力。

（7）评估老年人运动时的姿势与步态，站姿与坐姿更换时是否稳定、协调。

3. 各器官系统的功能

（1）肌肉骨骼系统：评估老年人肌力、肌张力下降情况；骨骼系统的支撑、运动、弹性以及执行功能是否呈现退行性或衰退性改变，进而导致老年人运动量减少，运动功能降低。

（2）心血管系统：持续评估老年人的收缩压及舒张压，因老年人的动脉壁弹性降低，收缩压升高可进一步加重心脏后负荷。而外周静脉充血量增加，周围血管阻力增加，使其舒张压升高，导致老年人运动时，反映机体最大摄氧量的最高心率值下降，心输出量减少，难以承载较大或较长时间的运动量。

（3）神经系统：评估老年人是否因老化而出现脑血流量减少、脑萎缩、神经传导速度减慢等问题，导致机体对刺激的反应时间延长，进而发生运动协调及步态的改变。另外，通过评估老年人对姿势改变的耐受力及平衡感，作为判断机体对前庭器官敏感性的指标之一。

4. 心理健康状况　评估老年人是否因孤独、抑郁等原因而拒绝运动。另外，对曾经发生跌倒、坠床等意外事件的老年人，正确客观评估其是否存在害怕此类危险再次发生的恐惧心理，导致运动能力进一步恶化。

5. 评估方法　坐立试验（sit-to-stand test，SST）最初用于评估老年人日常生活动作所需下肢功能性肌力。但由于增龄或疾病困扰，老年人的平衡、转移和行走等功能性活动受到影响，故常用于评估其下肢肌力、平衡和移动能力。目前，SST 根据限定动作完成次数和限定测试时间分为两类，前者包括 1 次、3 次、5 次和 10 次从坐到立的动作测试；后者包括 10s 和 30s 内完成从坐到立的动作测试。其中，5 次坐立试验（FTSST）应用最为广泛。坐立实验的具体测试方法为：

（1）FTSST：老年人作为受试者坐于 43cm 高且无扶手的椅子上，双脚着地，背部不贴靠椅背，双手交叉于胸前，听到测试开始命令后，以最快的速度完成 5 次起立和坐下动作。记录老年人完成 5 次起坐动作的时间。在测试过程中要求老年人双手必须交叉于胸前不能分开，站立时要求膝关节完全伸直。测试过程中可给予老年人口头鼓励。当测试者说“开始”后，无论老年人是否立即起身，即开

始计时，记录完成5次起坐动作的时间，连续测试3次，测试间隔休息1min。

（2）下肢伸展肌力测试：临床使用功能性蹲屈测试训练仪对老年人下肢整体伸展肌力进行测量。此设备系统仿照立位蹲起动作模式，采用独特的仰卧式蹲屈动作，可做下肢功能测试和训练。设备的硬件主要成分包括踏板一个、铅块重量的缆绳系统一个、可调整与滑动的背靠板一块，以及连接到设备上的计算机一台。硬件上所感应到的讯号，需经由计算机系统予以显示及判读。测量过程根据功能性蹲屈测试训练仪的下肢肌力测试命令程序，对老年人进行下肢等长伸展肌力测试。测试前给予老年人1～2次练习以熟悉测试程序。整个测试过程由计算机监控并记录测试数据。每侧下肢测试1次。测试数据采集包括每侧下肢的最大等伸展肌力值，此测试具有较好信度。

（3）计时“起立-行走”测试（Timed“up and go”test，TUGT）：临床采用TUGT评估老年人的平衡功能和移动能力。具体方法为：准备一把有扶手的靠背椅和一个秒表，老年人需穿平时穿的鞋，坐在有扶手的靠背椅上（椅子座高约45cm，扶手高约20cm），身体靠在椅背上，双手放在扶手上。如果使用助行器具（如手杖、助行架等），则将助行器具握在手中。在离座椅3m远的地面上贴一条显著的粗线。测试者发出开始指令后，老年人从靠背椅上站起。站稳后，按平时走路的步态，向前走3m，过粗线后转身，然后走回到椅子前，再转身坐下，靠到椅背上。测试过程中，不能给予老年人任何躯体的帮助。正式测试前，允许其练习1～2次，以确保对整个测试过程的理解。测试者记录老年人背部离开椅背到再次坐下（靠到椅背）所用的时间（测试时间）、步态稳定性以及在完成测试过程中发生跌倒危险性并进行客观评分（1分，正常；2分，轻微异常；3分，轻度异常；4分，中度异常；5分，重度异常）。因该测试方法操作简便，已成为临床快速评价老年人运动功能的方法之一。连续测试3次，测试间隔休息1min。

（三）营养状况评估

老年人因生理代谢特点发生改变，食物摄入、消化和吸收的能力均下降，营养风险及营养不良发生率高，且后果严重。单凭临床照护经验不能准确评估老年营养不良的发生率，因此，规范使用营养学筛查工具对老年人进行评价，发现并及时采取有效措施纠正，改善营养状态，对提高老年人生活质量，延长生存时间具有重要意义。对老年人营养状况评估时，需通过膳食调查、人体测量等多种手段进行综合评价。

1. 营养史采集　通过病史采集及评估判定老年人是否存在营养缺乏的体征，具体包括：①用餐情况，包括每日进餐次数，热量与营养素摄入量现况，有无偏食/厌食、吸收或消化障碍等；②健康状况与疾病史，是否患有内分泌系统、消化系统等慢性疾病而影响营养素的吸收；③用药史及照护措施，是否服用缓泻剂等；④是否有对食物不耐受或食物过敏等情况。

2. 膳食调查　膳食调查是了解老年人饮食摄入情况最直接的方法之一。膳食摄入量是营养状况评估过程中非常有价值的数据，不仅能反映其目前的营养状况，还可预测近段时间内老年人营养状况的发展趋势。具体评估内容包括饮食习惯、膳食结构、进食频率、膳食摄入量，也可计算出每天能量和营养素的摄入量，以及各营养素之间的比例关系等。照护过程中常采用的评估方法为24h回顾法，即要求老年人或照护者回顾过去24h内摄取的所有食物种类及数量，并及时记录和分析。另外，为更准确地了解老年人的饮食摄入情况，也可进行连续3d，每天饮食摄入的完整回顾。

3. 人体测量　该方法应用最为广泛，通过无创检查了解老年人机体的脂肪、肌肉储备，用于判定营养不良、监测治疗、提示预后。具体应涵盖的评估指标为身高、体重、皮褶厚度、围度（包括上臂围、胸围、腰围和臀围等）、握力等。以下主要介绍身高、体重及皮褶厚度的测算。

（1）身高：随年龄增长，老年人骨代谢中骨重建呈负氮平衡，同时受运动量及运动频次减少、性激素水平下降等因素影响，骨质疏松症发病率增高。80岁以上老年人90%都患有骨质疏松症，导致其椎间盘易发生骨折、萎缩，身高呈进行性下降，即每增龄20岁，身高降低4.2cm。由此，评估老年人身高时，需规范测量，避免经询问而获得与实际偏差较大的数据。

（2）体重：作为营养状况评价中最简单、最直接且最常用的指标，体重是反映老年机体营养状况的直接参数。为准确获取当前体重值，测量时需确保时间（晨起空腹、排空大小便后）、衣着、姿势、体重计的一致性，具体评定指标为：

①标准体重（ideal body weight，IBW）：也称为理想体重，计算方法为：

布洛卡公式：标准体重（kg）= 身高（cm）-［100（身高<165cm）或 110（身高≥165cm）］。

布洛卡改良公式（仅适用于亚洲人）：标准体重（kg）= 身高（cm）-100。

平田公式：标准体重（kg）=［身高（cm）-100］×［0.9（男性）或 0.85（女性）］。

②实际体重（actual body weight，ABW）占标准体重的百分比为：

$$\text{实际体重与标准体重比}(\%)=\frac{\text{实际体重(kg)}}{\text{标准体重(kg)}}\times 100\%$$

评价标准：>120%，肥胖；110%～120%，超重；90%～110%，体重正常；80%～90%，体重偏轻；<80%，消瘦。

③体重指数（body mass index，BMI）：又称体质量指数，是目前国际上常用的衡量人体胖瘦程度以及是否健康的标准，也是老年人体重状况的判定指标。同时，BMI 还可作为反映蛋白质能量营养不良以及肥胖症的可靠指标。具体计算方法为：

$$\text{BMI}(\text{kg/m}^2)=\frac{\text{体重(kg)}}{[\text{身高(m)}]^2}$$

评价标准：目前，各国均参考 WHO 成人标准，但我国已发布国内标准（表 2-3）。

表 2-3　成人 BMI 评价标准（kg/m²）

BMI 分类	WHO 标准	亚洲标准	中国参考标准	相关疾病发病的危险性
体重过低	<18.5	<18.5	<18.5	低（但其他疾病危险性增加）
正常范围	18.5～24.9	18.5～22.9	18.5～23.9	平均水平
超重	≥25	≥23	≥24	增加
肥胖前期	25.0～29.9	23～24.9	24～27.9	增加
Ⅰ度肥胖	30.0～34.9	25～29.9	28～29.9	中度增加
Ⅱ度肥胖	35.0～39.9	≥30	≥30	严重增加
Ⅲ度肥胖	≥40.0	≥40.0	≥40.0	非常严重增加

来源：石汉平，李薇，齐玉梅，等. 营养筛查与评估［M］. 北京：人民卫生出版社，2014：84.

（3）皮褶厚度：反映老年人机体内脂肪的储藏情况，可应用 X 线、超声波、皮褶卡钳等方法客观测量某部位（肱三头肌、肩胛下、髂骨上、腹部）的皮褶厚度，以表示或计算机体脂肪含量，又称为皮下脂肪厚度。临床常用肱三头肌皮褶厚度及肩胛下皮褶厚度来判断老年人机体的营养状况（表 2-4）。

表 2-4　老年人皮褶厚度测量

项目		肱三头肌皮褶厚度	肩胛下皮褶厚度
测量方法		老年人上臂自然下垂，取左侧或右侧上臂背侧、肩峰与尺骨鹰嘴中点上 1～2cm 处，照护者用左手在被测部位用皮褶卡钳夹提起皮肤及皮下组织，测量皮褶厚度	老年人上臂自然下垂，取左侧或右侧肩胛骨下角约 2cm 处，皮褶方向与肩胛下角切线平行，照护者用左手在被测部位用皮褶卡钳夹提起皮肤及皮下组织，测量皮褶厚度
参考值（mm）	男性	8.3	—
	女性	15.3	—
评价等级（实测值，mm；实测值 / 参考值，%）	正常	≥90%	男性 10～40；女性 20～50
	肥胖	>120%	男性>40；女性>50
	消瘦	—	男性<10；女性<20
	营养不良	轻度：80%～90%； 中度：60%～80%； 重度：<60%	—

注：为保证测量值的准确性，可在同一部位连续测量 3 次后取均值

4. 实验室检查 可客观评价老年人的营养状况，以确定营养素缺乏或过量的种类及程度。临床用于评价老年人机体营养状况的实验室检查项目包括血浆蛋白、尿素氮、肌酐、淋巴细胞计数等，如血浆蛋白水平可反映机体蛋白质营养状况；尿素氮和尿肌酐可反映机体内蛋白质代谢与氮平衡状况；总淋巴细胞计数可评定细胞免疫功能，蛋白质 - 能量营养不良常会导致机体抗感染能力降低，术后感染率及死亡率增高。但实际测量时需考虑体液平衡、肝肾功能、既往病史及现病史对检查结果的影响。

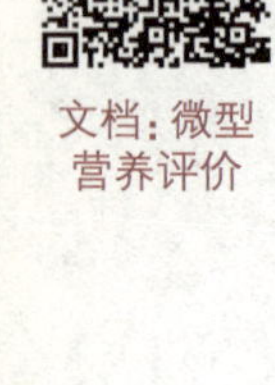

文档：微型营养评价

5. 微型营养评价（mini nutritional assessment，MNA） 该评价方法是一种联合的营养状况筛查方法和评定工具，适用于门诊、住院、社区及养老机构的所有老年人营养不良状况及出现营养不良风险的预测，与传统人体营养评定方法及人体组成评定方法有良好的线性关系。因筛评结果的可靠性较好，操作方法简便（约 10min 即可完成），可推荐使用 MNA 方法作为老年人营养状况大样本研究的筛查工具。具体评价过程中，营养筛查后存在高风险营养不良的老年人（MNA 第一部分得分≤11 分）需完成营养评估（MNA 第二部分）。

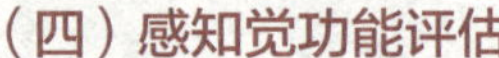

（四）感知觉功能评估

感觉器官是人体与外界环境发生联系，感知周围事物变化的一类器官，主要包括皮肤、眼、耳、鼻、舌等。步入老年期后，老年人的感觉器官普遍出现退行性变化，对外界刺激反应的敏锐度下降。另外，受疾病等因素影响，感知觉还会发生病理性的异常改变，其变化程度比生理性因素的影响更严重，常表现为一种或多种感知觉改变，甚至发生严重的感知障碍。

1. 皮肤评估 老年人皮肤的生理功能随增龄而发生进行性衰退，且皮肤变化是最早且最易被观察到的老化征象。老年人的皮肤脂肪减少、弹力纤维变性，使得皮肤松弛、弹性变差，进而出现皱纹。皮肤真皮上层的微小血管分布稀疏而密度减少，皮脂腺及汗腺萎缩、分泌量减少或成分改变，使皮肤表面干燥、粗糙、脱屑。皮肤厚度减少、萎缩、抵抗力下降，易受机械性、物理性及化学性刺激影响而发生损伤，这也是长期卧床老年人易发生压疮的重要原因之一。皮肤中感受外界环境刺激的细胞数量减少，使其对冷、热、痛等反应迟钝，体温调节能力降低。面部皮肤呈苍白状改变；血管脆性增加，易发生出血。

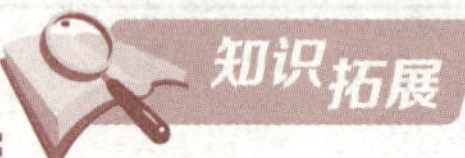

老年瘙痒症

瘙痒是一种有异于疼痛的感觉，由一种特异的 C 神经纤维传导。国际瘙痒大会将持续 6 周以上的慢性瘙痒分为原发皮疹（皮肤病）的瘙痒、无皮疹的瘙痒和伴搔抓性皮疹的瘙痒。而临床将无原发性皮肤损害，又无明确瘙痒性系统性疾患的瘙痒统称为老年瘙痒症（senile pruritus）。60 岁以上老年瘙痒症的患病率高达 20%，80 岁以上高达 70%。主要可能与老年人皮肤的退行性改变，皮脂腺及汗腺分泌减少、皮肤干燥及皮肤感觉神经末梢功能减退有关。

来源：汪耀 . 实用老年病学[M]. 北京：人民卫生出版社，2014：392.

2. 视觉评估

（1）眼外观改变：随年龄增长，老年人的双眼呈现一系列老化症状，外观以双侧下眼睑肿胀为特征，主要原因为其下眼睑肌肉松弛并下垂，并因脂肪沉积、水钠潴留而诱发肿胀。部分老年人因上眼睑下垂出现视力障碍，脂肪减少导致眼球凹陷。

（2）眼结构改变：①角膜：受遗传、增龄等因素影响，老年人的角膜会出现“老年环”，即角膜边缘基质层因类脂质沉积而呈现灰白色混浊环。②晶状体：随老化进程的推进，老年人晶状体的解剖形态发生改变，晶状体悬韧带张力降低，前房角因晶状体前移而被关闭，房水循环受阻，眼压增高，诱发青光眼；晶状体内可溶性蛋白含量降低，非可溶性蛋白含量增加，当蛋白的有序排列受到破坏时，透光率下降，严重时可诱发白内障。③玻璃体：玻璃体液化与后脱离可导致老年人的视网膜发生脱离，同时易失水、色泽改变、包涵体增多而诱发飞蚊症。老年人常主诉眼前有飘动的小黑影，尤其视白色明亮背景时更明显。④视网膜：视网膜周边变薄，出现年龄相关性黄斑变性。受瞳孔括约肌张力增大、睫状肌硬化影响，老年人的视野显著缩小。色素上皮层细胞及其细胞内的色素减少，

脂褐质增多，使其视力下降，同时对较短波长色彩辨认的敏感性，以及对光线的反应和调节能力均降低。

年龄相关性黄斑变性

年龄相关性黄斑变性（age-related macular degeneration，AMD），又称为老年性黄斑变性（senile macular degeneration，SMD），是一组与年龄密切相关的黄斑部位的退行性病变，发病率随年龄增长而逐渐增大。我国50岁以上人群中，AMD的患病率为1.89%～15.5%，且随年龄增长，患病的危险性显著增大。AMD是发达国家和我国城市人口中50岁以上人群失明的首要原因。有关ADM的危险因素，已明确的有年龄、家族史、吸烟、高血压、白色人种；可能的包括女性、光照及饮食营养不良。

来源：汪耀．实用老年病学［M］．北京：人民卫生出版社，2014：405-406.

（3）眼功能改变：40岁以后，人体晶状体调节功能和聚焦功能开始衰退，视近物能力下降；60岁以后，视力水平急剧衰退。70岁以上健康老年人的视力超过0.6的仅占51.4%，出现“老视”。其中，近距离视力比远距离视力减退更为显著。老化使老年人瞳孔缩小、晶状体与玻璃体混浊，因此，投射在视网膜上的光量大大减少，使老年人在阅读对照明强度有较高要求。

3．听觉评估　听力下降是老年人普遍出现的听觉改变，而最常见现象即为重听，主要原因为耳道传导声波功能减弱与听神经退化。外耳道表现为皮肤分泌功能减退，耳垢干硬、堆积、阻塞易形成中耳耳垢嵌塞，诱发传导性听力障碍。另外，由于内耳及耳蜗功能发生退行性变化、神经脑细胞数量减少导致声波传导障碍，老年人对高频声音听力出现衰退的程度比低频声音更为明显。同时，高频听力下降、听觉记忆减退，使老年人对言语知觉及语言理解能力降低，沟通受阻而诱发老年性耳聋；当对声音的辨别能力也出现衰退，尤其受不良听觉条件或噪音背景干扰，其辨别能力进一步降低。70岁以上老年人对言语知觉所需最低音强比青年人高6～7倍。

4．味觉评估　50岁以后，人体口腔内舌面光滑、味蕾数量减少，并随年龄增长及老化发展，减少程度更为严重，导致老年人味觉刺激阈值增大，味觉功能减退，即对酸甜苦辣咸五种味觉要素的敏感性降低。另外，受口腔黏膜细胞和唾液腺萎缩的影响，老年人唾液分泌量减少而口腔干燥，饮食习惯发生显著改变，易导致食欲减退，进而影响机体对营养素的摄取和吸收。

5．嗅觉评估　嗅觉细胞功能的衰退是一个渐进的过程，一般从40岁开始，人体嗅觉细胞减少，嗅觉功能开始减退；50岁以后，对气味的分辨能力亦趋于衰退，且男性较女性更为显著；60岁以后，嗅觉细胞更新速度缓慢，70岁以后嗅觉急剧衰退。老年人嗅神经数量减少、萎缩、变形，鼻腔内感受气味的接收器，即嗅球开始萎缩，嗅觉敏感性降低，加剧食欲减退程度。此外，嗅觉丧失还会降低老年人分辨并应对日常生活危险环境因素（如有毒气体、烟味等）的能力，即会出现“感官适应性调节”和“交叉适应”。

“感官适应性调节”与“交叉适应”

“感官适应性调节”是指与年轻人相比，老年人的神经细胞易被困扰，他们在闻到强烈气味之后，会在短时间内予以调适，甚至感觉不到该气味的现象。

“交叉适应”是指某些气味能让人感觉不到其他的气味，例如香草的气味能够降低人对玫瑰香气的敏感程度。而年轻人的嗅觉从不出现该反应，但20%的老年人都会发生。

来源：老年人嗅觉的衰退［J］．北京工人，2000，（6）：18.

6．触觉评估　人体表皮神经纤维的分布密度，受部位及年龄因素影响而呈现较大差异。不同部位触觉敏感性不同，且随老化进程的发展而逐渐减退。人体自40岁开始触觉小体的数量趋于减少，60岁以后触觉小体和表皮连接松懈，降低触觉敏感性，尤其老年人的眼角膜与鼻部的触觉敏感性降

低最为显著，导致其对流眼泪或流鼻涕常表现为毫无知觉，需照护者加以提醒。温度感觉方面，由于神经细胞缺失，神经传导速度减慢，导致老年人对温度的感觉变得尤为迟钝，日常照护时需加以防护，避免烫伤等风险事件的发生。

（五）生活质量评估

生活质量（quality of life，QOL）可综合反映人的健康水平和主观认可程度，因此，能够更全面地评价个人生活事件（如衰老）对人造成多方面的影响。良好生活质量的维持是保证健康老龄化的重要策略。WHO 将其定义为不同文化和价值体系中，个体对其生存目标、期望、标准以及所关心的事情相关生存状况的感受。中国老年医学会又将老年人生活质量定义为 60 岁或 65 岁以上的老年人对自我身体、精神、家庭和社会生活满意的程度以及老年人对生活的全面评价。

1. 生活质量的主观评价　生活质量是一个具有个性和易变性的概念，老年人的生活质量不能单纯从躯体、心理、社会功能等方面获得，完成评估时最大限度以老年人的主观体验为基础，评估其生活的客观状态，并进行主观评价。而生活满意度及幸福感是衡量老年人生活质量的核心指标。

(1) 生活满意度：是指个人对生活总的观点以及现在实际情况与希望之间、与他人之间的差距。生活满意度指数是用来评估老年人心情、兴趣、心理、生理主观完美状态的指标。生活满意度可从对生活的兴趣、决心和毅力、知足感、自我概念及情绪等方面进行评估。

(2) 主观幸福感：是反映在社会中个体生活质量的重要心理学参数，包括认知和情感两个基本要素。

2. 生活质量的客观评价　根据 2002 年全国老龄工作委员以"提高老年人生活质量"为主题对策研讨会的会议精神，现阶段我国老年人生活质量应涵盖的内容为经济保障、健康状况、精神文化生活及生活环境。

(1) 经济状况：老年人的经济收入水平广泛影响其物质和精神生活，也是决定生活质量的重要因素。老年人因退休而固定收入减少、给予经济支持的配偶去世等原因所带来的经济不宽裕，导致其在家庭、社会或生活独立性的地位下降。绝对和相对贫困对健康都有显著的负面影响。经济状况的评定通过个人收入是否能满足个人消费，是否需要他人支援等来衡量。

通过询问其家庭经济来源、有无经济困难、是否定期或长期需要亲属或子女的经济资助、家庭中有无失业或待业人员、单位工资福利待遇情况、医疗费用的支付形式等，对老年人的经济状况进行综合评估。对低收入者，询问其收入是否足以支付日常生活开销和部分医疗费用等；对独居、丧偶以及没有其他经济来源的老年人，一旦发现生活困难应及时向有关部门反映，采取积极有效措施改善现况。

(2) 健康状况：步入老年期后，随年龄增长，老年人在形态和功能上发生进行性、衰退性变化，表现为适应能力、抵抗力和自理能力均下降，严重时会导致失能甚至残障，极大地影响老年人的生活质量。健康普查结果表明，无重要脏器疾病的健康老年人仅占 20%～25%；60 岁及以上老年人慢性病的患病率为全体人群的 3.2 倍，伤残率为 3.6 倍；80% 以上的老年人患有 4 种以上的慢性疾病，使其在社会功能、躯体疼痛、生理功能、活动、精神状态、情感等方面存在缺陷，给老年人身体造成不便，其心理健康状况也令人担忧，同时也加重其家庭、社会负担，降低生活质量水平。

(3) 精神文化生活：老年人精神需求的满足和精神文化生活状况直接影响其生活质量和生活满意度。精神文化生活质量评估体系中，老年人对精神生活的总体满意度或幸福感是其精神需求以及满足精神需求各种资源综合作用的结果，也是反映老年人精神生活最终结果的主观领域。

文档：精神文化生活条件问卷

目前，国内老年人的精神文化生活比较单调，主要以娱乐和健身为主，娱乐互动中以看电视和听广播为主。因此，以现实生活条件为基础，老年人的精神生活满意度或幸福感受思想、观念及社会等因素制约。同时政府、社会和家庭等主体在老年人精神需求满足方面发挥积极作用，城镇地区有近 70% 以上的老年人对其精神文化生活较满意，可通过参与集体活动、开拓人际等手段进行有效的自我调适；但对农村地区老年人而言，由于家庭规模缩小、子女流动加剧以及经济收入和设施场所约束等多方面原因，老年人的精神需求并没有得到很好满足，精神文化生活呈现出单调性、被动性、自发性和低质性的特点。

（4）生活环境：老年环境评估包括对其居住环境、社会环境、家庭环境等的客观评价。居住环境是老年人完成学习、社交、娱乐、休息的生活场所，良好的居住条件可使其生活安逸、舒适，生活质量得以保障。但当环境因素的变化超过老年人的调节范围和适应能力，则会对其生活质量产生不良影响。居家环境安全作为预防老年人跌倒和其他风险事件发生的关键因素，是照护者评估其生活质量时需重点完成的内容，包括对居室、厨房、浴室及楼梯等场所的评估（表 2-5）。

表 2-5　老年人居家环境安全评估要素

评估内容		评估方法
地面及通道	地毯或地垫平整，无褶皱或边缘卷曲	观察
	过道上无杂物堆放	观察（无物品摆放或不影响通行）
	室内使用防滑地砖	观察
	未饲养猫或狗	询问
客厅	室内照明充足	询问、测试（以能否看清室内所有物品为准，眼疾者除外）
	取物不需要使用梯子或凳子	询问（近一年内）
	沙发高度和软硬度适合起身	测试、询问
	常用椅子有扶手	观察（以老年人习惯座椅为准）
卧室	使用双控照明开关	观察
	躺在床上不用下床也能开关灯	观察
	床边无杂物影响上下床	观察
	床头装有电话	观察（是否方便老年人床上接打电话）
厨房	排风扇和窗户通风良好	观察、测试
	不用攀高或不改变体位可取用常用厨房用具	观察
	厨房内有电话	观察
卫生间	地面平整，排水通畅	观察、询问（以地面不积水为准）
	不设门槛，内外地面在同一水平	观察
	马桶旁有扶手	观察
	浴缸或淋浴房有防滑垫	观察
	浴缸或淋浴房旁有扶手	观察
	洗漱用品可轻易取用	观察

注：本表不适用于对农村居家环境的评估

来源：李小鹰．老年医学进展［M］．北京：人民卫生出版社，2013：548.

另外，照护者还需注意居住环境内化学品的污染，如空气清新剂内含有苯酚、漂白剂中含有氯酸钠、家用电器中含有溴耐燃剂等，受使用频次、剂量大小等因素影响均可对老年人的身体造成不同程度的危害。

3．老年人生活质量常用的评估工具　目前对生活质量的评估还未形成公认的金标准，最常用的是 36 项健康调查简表（short form-36 health survey，SF-36）。其他较常用的有 WHO 生活质量测定量表（The World Health Organization's Quality of Life，WHOQOL）、纽约芬兰纪念大学幸福度量表（Memorial University of Newfoundland Scale of Happiness，MUNSH）等。

文档：SF-36 量表具体内容及评分标准

（1）SF-36：该量表是目前被普遍认可的 QOL 测评工具，适用于认知及躯体功能损害较轻的老年群体。但对养老机构的老年人而言，其中 9 个条目涉及的活动内容（如重体力活动、手提日用品等）较少存在；另外，6 个条目内容涉及到工作问题（如您的工作和日常生活有无因身体健康而出现问题？），因而降低了总量表的表面效度。

（2）WHOQOL：包括 WHO 生存质量老年模块量表（WHOQOL-OLD）、WHO 生存质量量表（WHOQOL-100）及 WHO 生存质量测定量表简表（WHOQOL-BRIEF）。WHOQOL-100 涵盖与生活质量有关的 6 个领域和 24 个方面，共 100 个条目，是适用于一般人群的普适性量表。考虑其测评内

容较冗长，癌症、慢性病病人及老年人群常选用 WHOQOL-BRIEF，从躯体健康、心理功能、社会关系及环境 4 个维度，共 26 个条目来测评 QOL 水平，并已被我国政府列为卫生行业标准的 QOL 量表。WHO-OLD 则从感觉、自主、以往经历、社会参与、死亡观及与伴侣亲密关系 6 个方面进行部分测评，需与 WHOQOL-100 综合使用才可完整测量老年人的 QOL 水平，因条目内容繁多，施测效果不够理想。

0206
文档：MUNSH 量表具体内容及评分标准

（3）MUNSH：为自评量表，反映个体的正性情感、负性情感、正性体验和负性体验，是常用的老年人幸福感量表，被广泛应用于精神卫生领域，适用于老年人生活质量的测量。但由于 MUNSH 融合了情感平衡、生活满意度指数及费城老年病中心 3 个量表，不同量表条目整合，并将指导语限定时间范围统一后，仍存在指导语与个别条目不匹配的情况（例“您感到孤独程度如何？”的选项为“是，否”），需进一步修正和完善。

（段　莉）

二、精神心理评估

老年人身体器官的衰老导致心理功能衰退，并产生相应的行为表现。老年精神心理评估是老年综合评估的重要组成部分，包括认知功能、情绪和情感、人格、自我概念和压力五个方面的评估。

（一）认知功能的评估

认知反映个体的思维能力，是认识、理解、判断、推理事物的过程，并通过个体的行为和语言表达出来。老年人的认知功能因衰老而逐步下降，具体评估内容包括思维能力、语言能力以及定向力。

1. 评估方法

（1）客观心理评估：该评估方法要求老年人完成一定的任务或题目，如画钟，根据老年人的表现进行注意力、记忆、语言等方面的评估。实验结果只需按事先设计好的客观评定标准得到分数或结果。如有震颤的老年人比正常老年人在书写速度上较慢，可能会直接影响实验结果，无法考虑到其他影响老年人因素的影响；其次必须使老年人完全准确地理解需要完成的任务。

0207
文档：简易智能评估量表（MMSE）具体内容及评估标准

（2）知情者报告法：此方法为从了解老年人的配偶、子女、保姆、照护者等知情者处获得信息进行评估。适用于无法正确理解评估量表、无法有效交流或不能长时间配合的老年人，而照护者更了解老年人以前的状况及近期的变化，可以报告老年人无法或未能发现的变化以及进程。但此信息为间接获得，易受主观因素的影响。

0208
文档：画钟试验具体内容及评估标准

（3）访谈法：分为结构式、半结构式和非结构式三种。其中结构式访谈是由照护者将问题标准化，由老年人回答或选择回答，便于照护者控制访谈节奏。半结构式访谈是照护者预先拟定访谈计划，仅对一些相关话题和预设主题范围内的问题进行提问，老年人还需对照护者所提问题做进一步的澄清或阐述，访谈方式较松散。非结构式访谈是由照护者秩序笼统地决定探究的主要问题和话题的范围，探究方法灵活多样，老年人多被鼓励敞开心扉、自然地运用自己的语言和观点谈论问题。

2. 常用的评估工具

0209
文档：简易智力状态评估量表（Mini Cog）具体内容及评估标准

（1）简易智能评估量表（min mental state examination，MMSE）：又称简易精神状态检查，具体包括对老年人时间定向力、记忆力、注意力和计算力、回忆能力及语言能力的测定。应用 MMSE 进行测评时，虽费时较长，但可通过得分判定特定分数段所代表的认知功能受损情况，用于简单判断和区分谵妄、抑郁、昏迷和痴呆的老年病人。但认知功能评估中，较低分数不能直接判定老年人为痴呆，因测评结果受谵妄、抑郁、缺少合作、教育水平低、智力障碍、语言障碍或精神不集中等因素影响。

（2）画钟试验（clock drawing test，CDT）：该测试方法简单易行、准确性高，且文化相关性小。老年人完成 CDT 需要多项认知功能的参与，具体包括：对测验的理解；计划性；视觉记忆和图形重建；视觉空间能力；运动和操作能力；数字记忆、排列能力；抽象思维能力；抗干扰能力；注意力集中、持久，以及对挫折的耐受能力。鉴于老年性痴呆早期，认知功能损害最早体现在视觉空间能力障碍，同时计算和操作能力受损也较明显，因此，CDT 在早期老年性痴呆的筛查和诊断方面有重要意义。

（3）简易智力状态评估量表（Mini Cog）：该量表由 CDT 和 3 个回忆条目组合而成，用于弥补 CDT 在筛查认知障碍时的敏感性和预测稳定性的不足，用于区分痴呆和非痴呆人群。Mini Cog 测试仅由

一名照护者即可完成，用时 3min，常用于急诊筛查。

（4）蒙特利尔认知评估量表（Montreal cognitive assessment，MoCA）：可用于对轻度认知功能状况的快速筛查，但评估结果的判定需综合考虑老年人的受教育水平。它评定了许多不同的认知领域，具体包括注意与集中、执行功能、记忆、语言、视结构技能、抽象思维、计算和定向力。完成 MoCA 检查大约需要 10min。

文档：蒙特利尔认知评估量表（MoCA）的内容、评估方法和操作要点

（二）情绪和情感的评估

由于人口老龄化的加速，家庭结构和家庭规模的变化，使得老年人群中存在的丧偶、与子女分开居住等问题变得更为频繁，增加了老年人的心理健康隐患。因此，情绪和情感的评估是老年精神心理评估的重要组成部分。主要包括焦虑和抑郁的评估。

1. 评估方法

（1）观察法：是指评估者根据一定的研究目的、研究提纲或观察表，用自己的感官和辅助工具对老年人的心理行为进行有目的、有计划、有系统的观察，从而获得资料的一种方法。优点是方法简便，在自然放松的情景下完成，不易引起老年人的不良情绪；缺点是由于老年人的心理行为的随意性、偶然性，不能做精确的重复观察及定量分析。

文档：焦虑自评量表（SAS）具体内容及评估标准

（2）交谈法：通过交谈了解和掌握老年人的心理问题或心理异常表现的性质及产生的原因、患病前的生活经历和遭遇、性格特点及行为习惯等，从而达到诊断的目的，同时有效的交谈也是一种干预治疗手段。

文档：汉密尔顿焦虑量表（HAMA）具体内容及评估标准

交谈法可分为正式与非正式交谈。正式交谈又称晤谈法，是评估者先设置好提纲，依次提出问题，让老年人按提纲回答问题，并且在特定的情景下对谈话的内容、气氛驾驭。非正式交谈则不设置提纲，类似日常生活或工作间的自然交谈，可按照老年人的性格特点灵活应用，是建立良好医患关系的基础。

（3）评估量表：此方法需要纵向观察，从不同的时间点对老年人取样。量表各项目描述精细，内容全面，信息量大，操作简单而且可以团队实施。但由于老年人精力和体力较差，可供评估的时间有限，不能面面俱到，而且量表大多是从国外修订而来，难免受到社会文化环境的影响。

文档：状态-特质焦虑问卷（STAI）具体内容及评估标准

2. 常用的评估工具

（1）焦虑评估工具

1）焦虑自评量表（self-rating anxiety scale，SAS）：该量表可作为分析病人主观症状的较简便的临床工具，适用于具有焦虑症状的成年人，具有广泛的应用性。SAS 能够较好地反映有焦虑倾向的精神病求助者的主观感受。

2）汉密尔顿焦虑量表（Hamilton anxiety scale，HAMA）：该量表是精神科中应用较为广泛的由医生评定的量表之一。主要涉及躯体性焦虑和精神性焦虑两大类因子结构，用于评定神经症及其他病人的焦虑症状的严重程度。

文档：抑郁自评量表（SDS）具体内容及评估标准

3）状态-特质焦虑问卷（state-trait anxiety inventory，STAI）：该量表为自评量表，可用于个人或集体测试，受试者一般需具有初中文化水平，可应用于评定内科、外科、心身疾病及精神病病人的焦虑情绪；以及评价心理治疗、药物治疗的效果。STAI 由 40 项描述题组成，分为两个分量表：①状态焦虑量表（简称 S-AI），包括第 1～20 题。状态焦虑描述的为短暂性的不愉快的情绪体验，如紧张、恐惧、忧虑和神经质，伴有自主神经系统的功能亢进。②特质焦虑量表（简称 T-AI），包括第 21～40 题。特质焦虑描述的为相对稳定的，作为人格特质且具有个体差异的焦虑倾向。

文档：老年抑郁量表（GDS）具体内容及评估标准

（2）抑郁评估工具

1）抑郁自评量表（self-rating depression scale，SDS）：由 W.K.Zung 于 1965 年编制的抑郁量表，其特点是使用简便，并能直观地反映抑郁病人的主观感受及其在治疗中的变化。主要适用于具有抑郁症状的成年人。但对严重迟缓症状的抑郁评定有困难，同时，SDS 对于文化程度较低或智力水平稍差的人使用效果不佳。

2）老年抑郁量表（geriatric depression scale，GDS）：该量表是由 Brink 等人于 1982 年编制，专门用于老年人的抑郁筛查量表，条目内容代表老年抑郁的核心内容，包括情绪低落，活动减少，易激惹，退缩痛苦的想法，对过去、现在、将来的消极评价，能敏感地检查老年抑郁病人所特有的躯体症状。

（三）人格的评估

人格是一个人的整个精神面貌，即具有一定倾向性的比较稳定的心理特征总和。它包括心理特征和倾向性两个方面，其中心理特征包括能力、气质和性格；倾向性包括需要、动机、兴趣、信念和世界观等。

1. 评估方法

（1）晤谈法：指照护者与老年人直接谈话，在谈话的同时进行观察。是常用的评估方法，具有方便、不受条件限制等优点，但不全面、不深入，易受观察者的主观影响，所以不够客观。

（2）客观评定法：采用调查表、问卷、校核表等，测评过程不加入照护者的主观成分，而由老年人自我报告（自我陈述），所以这类方法又称自陈/自评法。

（3）测验法：用于人格的测验通常是采用投射实验。

2. 常用的评估工具　艾森克人格问卷（Eysenck personality questionnaire，EPQ）：该问卷以决定人格的三个基本因素，即内外向性（E）、神经质/情绪性（N）、精神质（倔强或讲求实际，P）为基础而构建，可分为成人版（≥16 岁）及儿童版（7～15 岁），各包括精神质（P）、内外向（E）、神经质（N）及说谎（L）四个量表，均为 88 个项目。成人版 EPQ 适用于不同文化程度的成年老年人，在医学、司法、教育和心理咨询等领域的应用最为广泛。

（四）压力的评估

0216

文档：艾森克人格问卷（EPQ）介绍与使用

压力（stress）是指内外环境中的各种刺激作用于机体时所产生的非特异性反应。适当的压力有助于提高机体的适应能力，为一切生命生存和发展所需。但机体长期处于较强的压力之中，可因适应不良导致心身疾病如高血压、胃溃疡等。

压力的评估包括压力源和压力应对的评估，其中压力源也称生活事件，是指使人感到紧张的事件或环境刺激，如疾病、焦虑、噪声、文化差异等；压力应对是指当人的内、外部需求难以满足或远远超过其所能承受的范围时，个体采用持续性的行为、思想和态度改变来处理这一特定情形的过程，可归纳为情感式和问题式两类。

1. 评估方法

（1）交谈法：通过一定的问题与受试者交谈收集资料。如：目前的生活发生了哪些改变？这些改变带给你了多大的压力？

（2）评估量表法：由照护者按一定规格的评定项目通过观察做出判断，与晤谈法结合使用，可提高评定的客观性。

0217

文档：生活事件量表（LES）具体内容及评估标准

2. 常用的评估工具

（1）生活事件量表（life event scale，LES）：LES 为自评量表，其评价目的是对个体精神刺激进行定性和定量评价。具体从家庭生活方式、工作学习、社交及其他四个方面开展，即由受试者根据自身的实际感受而非按常理或伦理道德观念去判断那些经历过的事件，对本人来说是好事或是坏事、影响程度如何、影响的持续时间有多久。另外，还增设有 2 条空白项目，供填写当事者自己经历而表中并未列出的某些事件，时间通常为一年，有的事件虽然发生在该时间范围之前，如果影响深远并延续至今，可作为长期性事件记录。

0218

文档：中文版知觉压力量表（CPSS）具体内容及评估标准

（2）中文版知觉压力量表（Chinese perceived stress scale，CPSS）：知觉压力是对某种超个人能力事件的体验。这类事件虽然不是很严重，但却经常困扰着我们。测评知觉压力是让个体确定超越自己应对能力的事情有哪些，CPSS 测评工具可预测早期健康问题更为有效，还可以评估个人不良习惯造成的慢性压力。知觉压力量表即检测受试者 1 个月生活中的整体及普遍存在的压力，是一种自我察觉的程度，就目前生活环境需求，个人压力能力的状况做评估。

（3）简易应对方式问卷（simplified coping style questionnaire，SCSQ）：应对是个体对现实环境变化有意识、有目的和灵活的调节行为。应对的主要功能是调节应激事件作用，包括改变对应激事件的评估，调节与事件有关的躯体或情感反应。个体的应对方式与心身健康之间的关系已成为临床心理学研究的重要内容。SCSQ 由积极应对和消极应对两个维度（分量表）组成其中，积极应对维度由条目 1～12 组成，反映积极应对的特点；消极应对维度由条目 13～20 组成，反映消极应对的特点。

（五）自我概念的评估

自我概念（self-concept）即一个人对自身存在的体验。自我概念是一个有机的认知机构，由态度、情感、信仰和价值观等组成，并把个体表现出来的各种特定习惯、能力、思想、观点等组织起来。自我概念关系到老年人的主观幸福感，自我概念的紊乱会极大地影响老年人维持健康的能力和康复的能力。

1. 评估方法

（1）交谈法：通过与受试者进行语言交谈而收集其自我概念信息的方法。

（2）观察法：会谈时了解受试者体像主观资料的一种方法，客观资料的收集需观察受试者外形、非语言行为等。

（3）心理测验法：常用一些评估量表进行测验。

2. 常用的评估工具　自尊量表（self-esteem scale，SES）：该量表根据受试者一周内的情绪体验，判定关于自我价值和自我接纳的总体感受。SES 由 5 个正向计分和 5 个反向计分的条目组成，量表设计中充分考虑了测定的便利性，受试者可直接报告条目内容的描述是否符合自己的实际情况。

文档：自尊量表（SES）具体内容及评估标准

三、社会功能评估

社会是指由一定的经济基础和上层建筑构成的整体，并由于共同的物质条件和生活方式而联系起来的人群。从构成上看，社会由环境、人口、文化、语言四大要素组成；从规模上看，社会可小至一个家庭，大至一座城市、一个国家。而人是在社会关系中扮演这一角色的有自我意识的物质实体。因此，要全面认识和衡量个体的健康水平，除生理、心理功能外，还应评价其社会状况。老年人社会功能评估可以帮助人们更好的理解老年人的社会功能，并正确指导老年人积极参与社会活动。社会功能评估包括社会支持、社会角色、文化及所处环境。

（一）评估方法

1. 交谈法　通过与受试者面对面的谈话，口头信息的沟通过程中了解其社会功能状态的方法。

2. 观察法　根据一定的评估目的、评估提纲或观察表，用感官和辅助工具直接观察受试者，从而获得资料的一种方法。

3. 量表评定法　根据设计的等级评价量表对受试者进行评估的方法，是目前应用最广泛的评估方法。

4. 实地观察　观察者有目的、有计划地运用自己的感觉器官或借助科学观察工具，能动地了解处于自然状态下的社会现象的方法。

5. 抽样调查　为一种非全面调查，从全部调查研究对象中，抽选一部分单位进行调查，并据此对全部调查研究对象做出估计和推断的一种调查方法。根据抽选样本的方法，抽样调查分为概率抽样和非概率抽样两类。

（二）社会支持系统的评估

社会支持是指一定社会网络运用一定的物质和精神手段对社会弱势群体进行无偿帮助的行为总和，一般指来自个人之外的各种支持的总称，是与弱势群体的存在相伴随的社会行为。良好的社会支持有利于健康。

1. 内容　社会支持内容可包括以下三个方面。

（1）客观支持、主观体验到的支持和对支持的利用度：客观支持也称实际社会支持，包括物质上的直接援助和社会网络、团体关系的直接存在和参与，是客观存在的现实，是人们赖以满足自身社会、生理和心理需求的重要资源；主观体验到的支持也称领悟社会支持，即个体所体验到的情感上的支持，也就是个体在社会中受尊重、被支持、被理解而产生的情感体验和满意程度，与个体的主观感受密切相关；对支持的利用度是个体对社会支持的利用情况，有些人虽然可以获得支持，却拒绝别人的帮助。

（2）家庭、朋友及其他支持：强调个体对来自各种社会支持来源的理解和领悟。

（3）认知、情感及行为支持：其中认知支持提供各种信息、意见与知识等；情感支持指安慰、倾听、理解及交流等；行为支持指实际的帮助行动。

文档：社会支持评定量表（SSRS）具体内容及评估标准

2. 常用的评估工具　社会支持评定量表：该量表主要用于测量个体的社会关系，具体包括客观支持、主观支持以及对个体支持的利用度三个维度。

（三）社会角色的评估

老年人的社会角色评估，目的在于被评估的老年人对自己扮演的角色感知、对角色是否适应、对所要承当的角色是否满意，以便采取措施进行干预，尽量避免给老年人带来生理和心理上的不良后果。

老漂族

随着我国工业化和城市化进程的不断推进，越来越多的农村中老年人为了帮衬子女特别是照顾第三代，跨越省市来到子女工作和生活的城市，成为“老漂族”。由于农村与城市、故乡与异乡之间的双重反差，“老漂族”在城市适应方面，面临着生理、心理、文化和社会等多个层面的困境。“老漂族”的城市适应问题是一种带有普遍性的结构性困境。

据国家卫生健康委员会发布的《中国流动人口发展报告 2016》显示，2015 年我国户籍不在原地且离开户口登记地半年以上的 60 岁及以上的流动老年人口数量接近 1800 万，占流动人口总量的 7.2%。“老漂族”是在当下中国快速社会变迁过程中由于经济、政治、文化和社会等多种结构性力量的综合作用而形成的一个中国式家庭生命周期历程中的特殊群体，与一般意义上的流动人口在年龄、流动动机、流动过程和流动结果等方面存在诸多不同，从而引发了社会各界越来越多的关注。

来源：许加明. “老漂族”的城市适应问题及社会工作介入探析[J]. 社会工作，2017，4（271）：96-112.

1. 老年人的社会角色变化的主要形式　老年期是人生的最后一个重要转折期，其中最突出的特点是离退休导致老年人长期以来形成的主导活动和社会角色的转变，由此引发老年人的心理发生波动和变化。离退休引起的老年人社会角色的改变体现在以下方面。

（1）从忙碌职业角色转变为闲暇的家庭角色：老年人离退休后，离开了原有的工作岗位和社会生活，即从职业角色转入闲暇角色，这种角色转换对老年人的生活和心理是一次很大的冲击。

（2）从主体角色转变为依赖角色：老年人在退休前有自己的工作、人际关系和稳定的经济收入，是家庭的主体角色，退休后从过去被子女依赖转向依赖于子女，在家庭中原有的主体角色和权威感随之丧失，逐渐从主体角色演变为依赖角色。

（3）从配偶角色变为单身角色：人到老年期，失去配偶的可能性日益增大，一旦配偶丧失，剩下的一方即进入单身角色。

2. 常用的评估工具

（1）开放式问题的方式

1）一般角色：了解老年人过去从事的职业、担任的职务以及目前所担任的角色。如询问老年人最近做了什么事情、什么事情很困难等。

2）家庭情况：了解老年人家庭地位的变更和角色的变化，以及老伴去世角色的丢失。另外对性生活的评估，也可以了解老年人夫妻角色功能，有助于判断老年人社会角色及家庭角色状态。

文档：人际关系自我评定量表具体内容及评估标准

3）社会角色：询问老年人是否了解自己的角色权利和义务，评估老年人社会关系状态及其对每日活动是否明确。

4）角色的适应：评估老年人对自己承担的角色是否满意以及角色期望是否满意，评估有无不良的心身行为反应，如头痛、头晕等。

（2）评估量表：常用的评估工具为人际关系自我评定量表。

（四）文化的评估

广义的文化是指一个社会及其成员所特有的物质财富和精神财富的总和。狭义的文化是指精神文化，包括习俗、道德规范、知识、宗教信仰、信念等。文化对个体的健康会产生双重影响。老年人文化的评估包括价值观、信仰、信念和风俗习惯。

1. 价值观　基于人的一定的思维感官之上而做出的认知、理解、判断或抉择，也就是人认定事物、辨别是非的一种思维或取向，从而体现出人、事、物一定的价值或作用；价值观对动机有导向的作用，同时反映人们的认知和需求状况。评估价值观可采用开放式问题形式，如：你认为自己健康吗？你认为你是如何患病的？你对自己所患疾病是如何认识的？你认为你的生活受到疾病的影响了吗？

2. 信仰　它指对某种主张、主义、宗教或对某人、某物的信奉和尊敬，并把它奉为自己的行为准则。评估信仰可采用开放式问题形式，如：宗教信仰对你来说有多重要？你是否因宗教信仰而禁食某种事物？你经常参加哪些宗教活动？你的宗教信仰对你在住院期间的检查、治疗、饮食、起居、用药等有何特殊要求？

3. 信念　是人们在一定的认识基础上，对某种思想理论、学说和理想所抱的坚定不移的观念和真诚信服与坚决执行的态度。信念是认识、情感和意志的融合和统一，并与健康有密切联系。对老年人信念的评估，应了解疾病、健康信念、文化背景对其健康的影响。

4. 风俗习惯　指个人或集体的传统风尚、礼节、习性。是特定社会文化区域内历代人们共同遵守的行为模式或规范。包括民族风俗、节日习俗、传统礼仪等等。风俗习惯对健康有积极的一面也有消极的一面。评估老年人风俗习惯时，应了解不同文化区域的风俗习惯与健康的关系，包括饮食、礼节、家庭习惯等。评估者可通过交谈的方式进行评估。

（五）环境的评估

老年人的健康状况与生存的环境有着密切的关系，评估的内容包括物理环境和社会环境的评估。评估的方法有自述法、询问法、实地观察法和监测法等。

1. 物理环境评估　包括对老年人生活环境、居住条件和社区中特殊资源的评估，其中重点评估居家安全环境，如地面是否平坦、有无管线或杂物放置、厨房设备是否安全等。

2. 社会环境评估　社会环境包括文化背景、法律法规、社会制度、劳动条件、人际关系、社会支持、经济状况等，其中评估内容包括家庭环境评估和社区环境评估。

文档：家庭功能APGAR评估问卷具体内容及评估标准

（1）家庭环境评估：采用 APGAR 家庭功能评估量表，涵盖了家庭功能的五个重要部分：适应度 A（adaption）、合作度 P（partnership）、成长度 G（growth）、情感度 A（affection）和亲密度 R（resolve），通过评分可了解老年人有无家庭功能障碍及其障碍程度。

（2）社区环境评估：了解老年人社区地理环境，注意环境中有无严重污染物，各种配套设施是否安全，老年人在外出活动过程中有无各种不安全饮食等。还应了解社区文化氛围如何，有无可供选择的休闲场所，卫生保健机构是否完善等。

四、多重用药评估

多重用药（polypharmacy）通常指病人持续同时用药达五种及以上。老年人常同时患有多种疾病，需要接受多种药物治疗，联合用药或复合药物是常用的治疗方案。但老年人的各器官功能会逐渐衰退或退行性改变，如循环系统功能下降，肝肾功能减弱等，老年人对药物吸收、代谢和排泄能力的不断降低，就可能产生更多不良反应，进而影响到药物的选择以及剂量和用药频次的改变。不合理的用药不但达不到治疗效果，还可能引起严重的不良反应，因此，要特别关注老年病人的多重用药问题。

（一）多重用药的评估内容

1. 采集病史　了解老年人的完整用药史，同时为了达到满意的疗效，帮助辨别药物不良反应和潜在的相互作用，在询问病史时注意询问依从性、多药治疗、潜在药物的相互作用、是否服用非处方药物或辅助药物、被评估者是否有认知缺损、药物过敏史等问题。

2. 身体评估　用于了解处方药物的不良反应。如被评估者使用利尿药、β 受体阻滞药、血管紧张素转换酶抑制药或联合以上几种药物时，应检查是否有直立性低血压。

3. 辅助检查　包括电解质、肌酐、肝功能、全血细胞计数、血清药物浓度等指标。

（二）多重用药评估工具

ARMOR 工具是国际上应用较多的用于多重用药评估的工具。通过应用此工具，能够显著减少多重用药情况，明显降低病人住院率及医疗费用，同时跌倒和其他潜在的危害行为的频率也呈下降趋

笔记

势。在评估老年病人多重用药时，ARMOR 采用阶梯式的方法。医生首先应取得老年病人在静息与活动时的心率、血压和血氧饱和度，然后按照以下五个步骤进行评估检查。

步骤一：A= 评估（assess）：评估老年病人的所有用药，尤其注意具有潜在不良后果的药物，如 β 受体阻滞药、抗精神病药、抗抑郁药、镇痛药、维生素和保健品等。

步骤二：R= 审查（review）：审查可能存在的问题，包括药物间的相互作用，药物与疾病间的相互作用，药物与机体的相互作用，功能状态的影响，亚临床药物的不良反应。

步骤三：M= 最大限度地减少不必要的药物（minimize）：①停用缺乏适应证的药物；②停用风险大于受益或对机体主要功能具有高潜在不良影响的药物。

步骤四：O= 优化治疗方案（optimize）：①去掉重复用药；②通过肾小球滤过率调整经肾代谢的药物剂量；③调整经肝代谢的药物剂量；④通过监测血糖和糖化血红蛋白调整降糖药；⑤考虑逐步减少抗抑郁药的剂量；⑥根据目标心率调整 β 受体阻滞药；⑦监测心率调整 β 受体阻滞药的剂量；⑧根据国际标准化比值的指导方针及可能出现的药物相互作用调整抗凝剂；⑨根据游离的苯妥英钠水平调整抗惊厥药剂量。

步骤五：R= 再评估（reassess）：重新评估老年病人在休息和活动时的心率、血压、血氧饱和度。同时还需再评估其功能状态、认知状态、用药依从性和用药错误。

五、并发症风险评估

常见的老年人并发症有跌倒、痴呆、尿失禁、晕厥、疼痛和压疮等。

（一）跌倒的评估

跌倒是指突发、不自主、非故意的体位改变，倒在地面或比初始位置更低的平面上。跌倒可缩短老年人寿命，导致家庭社会负担增加，同时使得医疗费用增加和护理费用增加，住院时间的延长。因此，做好跌倒的评估预防，可以达到提高生存质量和健康期望的目的。常用跌倒风险评估工具（fall risk assessment tool，FRA）（表 2-6）。

表 2-6　老年人跌倒风险评估工具

评估内容	量表名称	适用人群	维度	条目个数
跌倒风险综合评估	Morse 跌倒量表（MFS）	老年住院病人	—	6
	汉化版 MFS	老年住院病人	—	6
	跌倒危险评估表（FRAT）	老年住院病人	—	10
	汉化版 FRAT	老年住院病人	—	10
	社区老年人跌倒危险评估工具（FROP-Com）	社区老年人	14	20
	汉化版 FROP-Com	社区老年人	13	19
跌倒相关心理评估	修订版跌倒效能量表（MFES）	独居或养老院运动受限的老年人（室内及室外活动）	2	14
	汉化版 MFES	住院及社区老年人	2	14
	国际版跌倒效能量表（FES-I）	社区及卫生服务机构的老年人	2	16
平衡功能的评估	Berg 平衡量表（BBS）	住院老年病人（尤其患脑卒中者）	—	14
	汉化版 BBS	脑卒中老年病人	—	14

（二）痴呆的评估

痴呆是指较严重的、持续的认知障碍。临床上以缓慢出现的智能减退为主要特征，伴有不同程度的人格改变，但没有意识障碍。因起病缓慢，病程较长，故又称为慢性脑综合征。

人工智能在老年痴呆中的应用

阿尔茨海默病（Alzheimer disease，AD）俗称老年痴呆症，是一种起病隐匿的进行性发展的神经退行性疾病，临床表现为认知和记忆功能不断恶化，日常生活能力进行性减退，并伴有各种神经精神症状和行为障碍。流行病学资料显示，全世界约有2400万AD病人，估计我国有600万～700万AD病人。在老龄化社会趋势下，AD病人必然有增加趋势，从而导致护理资源日益短缺。由于AD干预疗法与后期护理是延缓病情与提高病人生活质量的重要手段，涉及生活、安全、精神及心理护理等方面，对照顾者的要求很高，使得家庭照顾者不仅经济负担重，精神与体力方面更是严重透支。如何保证病人生活质量同时提高照顾者的生活质量，将是未来社会公共卫生服务中的重要议题。随着人工智能的发展，具有高精度、长时间、高强度工作优势的机器人在外科手术中的应用越来越多，对于需要长期照料的老年人尤其AD病人，护理机器人的应用具有迫切的现实意义，值得探讨。

来源：许静．机器人在阿尔茨海默症病人治疗和护理中的应用研究[J]．护理管理杂志，2018，18(1)：56-59.

文档：临床痴呆评定量表（CDR）具体内容及评估标准

痴呆的评估可通过MMSE或Mini-Cog进行初筛，如果确实怀疑老年人患有痴呆，可通过临床痴呆评定量表（clinical dementia ration，CDR）等完成进一步评估。

（三）尿失禁的评估

老年人尿失禁即膀胱内的尿不能控制而自行流出。尿失禁可发生于各年龄组的病人，但老年病人更为常见。由于老年人尿失禁较多见，致使人们误以为尿失禁是衰老过程中不可避免的自然后果。

文档：国际尿失禁咨询委员会尿失禁问卷表具体内容

尿失禁常用的评估工具为国际尿失禁咨询委员会尿失禁问卷表简表（ICI-Q-SF）和国际尿失禁咨询委员会尿失禁问卷表（ICI-Q-LF）。其中ICI-Q-SF有4个问题。前3个问题分别为有无尿失禁、尿失禁的严重程度和尿失禁对生活质量的影响，最后一个问题是诱发尿失禁的原因，主要用于判断尿失禁的类型。ICI-Q-LF分为尿失禁及其严重程度、日常生活、性生活问题、情绪方面5个部分内容，该量表着重了解尿失禁对病人精神状态方面的影响的问题开展评估。

（四）晕厥的评估

晕厥是大脑一时性缺血、缺氧引起的短暂的意识丧失。晕厥与昏迷不同，昏迷的意识丧失时间较长，恢复较难。晕厥与休克的区别在于休克早期无意识障碍，周围循环衰竭征象较明显而持久。对晕厥老年病人不可忽视，应及时救治。晕厥是临床常见的综合征，具有致残甚至致死的危险，表现为突然发生的肌肉无力，姿势性肌张力丧失，不能直立及意识丧失。

晕厥评估的焦点是应获得晕厥事件、心脏病和其他威胁生命病因的相关证据以及能作为诊断依据的病史临床特性。具体包括：

1．病史　关注发作前、发作时、发作末老年病人的背景情况。晕厥前的预感或晕厥与排尿、排便、疼痛刺激或者见血相关，为反射性机制问题。晕厥与运动或心悸相关表示为心脏病因。体位性晕厥提示直立性低血压。药物性晕厥是与心血管、神经、抗帕金森病药物相关的晕厥。药物间的交互作用也会导致晕厥的发生。

2．身体评估　注意生命体征，包括直立和双侧血压的测量、心血管和神经系统的检查。心脏评估包括血容量、瓣膜病和节律紊乱。神经评估应注意寻找神经缺陷方面的关键特征，注意有无隐匿性出血体征。

3．辅助检查

（1）心电图检查：所有晕厥老年病人均应做心电图检查，因心脏因素诱发的晕厥有90%的老年病人心电图可出现异常。如果认为心律失常引发晕厥的可能性比较大，应做24h（Holter）心电图监测。

（2）运动性检测：用于心肌缺血和由运动引起的心动过速或产生与运动相关的运动性晕厥。运动后晕厥与运动性晕厥不同，运动后晕厥是由自主神经功能衰竭和反射性机制引起的。

(3) 心脏内的电生理：通过电刺激和监测发现晕厥前心室或室上性心动过速的传导异常情况。

(4) 头高斜位试验：广泛用于不明原因晕厥病人的评估。检测通过改变老年病人的体位诱发心动过缓或者低血压，老年病人重新产生晕厥症状事件，提示反射性晕厥。在检测中老年病人出现意识丧失，即使血压和心律不发生变化，也应考虑精神性障碍。

(五) 疼痛的评估

疼痛是一种令人不快的感觉和情绪上的感受，伴有实质上的或潜在的组织损伤，它是一种主观感受。慢性疼痛对各年龄阶段人群的生活质量均有较大影响，但是对老年人的影响尤为显著。因此，正确评估老年人的慢性疼痛显得尤为重要。

1. 数字分级法　使用《疼痛程度数字评估量表》(图 2-1) 对老年病人疼痛程度进行评估。将疼痛程度用 0～10 个数字依次表示，0 表示无疼痛，10 表示最剧烈的疼痛。由老年病人自己选择一个最能代表自身疼痛程度的数字，或由医护人员询问病人：你的疼痛有多严重？由医护人员根据老年病人对疼痛的描述选择相应的数字。按照疼痛对应的数字将疼痛程度分为：轻度疼痛 (1～3)，中度疼痛 (4～6)，重度疼痛 (7～10)。

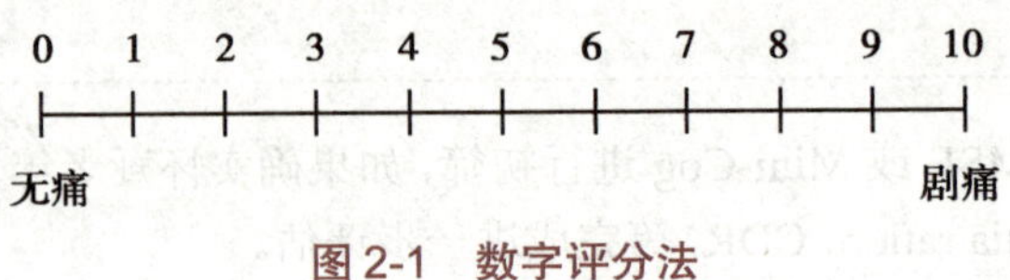

图 2-1　数字评分法

2. 面部表情　疼痛评分量表法由医护人员根据老年病人疼痛时的面部表情状态，对照《面部表情疼痛评分量表》(图 2-2) 进行疼痛评估，适用于表达困难的病人，如儿童、老年人，以及存在语言或文化差异或其他交流障碍的病人。

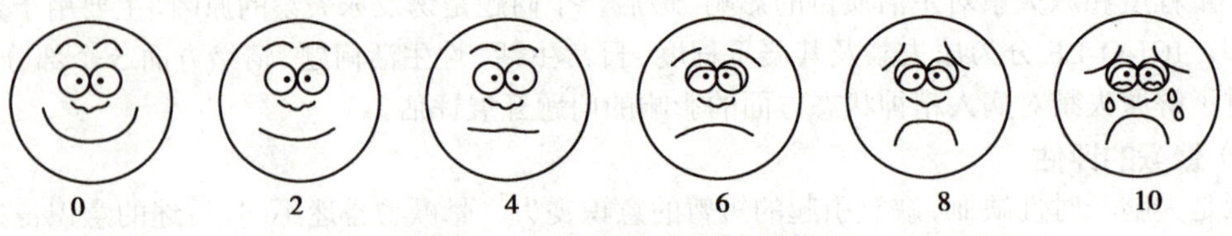

图 2-2　面部表情疼痛评定法

3. 语言评价量表 (VDS)　根据主诉疼痛的程度分级法，让病人根据自身感受说出，即语言描述评分法，这种方法病人容易理解，但不够精确。具体方法是将疼痛划分为 4 级：①无痛；②轻微疼痛；③中度疼痛；④剧烈疼痛。

0 级：无疼痛。

Ⅰ级 (轻度)：有疼痛但可忍受，生活正常，睡眠无干扰。

Ⅱ级 (中度)：疼痛明显，不能忍受，要求服用镇痛药物，睡眠受干扰。

Ⅲ级 (重度)：疼痛剧烈，不能忍受，需用镇痛药物，睡眠受严重干扰可伴自主神经紊乱或被动体位。

(六) 压疮的评估

压疮是由于局部组织长期受压，发生持续缺血、缺氧、营养不良而致组织溃烂坏死。皮肤压疮在康复治疗、照护中是一个普遍性的问题。而老年人由于机体生理功能衰退及所患疾病的影响，更易发生压疮。

1. 压疮分期　2007 年 2 月，美国国家压疮咨询委员会 (National Pressure Ulcer Advisory Panel，NPUAP) 在压疮研究和专家咨询的基础上发布了包含 6 个分期的新型压疮分期系统，该分期系统已被纳入 2011 年卫生部所颁布的《临床照护实践指南 (2011 版)》，并成为指导临床压疮照护观察与治疗的科学依据 (表 2-7)。

表 2-7　压疮分期及其临床表现

分期	临床表现
Ⅰ期	损伤仅限于表皮，皮肤表面完整，通常在骨隆突的部位出现指压不变白的红肿表现
Ⅱ期	部分真皮层缺损，形成表浅的开放性溃疡，创面呈粉红色；也可表现为完整或破裂的血清性水疱
Ⅲ期	全层皮肤缺损或缺失，损伤深及皮下组织，但肌肉、肌腱和骨骼尚未暴露，可见脂肪、肉芽组织、腐肉和（或）焦痂，可有潜行和窦道
Ⅳ期	皮肤及全层皮下组织缺失伴软骨或骨骼、肌腱或肌肉的暴露，甚至可见腐肉和（或）焦痂，常会有潜行和窦道
不可分期	皮肤全层或组织全层缺损，溃疡创面被腐肉和（或）焦痂覆盖，需彻底清除后才可确定压疮深度和分层
可疑深部组织损伤	按压完整皮肤但呈紫色或褐红色改变的局部区域，皮肤持续不变白，或表皮分离呈现紫色或黑紫色伤口床或充血水疱

2. 压疮评估标准（表 2-8）

表 2-8　压疮评估标准

项目	评估等级	评分标准
感觉	完全丧失	1分
	严重丧失	2分
	轻度丧失	3分
	未受损害	4分
潮湿	持续潮湿	1分
	潮湿	2分
	有时潮湿	3分
	很少潮湿	4分
活动力	限制卧床	1分
	可以坐椅子	2分
	偶尔行走	3分
	经常行走	4分
移动力	无法移动	1分
	严重受限	2分
	轻度受限	3分
	未受限	4分
营养	非常差	1分
	不足	2分
	足够	3分
	非常好	4分
摩擦力和剪切力	有	1分
	有潜在危险	2分
	无明显问题	3分

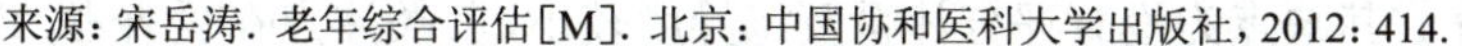

注：评估时间：入院（转入）时：评分 15～18 分为轻度危险、13～14 分为中度危险、≤12 分为高度危险，提示病人有发生压疮的危险，采取预防措施并每三天评估一次，直至危险解除，≤12 分时，24h 内上报。

来源：宋岳涛．老年综合评估［M］．北京：中国协和医科大学出版社，2012：414．

六、虐待老年人事件评估

虐待老年人(elder abuse，elder mistreatment，EA)是指“在任何理应相互信任的关系中，导致老年人受到伤害或痛苦的单次或重复行为，或缺乏适当行动”。虐待老年人通常表现为身体虐待、心理或精神虐待、性虐待、经济剥夺或物质虐待、疏于照护，可能由蓄意或无意的忽视造成。虐待老年人是一个全球性的社会问题，影响着世界各地数以百万计的老年人的健康与人权，值得国际社会的关注。通过对老年人虐待的评估，可以制定有效的预防策略，从而推动社会各界对老年人的保护与关注。

老年人虐待问题

随着国家人口老龄化和高龄化进程的加速，老年人被侵害和虐待现象也与日俱增。据估计全球60岁及以上老年人的数量将从1995年的5.42亿达到2025年的约12亿，有4%～6%的老年人在家中遭到虐待。老年人被虐待不仅可导致老年人严重的身体伤害和长期的心理后果，甚至会增加老年人的发病率和死亡率。尽管公共卫生、社会服务、健康管理、法律等多个学科为研究、预防和处理虐待老年人问题做了诸多努力，但虐待老年人问题的研究进展速度远落后于其影响和范围。

当代中国虐待老年人现象既广泛存在，又不容易被人发现，而且其现实原因涉及国家、社会和家庭的方方面面，因此，老年人虐待的防治工作是一个长远的系统工程。我国在虐待老年人防治服务体系的建设方面，慢于其他欧美和亚洲国家，还没有有效的措施制度来预防和处理虐待老年人以应对日益严峻的形势。

来源：刘莉，王秀华，谷灿，等. 虐待老年人问题的研究进展[J]. 中国全科医学，2017，20(16)：2034-2039.

(一)概述

1. 身体虐待　身体虐待可分为短期行为或长期行为。短期行为是指一次性或重复性的有害于老年人躯体的行为，如踢、打等行为；长期行为包括施加造成痛苦或有害于老年人身体的不适当的限制或禁闭。身体虐待的后果可表现为受到虐待的有形标志如伤疤和明显的心理改变如抑郁等。

2. 心理虐待　精神或心理虐待，或长期口头侵犯，包括故意或不故意贬低老年人、伤害老年人、削弱老年人的个性、尊严和自我价值的言词和交往。受到心理虐待的标准为严重的心理表现，如恐惧、失眠、情绪失控、暴力行为等。

3. 性虐待　是指侵犯长者，包括向其展示自己的性器官、非礼及强迫进行性行为。

4. 经济虐待　是指他人为了控制老年人的资产而采取的经济上的暴力行为，如获取老年人的金钱、占据老年人的资产和养老金等。经济虐待会导致老年人产生心理疾患，如抑郁、害怕和孤独等，甚至引发躯体疾病而导致死亡率的增加。

5. 忽视虐待　是指疏于对老年人的照料，不能满足老年人身体、心理、社会和环境等方面的需求。

(二)评估方法

身体虐待、心理虐待、性虐待是需要专业的临床询问评估，通过专业医生检查身体、心理以及性器官和肛门等，并可依据现有的医疗记录分析结果综合进行评估。经济虐待、忽视虐待通过仔细观察、倾听和询问一些问题，同时还包括经济虐待和忽视虐待迹象的检查。

(三)常用的评估工具

1. 老年人评估量表　1984年最初用在描述急诊室的≥70岁老年人EA受害者的情况。此量表适用于临床环境，由临床医生完成，用于识别处于虐待危险中的个人以便做更进一步的评估，可被用于筛检EA、忽视、剥削及遗弃。分为7个部分，包括体征、症状、虐待、忽视、剥削、遗弃的主诉及总结，共有41个条目，没有进行评分。老年人评估量表的优点是其快速评估能力，12～15min能够完成，能够提高临床医师筛检EA的敏感性。其缺点为没有评分体系及特异度较小，其关注点在受害者，没有

评估照顾者及施虐者的情况。

2. 照顾者虐待老年人评估量表　Reis 等利用中立理论研制了法语版的照顾者虐待老年人评估量表，专门用于评估老年人照顾者是否存在虐待危险倾向，可有效帮助医护人员早期识别并及时给予干预。照顾者虐待老年人评估量表由照顾者填写，可与其他筛查工具一同使用。量表有 8 个条目，2 个评分等级（1= 是，2= 否），0～8 分。≥4 分表明有虐待（包括可能的虐待）的危险，≥1 分表示可能有虐待。

3. 老年人虐待调查量表　该调查表由国内的胡洋参考易受虐待筛查量表的条目设计调查问卷。利用一系列简单的问题来筛检老年人虐待，将虐待分为身体虐待、情感虐待和经济剥削三个类型。结合我国实际情况，参考联合国文件将老年人虐待分为身体虐待、情感虐待、疏于照顾与经济剥削四种类型，设计老年人虐待的调查表，共 14 个条目，每个条目各代表了老年人虐待的不同方面，14 个条目共反映了四种类型的虐待，每个条目的备选答案里按程度分为四个等级，分别为：①从未；②偶尔；③有时候；④经常。老年人虐待的判断标准为条目 1～4 及 7～14 选择“有时候”或“经常”或是条目 5、6 选择“从不”或“偶尔”即可认定存在相关虐待行为。

（王梦玉）

思考与练习

庄某，女，78 岁，退休干部，丧偶，与儿子同住。5 年前开始，记忆力减退伴反应迟钝，并呈进行性加重表现。近 1 个月开始，不爱说话，喜独处发呆，但无肢体活动障碍，偶尔喃喃自语，逻辑混乱，生活部分不能自理，进食量显著减少且偶伴呛咳，体重近 2 个月减轻 4kg，睡眠周期紊乱而昼夜颠倒。家人陪同就医后，查体显示：T 36.8℃，P 74 次 /min，R 16 次 /min，BP 156/110mmHg。两肺呼吸音清晰，未闻及干湿啰音；心律齐，未闻及杂音；腹软，无压痛；四肢肌力 4 级，肌张力正常，双侧病理征阴性，步态缓慢。问诊病人神志清楚，但仅能回答简单问题，记不清具体数字或时间。家属表示，病人本人系家族性高血压遗传史，已患高血压近 10 年。其他，无冠心病、糖尿病等全身性慢性疾病史。应用 MMSE、GDS 及 Lawton-IADL 进行测评，发现病人的认知功能中度障碍、轻度抑郁、日常生活中度依赖。

实验室及影像学检查发现：①血常规：白细胞 $8.3×10^9$/L，血红蛋白 105g/L，血小板 $254×10^9$/L；②生化：白蛋白 30g/L，总胆固醇 3.74mmol/L，低密度胆固醇 2.4mmol/L，甘油三酯 1.24mmol/L，血糖 5.8mmol/L；③头颅 CT 显示病人脑组织萎缩性改变。

请问：

1. 医护人员应采用哪些方法对老年病人进行健康评估？
2. 该病人还应做哪些方面的健康评估？

思路解析

扫一扫，测一测

第三章 老年人常见症状健康照护与促进

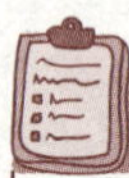

学习目标

1．掌握老年人常见症状（咳嗽咳痰、呼吸困难、心悸、排尿障碍、便秘、疼痛、腹泻和意识障碍）健康照护与促进的措施。
2．熟悉老年人常见症状和健康史采集内容和方法。
3．了解老年人常见症状健康评估。
4．能全面准确地评估老年人的常见症状、实施恰当的照护措施并给予正确的健康促进。

老年人常见症状的健康照护与促进是老年人护理内容之一，由于老年人生理功能的衰退、感官功能的退化、认知功能的改变，接受信息和沟通的能力均有不同程度的下降，对疾病症状不容易识别，要求照护者在健康照护过程中，通过耐心细致的观察、询问及身体评估，获得全面、客观、准确的资料，以此判断老年人的健康状况与功能状态，实施健康照护，提供健康促进方法，从而实现个体化照护。

第一节　概　述

症状是个体患病时对机体功能异常和病理变化的主观感受。症状的表现形式有多种，有的只有主观感觉，如头痛、乏力、恶心等；有些症状既有主观感觉，又可以通过客观检查发现，如呼吸困难、发热、黄疸等；也有些症状主观无异常感觉，是通过客观检查可以发现的，如黏膜出血、腹部包块等；还有些症状由于生命现象发生了质量变化（不足或超过），如肥胖、消瘦、多尿、少尿等，需通过客观评定才能确定。

一、健康史采集内容

1．一般资料　采集老年人的一般资料，包括姓名、性别、年龄、民族、籍贯、职业、文化程度、家庭住址及联系方式、宗教信仰、婚姻状况、个人爱好等，对住院的老年人还应采集入院时间、入院方式、信息来源及疾病诊断等。

2．现病史　评估老年人目前最突出、最明显的健康问题，包括健康问题的发生情况、主要病情、伴随症状、症状出现的持续时间及频率；健康问题的发展演变过程、健康照护与促进措施；了解健康问题对老年人日常生活、自理能力及心理活动的影响。

3. 既往史　收集老年人既往的健康状况，包括既往病史、婚育史、外科手术史、预防接种史、过敏史、传染病史、家族史、用药史等。

4. 目前用药史　评估老年人目前用药情况，包括药物名称、时间、方法、剂量、不良反应及效果等；老年人对健康用药和自我保健能力的评估。

5. 生活活动能力　评估老年人的日常生活能力、生活方式及兴趣爱好。

6. 心理方面　评估老年人的情绪、自我感知、个性倾向、性格特征及心理承受能力。

7. 社会方面　评估老年人主要的社会关系及密切程度。

二、健康史采集方法

1. 问诊　问诊是指照护者通过对老年病人或其亲属的系统询问和交谈，了解老年人的健康资料及疾病发生发展的过程，经过综合分析从而做出临床判断的过程。问诊是获取主观资料的重要途径。有些异常的感受可以在疾病早期出现，常常不能被客观地查出，只能通过问诊的方式从老年人的陈述中获得。

2. 身体评估

(1) 方法

1) 视诊：用于年龄、性别、发育、面容、营养状态、步态、体位等；局部视诊是对老年人身体某一部位的细致观察。通过深入、细致的敏锐观察，将局部和全身表现结合起来，才能发现有重要意义的临床征象。

2) 触诊：检查者通过手与被检查者体表局部接触后的感觉或反应来判断被检查者身体某部位有无异常的检查方法。

3) 叩诊：利用手指叩击或用手指拍击身体某部位的表面，使之震动而产生音响，根据音响和振动的特点来判断所叩部位的脏器有无异常的检查方法。

4) 听诊：检查者以听觉听取发自身体各部分的声音，判断其正常与否的检查方法。

5) 嗅诊：通过嗅觉来判断发自被检查者的异常气味与疾病之间关系的检查方法。

(2) 内容

1) 全身状态：①生命体征评估：生命体征包括体温、脉搏、呼吸、血压，为健康评估必须检查的项目。②营养状态：与食物的摄入、消化、吸收及代谢等因素密切相关。③意识状态：是大脑功能活动的综合表现，即对环境的知觉状态，正常人意识清晰、反应敏捷精确、思维活动正常、语言流畅、表达能力好，凡影响大脑功能活动的疾病都会引起不同程度的意识改变，即意识障碍。④体位与步态：体位与步态的改变对某些疾病的诊断具有一定的意义。⑤面容与表情：是评价个体情绪状态的重要指标，某些疾病发展到一定程度时，面容与表情会出现一些特征性的改变。

2) 肺、心脏、腹部等脏器评估：观察有无发绀、鼻翼扇动及呼吸困难，有无呼吸频率、节律和幅度改变，双肺有无湿啰音或哮鸣音；观察心脏有无扩大，心率、心律、心音、血压、中心静脉压、肺动脉压的改变；观察腹部有无腹痛、腹胀、肿块及肿块的大小、部位、硬度、活动度，有无局部压痛等。

3. 辅助检查

(1) 实验室检查：①常规检查：包括血常规、尿常规的检查。老年人外周血液中红细胞、血红蛋白和血细胞比容随着年龄的增加而略有下降；由于肾排糖阈值升高，老年人会出现血糖升高而尿糖阴性的现象；同时老年人泌尿系统对感染的防御能力降低，尿中出现白细胞增多或菌尿的现象，一般认为，老年人尿沉渣白细胞计数大于 20 个 /HP 才有临床意义。②生化检查：检查老年人电解质、血脂、血糖的情况，随着年龄的增长，老年人的各项指标增加或降低，应注意监测。③脏器功能检查：检查老年人的肝、肾、肺及内分泌等功能。

(2) 心电图检查：老年人的心电图常有轻度非特异性改变，包括 P 波轻度平坦、T 波变平、P-R 间期延长、ST-T 段非特异性改变、电轴左偏倾向或低电压等。

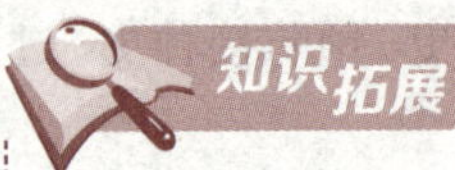

采集老年人健康史的技巧

受老化的影响，老年人常常出现记忆力下降、反应迟缓、表述不清等现象，为我们收集其健康资料造成很大的困难，因此，对老年人健康史的采集应结合观察法和交谈法，主要技巧包括以下几个方面：

1. 建立良好的护患关系　向老年人作自我介绍，说明采集目的，取得老年人的配合；保持尊重、友善和诚恳的交谈态度，询问确实需要了解的健康内容；有足够的耐心，仔细询问、倾听，适时反馈；避免与老年人争辩，预防其沉默不语或趋向自慰等。

2. 创造合适的沟通环境　选择安静、舒适，光线柔和，温度适宜的环境与老年人面对面交谈。

3. 谈话方法　交谈一般按收集资料的内容有目的、有顺序地进行。提问一般选择易于回答的开放性问题，然后耐心倾听。

(1) 展开话题：如“您最近感到哪里不舒服？这样的情况持续多长时间了？”

(2) 引导出老年人的感受：“这件事您怎么看？”“您为什么这样想？”

(3) 打破沉默：当老年人讲述完时，点头回应并答以“嗯嗯”，或重复老年人最后讲的话或其中的几个字，然后等老年人继续下去。

(4) 避免使用说教式、命令式、争辩式、责问式等语气与老年人交谈，使老年人感到反感。

4. 注意倾听　在老年人诉说过程中，尽量多倾听，鼓励老年人表达内心感受，保持耐心，避免答非所问，并给予适当引导。

5. 运用肢体语言沟通　非语言沟通，如通过拍拍老年人的肩膀、点头认同、握住老年人的手传递支持、认同关心等情绪，但应考虑到不同文化的差异。

6. 核实　对老年人讲述的含糊不清、存有疑问的信息应进行核实。

7. 获取家属及照护者支持　对记忆障碍或语言表达障碍的老年人，可向家属或照护者了解详细情况；对语言表达障碍而思维正常的老年人可采用文字或图画等书面形式沟通。

来源：卢桂珍，老年健康照护[M]. 天津：天津大学出版社，2015.

第二节　老年人常见症状健康照护与促进

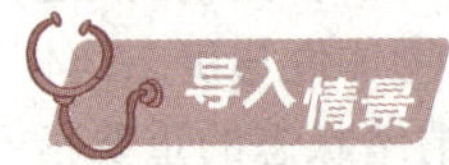

情景描述：

余某，男，73 岁，反复咳嗽、咳痰、喘憋 20 余年，4d 前受凉后咳嗽，咳黄色痰，不易咳出。今晨呼吸困难、烦躁不安入院。查体：T38.6℃，P89 次 /min，R22 次 /min，BP160/90mmHg。心律不齐，肺部闻及干湿啰音。胸部 X 线：双下肺纹理明显增粗、紊乱，透亮度增加，肋间隙增宽。血气分析：$PaCO_2$ 84mmHg，PaO_2 53mmHg。初步诊断：慢性支气管炎、肺气肿。入院后其情绪不稳定，担心病情不能缓解。

请问：

1. 该老年人出现了什么问题？

2. 针对该老年人的症状，应该给予什么样的照护措施？

一、咳嗽咳痰

咳嗽（cough）是呼吸道受到刺激后引发的一种保护性反射动作。咳痰（expectoration）是指气管、支气管或肺泡内的渗出液，借助咳嗽将呼吸道内过多的分泌物排出体外，是借助咳嗽这一动作将呼吸道内病理性分泌物排出的病态现象。老年人身体各项功能呈现衰退的现象，剧烈咳嗽或咳痰无力造成痰液潴留，会为老年人带来一系列的健康问题。因此，鼓励和帮助老年人进行正确的咳嗽排痰十分

重要。

（一）健康评估

1．健康史　评估导致老年人咳嗽咳痰的常见原因，有无体弱多病、反复的呼吸道感染、生活和工作中有无接触尘螨、花粉、真菌、动物毛屑等，有无气候变化等；有无疾病如慢性阻塞性肺疾病（COPD）、慢性支气管炎、支气管哮喘等，以及某些药物副作用。常见的发病因素如下：

（1）呼吸系统疾病

1）感染：各种病原体引起的急性上呼吸道感染、各种原因的肺炎（细菌性、病毒性、支原体、真菌等）、慢性支气管炎、阻塞性肺气肿、支气管扩张、肺结核等疾病均可引起咳嗽咳痰症状。

2）肿瘤因素：支气管肺癌或转移性癌等。

3）变态反应性疾病：支气管哮喘。

（2）胸膜疾病：胸膜炎、自发性或外伤性气胸等。

（3）心血管系统疾病：二尖瓣狭窄或左心衰竭引起的肺淤血与肺水肿，或因右心腔及体循环静脉栓子脱落引起的肺栓塞等。

（4）中枢神经系统疾病：脑炎、脑膜炎等刺激大脑皮层与延髓的咳嗽中枢的病变等。

（5）其他：血液病，如白血病等；风湿性疾病，如类风湿关节炎等；胸膜、横膈、纵隔病变由于压迫支气管或通过反射引起的咳嗽，可有少量黏液或浆液痰。

（6）气候变化：当气温、气压等改变时可诱发咳嗽，因此，在寒冷的季节或秋冬气候变化时较多发病。

（7）精神因素：老年人情绪异常激动、紧张不安等，都会促使咳嗽发作，一般认为是通过大脑皮层和迷走神经反射或过度换气所致，但很少伴有咳痰。

2．身体状况

（1）咳嗽常是老年人就诊的主要主诉症状，咳嗽常见于多种疾病。老年人的咳嗽主要见于慢性支气管炎、支气管扩张、肺癌等。老年人的咳嗽可分为急性咳嗽、亚急性咳嗽、慢性咳嗽。老年人感冒引起的咳嗽多为急性咳嗽，其次为亚急性咳嗽。老年人的咳嗽与季节的变化有明显的相关性，秋冬季节，空气干燥、气温下降、老年人自身抵抗力下降等原因易诱发慢性支气管炎。不健康的饮食习惯，如高盐、辛辣食物等均易诱发咳嗽。咳嗽常伴有咳痰，当咽喉、气管、支气管和肺受到各种因素的刺激时，组织出现充血、水肿、毛细血管壁通透性增高，腺体分泌增加，渗出物与黏液、吸入的尘埃和组织坏死物等混合形成痰液。

（2）咳嗽时无痰或痰量少称为干性咳嗽，其特点为咳嗽时音调高，短促，可成单发、散发或阵发性咳嗽。咳嗽时伴有痰液称为湿性咳嗽，多为连续性。干性咳嗽见于吸入刺激性气体、呼吸道异物、气管或支气管受压迫引起。湿性咳嗽常见于慢性呼吸道疾病，如慢性支气管炎、支气管扩张、肺脓肿等，一般咳嗽于清晨或夜间改变体位时加剧。咳嗽的音色可因喉炎、喉部结核、喉癌和喉返神经麻痹所致声带或喉部病变而嘶哑；也可因极度衰弱或声带麻痹而低微甚至无声。

不同痰液的性质、颜色、量、气味提示不同疾病。痰液的性质可分为黏液性、浆液性、脓性、黏液脓性和血性。无色透明痰液，见于急性支气管炎、支气管哮喘；黄色或黄绿色痰液，提示化脓菌感染；肺炎球菌肺炎和肺梗死的痰因含变性血红蛋白而呈现出铁锈色或褐色；红色、粉红色痰含有血液，见于支气管肺癌、肺结核和肺淤血。痰量少者仅有数毫升，见于呼吸道炎症；痰量多者可达数百毫升。痰液静置后出现分层现象：上层为泡沫，中层为浆液或混浊的黏液，底层为沉淀的坏死组织，见于支气管扩张或肺脓肿。痰液伴有恶臭提示呼吸道有厌氧菌感染，见于支气管扩张或肺脓肿。

长期剧烈、频繁咳嗽可导致呼吸肌疲劳、酸痛，使老年病人不敢用力咳嗽咳痰，并可导致头痛、失眠、食欲减退、机体能量消耗增加进而出现机体消瘦。剧烈的咳嗽可因脏层胸膜破裂发生自发性气胸；或因为呼吸道黏膜上皮受损产生咯血；也可使胸腹部手术伤口裂开，骨质疏松者甚至因剧烈咳嗽导致肋骨骨折。不能将痰液咳出的老年人会因为痰液的潴留加重肺部的感染，并使通气和换气的功能受损。

3．评估要点

（1）有无与咳嗽、咳痰相关的疾病病史或诱发因素。

(2) 咳嗽的性质及持续时间、咳嗽与体位及睡眠的关系等。

(3) 评估痰液的性质、颜色、气味、黏稠度等。

(4) 老年人能否有效咳嗽、咳痰。

(5) 咳嗽、咳痰对其正常生活的影响等。

(6) 老年人咳嗽、咳痰症状的治疗与照护经过，是否服用止咳祛痰的药物，药物的种类，服用的剂量和疗效，相关不良反应等。

(二) 健康照护

1. 环境　提供整洁、宽敞、舒适的环境，维持适宜的室内温度(20～22℃)与相对湿度(50%～60%)，减少环境中的不良刺激。

2. 休息与体位　保持舒适体位，咳嗽剧烈时应取半卧位，咳痰多的老年人应取侧身半卧位，使痰易于咳出。避免引起咳嗽的原因，天气变化时注意保暖。

3. 饮食　对于慢性咳嗽的老年人，应给予高蛋白、高维生素、足够热量的饮食，避免进食油腻、辛辣刺激的食物，嘱老年人多饮水，如无心、肺、肾功能受限，每日饮水一般在 1500ml 以上，保持呼吸道黏膜的湿润，利于痰液稀释和排出。

4. 有效排痰　及时清除呼吸道的痰液，防止呼吸道堵塞而突发窒息。

(1) 深呼吸和有效咳嗽：指导老年人掌握有效咳嗽的正确方法，让老年人尽可能采取坐位，双脚着地，身体稍前倾，双手环抱一个枕头，进行数次深而缓慢的腹式呼吸，然后缩唇(噘嘴)，缓慢呼气，在深吸一口气后屏气 3～5s，身体前倾，从胸腔进行 2～3 次短促有力咳嗽(爆破性咳嗽)，张口咳出痰液，咳嗽时尽量收缩腹肌，或用自己的手按压上腹部，有助于有效咳嗽。

咳嗽、咳痰的技巧

指导老年人做深呼吸运动，鼓励其用鼻吸气用口呼气，呼气时口唇缩拢似吹口哨状持续慢慢呼气。吸与呼时间之比为 1∶2 或 1∶3。通过观察，进行周期性深呼吸，可防止呼吸道闭塞和吸入分泌物致气管远端阻塞。

1. 腹式呼吸　吸气时腹部隆起，呼气时充分将气排空，要尽量放松全身的肌肉，平静呼吸，然后再伸屈双手，尽量放松深深地用鼻吸气，直到不能再吸入空气为止。再将吸入的空气运至丹田，闭气调息数秒后，才由丹田处运作，经肺、气管、喉头呼出来。

2. 哈欠动作　打哈欠是最简单的吸气运动，若每 5～10min 哈欠 1 次，持续深吸气约 5s，也能起到深呼吸作用。

3. 双侧下胸扩张　双手分别置于腋下第 6 肋位置，以感觉吸气时胸部活动幅度。深吸气后，约屏气 2s，然后噘嘴缓慢呼气。

4. 吹气动作　咳嗽无力者多用吹气动作，即让其做 1 次深腹式呼吸，迅速小口的向外吹气后，让老年人再深吸 1 口气，又猛呼出 1 口气后，再让其更深的吸 1 口气，然后再强吹 1 口气，这时老年人已准备好咳嗽。

来源：杨承凤. 病人咳嗽咳痰技巧的指导与训练[J]. 实用临床医药杂志，2009，5(24)：101-102.

(2) 湿化和雾化：湿化气道、稀释痰液，适于痰液黏稠和排痰困难者。

视频：肢体功能锻炼

(3) 叩背排痰：照护者手指指腹并拢，使掌侧呈杯状，以手腕力量，从肺底自下而上、由外向内，5～15min 为宜，应安排在餐后 2h 至餐前 30min 完成。操作中观察老年人的反应，操作后指导其漱口。

(4) 体位引流(应由专业医护人员进行)

1) 引流前准备：向老年人说明体位引流的目的及操作过程，以消除顾虑，取得其合作。痰液黏稠不易咳出者，可先用生理盐水超声雾化吸入、应用祛痰药(氯化氨、溴己新等)稀释痰液，或应用支气管舒张剂，提高引流效果。

2) 引流原则：原则上抬高患肺位置，使引流支气管开口向下，同时辅以叩背，借助重力的作用使痰液排出。

3）引流时间：引流宜在饭前1h，饭后1～3h进行，以免导致呕吐。每次引流15～20min，每日1～3次。一般安排在早晨起床时、晚餐前及睡前。

4）引流中观察：引流过程中应有护士或家人协助，以便及时发现异常。引流中注意观察老年人反应，若出现咯血、头晕、发绀、呼吸困难、出汗、脉搏细速、疲劳等情况应立即停止引流并通知医生。注意观察体位引流出痰液的颜色、量、性质以及静置后是否分为三层。

5）辅助引流措施：引流过程中鼓励老年人做深呼吸和有效咳嗽，并辅以叩背，以利于痰液排出。

6）引流后照护：嘱老年人休息，为消除痰液咳出时引起口臭，应用漱口水彻底漱口，以保持口腔清洁，增进食欲，减少呼吸道感染机会。记录排出的痰量和性质，必要时将痰液送检。痰液用漂白粉等消毒剂消毒后再弃去。

7）机械吸引：住院的老年人无力咳出黏稠痰液、神志不清或排痰困难者，给予机械吸引。每次吸痰时间<15s，需要两次抽吸时，间隔时间应>3min。注意在吸痰操作的前、中、后适当的提高吸氧浓度，最好给予纯氧吸入3～5min。吸痰时应严格遵守无菌操作原则。

5．用药照护　观察止咳、祛痰药物的反应和副作用。对痰多、年老体弱、肺功能不全者要慎用强镇咳药；服用镇咳糖浆制剂后30min内不喝水。胃溃疡老年人慎用祛痰药。

6．防止病菌传播　嘱老年人咳嗽时轻捂嘴，将痰咳在痰杯里或纸上弃去。

（三）健康促进方法及措施

1．加强锻炼，鼓励老年人多进行户外活动，提高机体的抗病能力。平时多做深呼吸运动，锻炼肺部功能。

2．注意及时增减衣服，季节交替或出现气候变化时，防止过冷或过热刺激呼吸道引起咳嗽。

3．减少感染机会，老年人应避免去拥挤的公共场所，尽量减少与慢性咳嗽的老年人或已经确诊的病人接触。

4．保持空气流通，居家生活时应经常开窗通风，保持室内空气清新。

5．平时可适当食用中医推荐的对减缓咳嗽有效的食物。

6．及时治疗相关疾病，老年人长期咳嗽时应尽快到医院检查，明确病因。

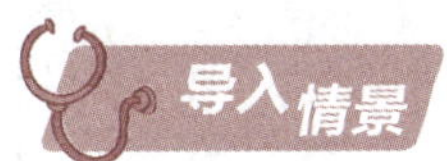

情景描述：

江某，男性，78岁，因"胸闷气短4d，加重伴呼吸困难1d"入院。该老年病人在4d前因受凉后出现胸闷气短，纳差，自服"感冒药"无好转，出现胸闷气短加重，伴有呼吸困难不能平卧。无胸痛，无发热，无咳嗽咳痰。由120送入医院急诊科，胸片：两肺多发性浸润性病变，不排除合并部分水肿的可能，两侧胸腔积液。

请问：

1．该老年人出现了什么问题？

2．针对该老年人的症状，应该给予什么样的照护措施？

二、呼吸困难

呼吸困难（dyspnea）指老年病人主观上感觉空气不足，呼吸费力，客观上表现为用力做呼吸运动，呼吸肌和辅助呼吸肌均参与呼吸运动中，通气增加，呼吸频率、深度和节律都发生改变。呼吸困难是呼吸功能不全的重要症状。

（一）健康评估

1．健康史　评估导致老年人呼吸困难的常见原因，呼吸困难是临床上危害老年人心身健康的主要症状之一，同时是多种疾病的伴随症状。由于老年人各器官系统的功能都在逐步退化，大多数老年人都患有慢性疾病，治疗的周期相对较长，且容易出现久治不愈的状况。当老年人出现呼吸困难时，应及时评估老年病人呼吸困难的表现与所患疾病的特点，找到发病诱因，及时配合医生治疗处理。呼吸困难常见的发病原因如下：

（1）呼吸系统疾病：是引起呼吸困难的主要病因。

1）上呼吸道疾病：咽后壁脓肿、扁桃体肿大、喉头异物、喉部水肿或喉癌等。

2）支气管疾病：支气管炎、支气管哮喘、支气管扩张、支气管异物和肿瘤等所致的狭窄与梗阻。

3）肺部疾病：导致呼吸困难的肺部疾病种类非常多，如慢性阻塞性肺疾病、肺炎、肺结核、肺不张、肺水肿、肺脓肿、肺梗死、肺癌、肺结节病、肺纤维化、急性呼吸窘迫综合征等。

4）胸膜疾病：自发性气胸、大量胸腔积液、严重胸膜粘连增厚、胸膜间质瘤等。

5）胸壁疾病：胸廓畸形、胸壁炎症、结核、外伤、肋骨骨折、类风湿性脊柱炎、胸壁呼吸肌麻痹、硬皮病、重症肌无力、过度肥胖症等。

6）纵隔疾病：纵隔炎症及气肿、疝、主动脉瘤、淋巴瘤、畸胎瘤、胸内甲状腺瘤、胸腺瘤等。

（2）循环系统疾病：各种原因所致的心力衰竭、心包积液、原发性肺动脉高压和肺栓塞等。

（3）中毒：尿毒症、糖尿病酮症酸中毒、感染性中毒，吗啡、巴比妥类药物或有机磷杀虫剂中毒等。

（4）血液系统疾病：重度贫血、高铁血红蛋白血症等。

（5）神经精神性因素：颅脑外伤、脑血管病变、脑肿瘤、脑膜炎症，精神因素导致癔病引起呼吸困难。

2．呼吸困难的发生发展及身体状况　根据呼吸困难的主要发病机制，可将其分为下列六种类型。

（1）肺源性呼吸困难：由于呼吸系统疾病引起的通气或换气功能障碍，导致机体缺氧和（或）二氧化碳潴留而引起。可分为以下3种类型。

1）吸气性呼吸困难：见于各种原因引起的喉部、气管、支气管狭窄与阻塞，常见疾病如喉炎、喉头水肿、喉癌、气管肿瘤或气管内异物等。其特点表现为吸气费力，吸气时间明显延长，严重者因呼吸肌极度用力，可表现为吸气时胸骨上窝、锁骨上窝和肋间隙出现明显的向内凹陷，称为“三凹征”，吸气时可伴有干咳或蝉鸣音。

吸入性呼吸困难分度

Ⅰ度：安静时无呼吸困难，活动时出现；

Ⅱ度：安静时有轻度呼吸困难，活动时加重，但不影响睡眠和进食，无明显缺氧；

Ⅲ度：明显吸入性呼吸困难，喉鸣音重，三凹征（肋骨间、胸骨、锁骨上的软组织内陷，像抽走空气的皮球一样）明显，缺氧和烦躁不安，不能入睡；

Ⅳ度：呼吸极度困难，严重缺氧和二氧化碳增多，嘴唇苍白或发绀、血压下降、大小便失禁、脉细弱，进而昏迷、心力衰竭，直至死亡。

来源：Fieiding CM，Holt EG.Abdominal distension and constipation in an adult[J]. Clin Gastroenterol Hepatol，2015，13（11）：163-169.

2）呼气性呼吸困难：由于肺组织弹性减弱或细小支气管痉挛、狭窄所致。见于慢性喘息型支气管炎、支气管哮喘、肺气肿等疾病。其特点表现为呼气费力、呼气时间明显延长或缓慢，呼吸时常伴有哮鸣音。

3）混合性呼吸困难：由于肺部组织广泛病变或胸腔病变压迫肺组织，使有效呼吸面积减少，影响换气功能而引起。见于大面积肺炎、弥漫性肺组织纤维化、大量胸腔积液和气胸等。其特点表现为呼吸浅快，吸气与呼气均感到费力，常伴呼吸音减弱或消失，呼吸时病理性呼吸音。

（2）心源性呼吸困难：常见于心功能不全的老年病人，主要是左心和（或）右心衰竭引起。其特点为呼吸困难于活动时出现或加重，休息后能够减轻和缓解，称为劳力性呼吸困难；还可出现仰卧加重，坐位减轻，病情严重的常被迫采取半坐位或端坐位进行呼吸。急性左心衰竭时，常出现夜间阵发性呼吸困难，老年病人多于熟睡中突然感觉胸闷气短，憋气，然后被迫做起，醒后惊恐焦虑，常伴有咳嗽，轻者数分钟至数十分钟后症状逐渐减轻或缓解；严重者出现高度气喘、面色青紫、大汗淋漓并伴

有哮鸣音，咳粉红色泡沫样痰，听诊时两侧肺底有较多湿啰音，心率增快，出现奔马律。又称为“心源性哮喘”。其次是体循环淤血、肝大和胸腔积液、腹水使呼吸运动受限，右心房和上腔静脉压力增高和酸性代谢产物增多，兴奋呼吸中枢所导致。老年病人常取半坐位以缓解呼吸困难。

（3）中毒性呼吸困难：由于老年病人代谢较慢，尿毒症或糖尿病酮症酸中毒时，易引起酸性代谢产物的聚集，刺激呼吸中枢引起呼吸困难。老年病人常表现为深大而有规律的呼吸，可伴有鼾声呼吸，称为深大呼吸或库斯莫尔呼吸。

（4）血源性呼吸困难：老年人出现贫血或高铁血红蛋白症时，红细胞的携氧量减少，血氧含量下降导致呼吸急促、心率加快。急性大出血或休克时，因为缺血和血压的急剧下降，呼吸中枢受到刺激也会引起呼吸增快。

（5）神经精神性与肌病性呼吸困难：老年人易发生脑血管意外、脑肿瘤等疾病，致使颅内压增高，脑局部血流减少直接累及呼吸中枢，出现呼吸变慢变深，常伴有鼾声呼吸，有时出现吸气突然中止或抽泣样呼吸，导致呼吸困难。

3. 评估要点

（1）呼吸困难发生的诱因：包括有无引起呼吸困难的基础病因和直接诱因，如心、肺疾病、肾脏疾病、代谢性疾病病史和有无药物、毒物摄入史及头痛、意识障碍、颅脑外伤史。

（2）呼吸困难发生的缓急：询问起病突然发生、缓慢发生、还是渐进发生或有明显的时间性。

（3）呼吸困难对功能性健康型态的影响：有无日常生活活动能力减退等活动与运动型态的改变；有无语言困难、意识障碍等认知与感知型态的改变等。

（4）伴随症状：有无发热、咳嗽、咳痰、咯血、胸痛等症状，诊断、治疗与照护经过，重点为有无使用氧疗、氧疗浓度、氧流量和疗效等。

呼吸困难分级评分（英国医学研究委员会）

0级　除了剧烈运动外，平时不会受到呼吸困难困扰。

1级　在平地上匆忙行走或爬小山丘时会受到气短的困扰。

2级　与同龄的普通人相比，由于呼吸困难原因，在平地上走得更慢；或在平地上以平常步速行走时，不得不停下来呼吸。

3级　在平地上行走100m或数分钟后，停下来呼吸。

4级　呼吸困难以致不能到户外去，或在穿衣服或脱衣服时感到呼吸困难。

来源：Fieiding CM，Holt EG.Abdominal distension and constipation in an adult[J]. Clin Gastroenterol Hepatol，2015，13（11）：163-169.

（二）健康照护

1. 一般照护　为老年病人提供相对安静、整洁、明亮舒适的环境，室内空气保持新鲜流通、温湿度适宜，调整室内温度在18～22℃，相对湿度在50%～60%之间。饮食宜选择进食高纤维素、易消化饮食，防止老年病人出现便秘和腹胀。宜少量多餐，减少用餐时的疲劳，进食前后应漱口，保持口腔的清洁，促进老年人的食欲。

2. 病情观察　密切观察老年病人呼吸困难及发绀的程度，缺氧和二氧化碳潴留时，可能会引起老年人失眠、精神错乱、躁狂或表情淡漠、神志恍惚、嗜睡、昏迷等意识障碍的表现，此时应尽快协助老年人就医。

3. 给氧　选择正确的给氧方法是缓解老年病人呼吸困难的有效措施。低氧血症伴有二氧化碳潴留的老年病人，应采用长时间持续性低流量吸氧，一般氧流量为1～2L/min，氧浓度为25%～29%。心源性呼吸困难时，吸氧浓度为中高流量，5～6L/min，持续吸氧1～2d。

4. 保持呼吸道通畅　及时清除呼吸道内的分泌物，指导老年人每隔2～4h进行有效咳嗽，排出气道内痰液。当痰液黏稠时，采用生理盐水、沐舒坦、α-糜蛋白酶等进行雾化吸入促进痰液稀释，以便排出体外。老年病人排痰困难且条件允许时，使用人工负压吸引吸出痰液，要注意动作轻柔，每次

吸痰时间不应超过 15s 以保护呼吸道黏膜；随时观察痰液的颜色、性状和量。病情允许的情况下，嘱老年病人多饮水，学做增强呼吸功能的锻炼，主要包括腹式呼吸训练和缩唇呼吸训练。照护者和家属及时予以胸部叩击帮助排痰。

5. 用药照护　遵医嘱为老年人选择合适的缓解呼吸困难的药物，用药后注意观察药物的作用及不良反应，出现问题，及时就医。

6. 心理照护　呼吸困难的老年人往往表现出焦虑、多疑、恐惧等心理问题。照护者应对老年人进行心理照护，消除悲观、绝望的不良心理；及时、有效地与老年人和家属沟通，消除其和家属的紧张情绪，指导其配合照护和治疗。耐心听取老年人的倾诉，为其解释病情，使其了解疾病相关的知识，了解坚持治疗可以维持正常的生活。

（三）健康促进方法及措施

1. 保持空气流通，嘱老年人定时开窗通风，通风时注意保暖；减少去公共场所，注意休息，避免劳累。

2. 防止上呼吸道感染，加强耐寒锻炼，增强抵抗力。积极配合医生治疗原发病，缓解呼吸困难的症状。

3. 老年病人呼吸困难发作时，应采取半坐位或端坐位，可在床上放一小桌，以便老年病人伏桌休息。缓解期应每天有计划地进行运动锻炼，以不感到疲劳为宜，避免过劳而引起呼吸困难。缓解期应加强呼吸运动训练。

4. 保持呼吸道通畅，合理进行居家氧疗。

5. 戒烟，保持良好的生活习惯。告知老年人家属病情变化的征象，当老年人有剧烈咳嗽，痰液增多和变黄，排痰困难，气急加重时，应尽早就医。

三、老年疼痛

疼痛（pain）是由于现存的或潜在问题引起的一种不舒适体验，包括生理、心理等各方面的不适感。1995 年，全美保健机构评审联合委员会（the Joint Committee American Health Organization，JCAHO）正式将疼痛确定为继体温、脉搏、呼吸、血压之后的第五生命体征，并要求对所有病人进行疼痛的评估。疼痛通常是机体受到损害时发出的警告，应该给予重视，尤其是老年疼痛，随着年龄的增长，老年人往往认为疼痛是一种正常现象。据统计，老年慢性疼痛发生率为 25%～50%，约有 2/3 的 65 岁以上的老年人有慢性疼痛。

（一）健康评估

1. 健康史　了解老年人现存的及潜在的疼痛问题及疼痛治疗的效果。评估的内容包括：评估疼痛的部位、性质、持续的时间及强度、有无伴随症状、是否存在影响疼痛程度变化的因素等；评估心理社会方面，如有无良好的支持系统、有无情感上的不良反应等；评估是否存在引起疼痛的疾病，包括现存的疾病及潜在的疾病，以及治疗史、用药史等；评估疼痛的治疗效果等。常见的影响疼痛的因素如下：

(1) 心理社会因素：不良的心理反应，如紧张、焦虑、愤怒等在一定程度上加重疼痛。除此之外，老年人的心境、意志力、对疼痛的关注程度等均对疼痛产生重要的作用。

(2) 疾病因素：引起老年人疼痛的疾病种类很多，涉及到各个系统的疾病。常见的疾病如运动系统、骨质疏松、腰椎间盘突出、骨折、关节脱位等；心血管系统如心绞痛、心肌梗死等；癌性疼痛等。

(3) 物理性因素：包括温度刺激（温度过高、温度过低）、物理性损伤（刺伤、扭伤、挫伤、碰撞伤、挤压伤、牵拉伤等）等。

(4) 化学性因素：常见的引起化学性损伤的物质有强酸、强碱等。

2. 老年人疼痛的特点及危害　老年人疼痛以慢性、持续性疼痛为主。老年人痛阈高，疼痛反应不敏感，导致疼痛迁延及治疗延误。运动系统的疼痛较多，如骨质疏松、骨折、椎间盘突出所致的疼痛等，导致关节功能障碍，影响老年人的日常生活及行为活动。长期疼痛，影响老年人的心身健康，产生紧张、焦虑、抑郁等不良情绪反应。由于疼痛的影响，老年人厌于参加活动，喜欢独处，影响正常的社交活动。除此之外，疼痛还会增加老年人发生意外的风险，如跌倒等。

3. 身体状况　主要包括生理、心理以及行为方面。

(1) 生理方面

1) 生命体征的改变：血压增高，心率加快，体温升高，呼吸频率加快。

2) 神经内分泌系统的改变：中枢神经系统兴奋性增加，儿茶酚胺等分泌增加。

(2) 心理方面：老年人常见的疼痛类型为慢性疼痛，老年疼痛病人的心理差异较大，不同类型的疼痛、不同程度的疼痛、对疼痛的认识理解度以及疼痛的阈值等都会引起不同的心理反应，可以归纳为抑郁、焦虑、愤怒、恐惧等情绪。

(3) 行为方面：机体受到疼痛的刺激时，通常会产生一系列的防御反应。常见的表现方式有两种：一种是语言上的反应，一种是躯体上的反应。语言上的反应主要是主诉，躯体上的反应主要表现为皱眉、面部表情扭曲、躯体姿势扭曲、防御性躲避等。

4. 评估方法　评估老年疼痛可以运用交谈法、观察法等。疼痛属于主观资料，对于疼痛的评估通常需要借助一些辅助工具，以便获得疼痛的客观资料，有利于正确的治疗与照护。常见的评估疼痛的辅助工具有视觉模拟疼痛量表、面部表情量表、口述描绘评分法、疼痛日记评分法及情绪评分法。

5. 特殊老年疼痛(存在认知障碍)的评估　我国认知症在老年人中的患病率为3%～5%。虽然疼痛在认知症病人中常见，但疼痛仍未被医护人员正确认识，以至于病人未能得到有效的治疗。对认知症病人的疼痛评估要充分考虑老年人的生理因素的影响，询问家属及陪伴者，观察病人的躯体反应等。除此之外，还应借助特定的评估方法如Abbey疼痛量表(Abbey Pain Scale)、痴呆病人不适评估量表(Assessment of Discomfort in Dementia，ADD)、非语言疼痛指标表(Checklist of Nonverbal Pain Indicators，CNPI)、阿尔茨海默病痴呆病人不适评估量表(Discomfort in Dementia of Alzheimer Type，DS-DAT)、Doloplus2老年疼痛评估量表、交流障碍病人疼痛评估工具(Non-communication Patient's Pain Assessment Instrument，NOPPAIN)、交流受限老年人疼痛评估表(Pain Assessment Checklist for Seniors with Limited Ability to Communicate，PACS-LAC)、老年痴呆病人疼痛评估表(Pain Assessment for the Dementing Elder，PADE)、晚期老年痴呆症疼痛评估量表(Pain Assessment in Advanced Dementia，PAINAD)等非语言疼痛评估量表。

(二) 健康照护

健康照护的目的在于最大限度的缓解甚至消除老年人的疼痛，以提高老年人的生活质量。主要从以下几个方面进行：

1. 心理照护　充分认识老年疼痛病人的心理反应，根据不同的心理反应给予有针对性的个体化心理照护。对于存在紧张、焦虑、愤怒等情绪反应的老年人，应及时了解诱发因素，给予相应的心理疏导，提供必要的心理支持，以稳定其情绪，提高其对疼痛的承受能力。

疼痛常用的心理治疗方法

1. 安慰剂治疗　是通过病人的信念起作用，如肌内注射生理盐水。
2. 暗示疗法　可以通过语音、表情、姿势以及其他符号。
3. 催眠治疗　是最古老的镇痛方法。
4. 松弛疗法与生物反馈疗法。
5. 认知疗法　意念分散，转化疼痛概念，转移注意力。
6. 行为疗法　目的是减少正加强作用，并增加负加强作用。
7. 认知-行为疗法　其核心是建立自我控制和自我调节。
8. 群组心理治疗。

来源：李小寒. 基础护理学. 5版. 北京：人民卫生出版社，2012.

2. 生活照护　根据疼痛的影响程度，提供必要的生活支持，满足老年疼痛病人的基本生活需求；由于疼痛使老年人食欲减退，应采取减缓疼痛的措施，鼓励进食。选择清淡易消化食物为主，保证老

年人的营养供应充足；由于疼痛导致老年人肢体无力，活动受限且存在安全隐患，应做好老年人的安全宣教并给予实施安全防范措施。

3. 疾病照护　积极治疗引起疼痛的原发疾病，应遵医嘱给予正确的治疗与照护措施。如尽量减少或去除引起疾病的诱发因素，对症治疗，合理用药等。及时评价疾病治疗的疗效，为医生和照护者制定下一步治疗、照护计划提供参考依据。

4. 用药照护　老年人对药物的反应特点为起效慢、药效增强、消除慢，因此，应酌情、谨慎用药，加强药物疗效的监测。对于老年疼痛病人可以根据疼痛的具体情况按照三阶梯给药原则选择有效的镇痛药，以缓解或消除疼痛，提高老年疼痛病人的生活质量。镇痛药的常见给药途径有经口（首选，最安全）、直肠、皮肤、静脉、舌下含服、肌内注射给药等。注意镇痛药的不良反应，并采取有效的措施预防不良反应的发生，一旦发生不良反应，应立即给予准确的处理，将危害降至最低，同时做好老年病人及家属的工作，取得配合。

三阶梯镇痛疗法

1. 基本原则　包括口服给药、按时给药、按阶梯给药、个体化给药、密切观察药物不良反应及宣教。

2. 内容

（1）第一阶梯：选用非阿片类镇痛药物，主要适用于轻度疼痛者。

（2）第二阶梯：选用弱阿片类镇痛药物，主要适用于中度疼痛者。

（3）第三阶梯：选用强阿片类镇痛药物，主要适用于重度和剧烈癌痛的病人。

来源：李小寒. 基础护理学. 5版. 北京：人民卫生出版社，2012.

5. 应用病人自控镇痛（patient control analgesia，PCA）泵　应用PCA泵首先要详细准确的评估老年疼痛病人的情况，包括基本情况，既往史、现病史、药物过敏史等。掌握PCA泵的参数设置方法，向老年疼痛病人做好解释并取得同意及配合。客观、翔实、准确地做好记录工作，包括老年疼痛病人的生命体征的变化情况，应用PCA泵时老年人的反应情况等。

6. 中药　云芝、五味子中提取的多糖成分具有很好的镇痛作用，三七、白芍等中药中提取的皂苷具有明显镇痛作用。中药延胡索为罂粟科植物，延胡索的块根，具有活血止痛、消肿生肌的功效。没药具有抗炎、止痛、抑制癌细胞增殖、保肝、抗氧化、抗溃疡等作用。川乌、附子、草乌均属于乌头类中药，临床上用于治疗各种疼痛。人参是五加科人参属植物人参的干燥根。主要活性成分为人参皂苷Rb_1，具有镇痛、抗氧化、抗肿瘤、神经保护等作用，能够减少P物质和辣椒素所引起的疼痛。

服用中药注意事项：服用中药时应忌烟酒，忌食辛、辣、油腻的食物。若与西药联用，应与西药错开时间服用。汤剂一般一天1剂，分两次服用，早晚各一次，给药的时间一般在餐前2h或餐后2h。一般中药多采用温服，若汤剂放凉后，一定要再次煮沸，使汤剂中沉淀的有效成分完全溶解，再放温后服用。服用药物后最好休息一定的时间再活动，同时注意观察药物疗效，尤其应注意有无不良反应的发生。煎好的中药汤剂应放在2～8℃的冰箱中保存，免煎中药应放置在避光、阴凉干燥处保存。煎煮的容器最好选择陶器制品如砂锅，瓦罐，忌用铁铜铝等金属制品，因金属容易与药物的成分发生化学反应，降低药效或增加毒性。

7. 其他　提供安静舒适的环境，室内的温度及湿度适宜，光线适宜，减少噪音的刺激等。采取促进老年疼痛病人舒适的方法如按摩疼痛部位、采取舒适的体位等。给予有关老年疼痛的健康教育等。

（三）健康促进方法及措施

1. 介绍有关老年疼痛的相关知识　告知老年疼痛病人疼痛对机体的危害，老年人传统的思想观念认为疼痛是一种正常现象，是由于年老机体各系统功能衰退的一种正常表现，往往不去就医自行服用镇痛药。因此，应改变老年人对于疼痛的传统认识。

2. 转移疼痛注意力的指导　教会老年疼痛病人转移注意力的方法，如聆听旋律舒缓优美的音乐，根据个人的兴趣爱好参加活动，做深呼吸运动等。

3. 镇痛药物的指导 告知老年疼痛病人要严格遵照医嘱服用镇痛药物，切忌随意增加、减少或暂停镇痛药物。非甾体抗炎药的主要副作用为胃肠道反应如出血、溃疡及穿孔等。阿片类镇痛药易引起便秘、恶心、呕吐、尿潴留等，严重者会导致呼吸抑制，因此，应严密监测用药后反应。长时间服用阿片类镇痛药会产生药物依赖性。

4. 鼓励老年疼痛病人及时就医，正规就医，以提高生活质量。

5. 抚触按摩 抚触按摩是松弛和减轻疼痛的有效的方法，以单手或双手的手掌表面在身体疼痛部位沿同一方向缓慢的移动，力量适中，以感到舒适为主。

四、心悸

心悸（palpitation）是自觉心脏跳动的不适感或心慌感。心悸可以是生理性的，也可以是病理性的。

（一）健康评估

1. 健康史 评估老年人既往健康状况、心悸对老年人日常生活、睡眠的影响，其发生原因主要有以下三方面：

（1）心脏搏动增强：心肌收缩力增强可引起心悸。心悸分为生理性和病理性，生理性心悸的老年人可见于剧烈活动或精神过度紧张时；大量吸烟、饮酒、饮浓茶或咖啡后；或服用某些药物，如肾上腺素类、阿托品、氨茶碱、甲状腺素等。病理性心悸的老年人常见于各种类型的心脏病，如心肌病、心包炎、风湿性二尖瓣关闭不全、高血压等，以及其他引起心排血量增加的疾病，如甲状腺功能亢进症、发热及贫血等。

（2）心律失常：各种原因引起的心动过速、心动过缓以及心律不齐均可引起心悸。

（3）心脏神经官能症：由自主神经功能紊乱所引起，心脏本身无器质性病变。神经衰弱、焦虑、精神紧张、情绪激动、更年期综合征、惊恐或过度兴奋均可引起心悸。

2. 身体状况 一般认为心脏活动过度是心悸发生的基础，常与心动过速、期前收缩等所致的心率、心律及心排血量改变有关，并受出现及存在时间的长短、精神因素和注意力的影响。当老年人受到焦虑、紧张及注意力集中等因素刺激时，更容易出现心悸。主要表现为：

（1）生理性心悸：持续时间短，可伴有胸闷、头晕、头痛、失眠、耳鸣、疲乏、注意力不集中、记忆力减退等神经衰弱的表现，一般不影响活动。

（2）病理性心悸：持续时间长或反复发作，常出现胸闷、气急、心前区疼痛、晕厥、血压下降、意识障碍等症状。

3. 评估要点

（1）心悸发作状况：询问老年人发生心悸持续的时间、发作频率，发作时主观感受及伴随症状等。

（2）发生诱因：询问老年人心悸发生前有无饮用刺激性饮料，如浓茶、咖啡、烟酒等，有无精神刺激情况，有无心脏病史、内分泌疾病、贫血等病史。

（3）心悸对老年病人的影响：当心悸发生时观察老年人有无伴随症状，如呼吸困难、心前区疼痛、发热、晕厥及抽搐等。

（4）询问老年人心悸治疗经过及用药史，采用电复律、人工起搏器治疗及采取的照护措施。

（二）健康照护

1. 一般照护 轻者可从事适当体力活动，以不觉劳累、不加重症状为度，避免剧烈活动；重者卧床休息，同时密切观察老年人心律、心率、血压、呼吸、神色等变化，做好记录；如出现面色苍白、四肢厥冷、大汗淋漓、口唇青紫、呼吸频率、节律发生改变时，或心前区出现剧烈疼痛时，及时到医院就诊。

2. 用药照护 严格遵医嘱服用抗心律失常药，如服用洋地黄制剂时，服药前应监测心率，心率低于60次/min，或出现恶心、呕吐、头痛、黄视、绿视等症状时，应立即停药并报告医生处理。

3. 合理膳食 指导老年人养成良好的饮食习惯，每日保证蔬菜、水果、谷类、鱼、禽、肉、蛋类的摄入，每日饮水量至少1200ml；减少钠盐摄入，每天食盐摄入量在5g以内；增加钾盐摄入，每日钾盐不少于4.7g。

4. 防止便秘　老年人胃肠蠕动差，容易发生便秘，排便用力时腹内压增加，心脏负荷增加，易出现心悸症状。照护过程中要注意观察，积极采取措施避免便秘。饮食上可增加粗纤维食物，适当增加饮水量，指导老年人食用蜂蜜、香蕉或服用通便药促进肠蠕动，养成定时排便的良好习惯，避免发生意外。

5. 定期检查心电图或动态心电图　随身携带急救药品，将急救药品放置在固定位置方便之处，以便急性发作时及时取用。

6. 心理照护　老年人心悸发作时伴有恐惧感，症状较重的老年人担心失去家庭及社会的支持、演变其他疾病出现心理障碍，照护者应及时了解老年人的心理状况、对其进行心理评估，疏导老年人的不良情绪，鼓励老年人进行适当的运动和自我放松训练。同时解释心悸的转归和预后，帮助老年人建立积极康复治疗的信心。

（三）健康促进方法及措施

1. 养成规律的作息时间，保证充足的睡眠。

2. 养成良好的排便习惯，勿屏气用力。

3. 规律饮食，宜进低盐、低脂、清淡易消化吸收的食物，如新鲜蔬菜水果，豆制品、菌类等。忌烟酒，少饮浓茶、咖啡。

4. 避免情绪紧张、激动，指导老年人掌握自我排解不良情绪的方法，保持心情舒畅，精神乐观，情绪稳定，避免应激源刺激等诱发因素。

五、排尿障碍

排尿障碍（urination disorders）是指排尿动作、排尿量、排尿次数等出现障碍的统称。随着年龄的增长，老年人机体调节功能逐渐减弱，自理能力下降，或因疾病的影响，常导致排尿功能出现异常，如尿失禁、尿潴留等，这是机体老化中无法避免的，常给老年人造成很大的生理、心理压力，照护者应帮助老年人解除痛苦，提高生活质量。

（一）健康评估

1. 健康史　评估导致老年人排尿障碍的常见原因，对老年人生活质量的影响，照护环境的评估。观察老年人排尿活动异常，主要表现以下四个方面：

（1）膀胱刺激征：主要表现为尿频、尿急、尿痛。主要原因是膀胱及尿道受炎症感染和机械性刺激引起。正常成人白天排尿4～6次，夜间0～2次，次数明显增多称为尿频。尿频是衰老引发的排尿障碍最常见的表现，其发生原因包括进水量增加、膀胱肌肉肥大及膀胱壁增厚、前列腺疾病、脑部疾病、泌尿系统感染、膀胱及盆腔系统肿瘤、心理因素等。

（2）尿失禁

1）年龄：老年人器官老化，身体功能衰退，肌肉松弛等。

2）疾病：抑郁、脑卒中、充血性心衰、大便失禁、便秘、认知程度下降等。超重或肥胖会使盆底组织耐受力降低，盆底肌肉收缩力减弱，因此，超重和肥胖妇女比正常体重妇女更易发生尿失禁。

3）药物：长期服用镇静剂、利尿药等药物。

（3）尿潴留：表现为膀胱内充满尿液而不能自行排出。发病因素主要包括尿道及尿道或膀胱出口的机械性梗阻、膀胱颈梗阻性病变、局部肿瘤压迫、排尿动力障碍、老年人膀胱平滑肌无力、药物因素等。

2. 身体状况

（1）老年人尿失禁：常表现为在意识到尿急之前已经开始不由自主排尿（漏尿），意识到排尿后难以自主停止，排尿难以排尽。其中，老年女性在更年期以后，女性激素分泌减少，尿道及盆底肌群有所萎缩且张力下降，控制排尿的括约肌能力明显下降，常表现为大笑、打喷嚏、咳嗽、提重物等腹压增加时就发生尿失禁。而老年男性前列腺增生者，随着病情的发展，排尿梗阻加重，达到一定程度时，膀胱内尿液不能排尽，发生慢性尿潴留，膀胱过度膨胀充盈，使少量尿液流出。

临床上分为：①急迫性尿失禁：是指伴随着尿急或紧随其后出现不自主滴尿；②压力性尿失禁：表现为老年人在用力、咳嗽或打喷嚏时尿液从尿道口不自主地同步流出；③充溢型尿失禁：膀胱内贮

存部分尿液，当膀胱充盈超过尿道阻力时不自主溢出少量尿液；④混合型尿失禁：既有尿急等急迫尿失禁成分，又有用力、打喷嚏或咳嗽引起的不自主滴尿等压力性尿失禁成分。

（2）老年人尿潴留：老年人出现下腹部胀痛，排尿困难。检查可发现耻骨上膨隆，扪及囊样包块，有压痛，叩诊为实音。根据潴留尿液量分为：①完全性尿潴留：尿液完全不能排出；②部分性尿潴留：排尿后膀胱仍残留有尿液。根据发病的缓急分为：①急性尿潴留：发病突然，膀胱胀痛，呈完全性尿潴留；②慢性尿潴留：起病缓慢，膀胱胀痛不明显，常有少量排尿，膀胱内较多残余尿，部分呈假性尿失禁的表现。

3. 评估要点

（1）尿失禁的评估要点：①询问发生尿失禁既往史：发病急性或慢性、发病的频率、滴尿量及持续时间；②尿失禁的诱因：询问尿失禁发生前是否有咳嗽或打喷嚏等动作，是否发生过盆底器官膨出，泌尿系统是否发生感染等情况；③询问肠道功能情况，是否发生便秘、排便困难、大便失禁等；④评估工具：护垫测试测量24h的漏尿量和漏尿频率，护垫每2h换一次，换后的护垫重量减去换前护垫中重量计算出2h的漏尿量。24h内漏尿量大于4g是阳性；⑤对老年人心理、精神方面评估。

（2）尿潴留的评估要点：①评估老年人发生尿潴留的原因：是否发生外伤或手术，如尿道或骨盆损伤，腹部、盆腔会阴部手术，腰麻术后可引起暂时性尿潴留；②询问老年人是否出现过尿路梗阻或炎症；③询问老年人是否服用引起尿道括约肌痉挛的药物，如阿托品、溴丙胺太林等；④询问老年人是否发生过尿道梗阻性疾病，如前列腺增生、尿道狭窄、膀胱三角区肿瘤等。

（二）健康照护

1. 尿失禁老年人的照护

（1）心理照护：尿失禁常导致精神压力大，也会因为担心出门时失禁而避免外出，造成社交隔离，严重的会导致抑郁，尿失禁也会随之恶化。照护者应做到耐心、不厌其烦，激起老年人对康复的信心，观察其情绪变化，并提醒家属理解、关心老年人，给予老年人生活上的照顾和经济上的支持，提高老年人的生活质量。

（2）定时如厕：鼓励和帮助老年人定时如厕，一般每隔2～3h，3～4h最佳，并记录如厕时间，养成定时排尿的习惯。同时监测尿失禁程度的改变，及时联系专业医护人员进行就医。

（3）皮肤照护：发生尿失禁的老年人常因尿液的浸渍导致臀部及会阴部皮肤发生皮疹、溃疡或感染，如不及时处理可导致严重的并发症。保持皮肤清洁，首选方法为用温水清洗会阴和臀部皮肤，并用柔软的毛巾擦干，同时勤换衣裤、床单、尿垫，减少异味。根据皮肤情况酌情按摩受压部位，促进血液循环，防止压疮发生。

（4）饮食照护：若病情允许，鼓励老年人白天液体摄入量为1500～2000ml为宜，以增加尿量达到冲洗膀胱的目的，促进排尿反射的恢复，防止尿液混浊、沉淀、结晶及泌尿系统感染的发生；入睡前应限制饮水，以免夜间尿量增多，影响老年人睡眠；均衡饮食，保证足够的粗纤维食品（>30g/d），蛋白质（46～56g/d）以及水果的摄入；老年人每天摄入热量在1600～2000kcal。

（5）外部引流：必要时应用接尿装置引流尿液。老年女性可用女士尿壶紧贴外阴部接取尿液；老年男性可用尿壶接尿，也可用阴茎套连接集尿袋，接取尿液，但此法不宜长时间使用，每天要定时取下阴茎套和尿壶，清洗会阴部和阴茎，并将局部暴露于空气中。

（6）重建正常排尿功能：排尿功能的训练是尿失禁老年人的重要康复措施。协助老年人养成规律的排尿习惯，合理安排排尿时间。白天有意识的每隔1～2h到卫生间排尿（或使用便器）一次，夜间每隔4h排尿一次，排尿后用手按压下腹部，以排空膀胱残余尿，注意用力要适度。坚持一段时间后，逐渐延长排尿间隔时间，逐步恢复老年人正常排尿功能，提高生活自理能力和生活质量。

（7）尿道并发症照护与促进：监测尿液颜色、味道及尿量，如有刺痛感，并伴有尿液混浊，应确定是否有尿道并发症发生，及时处理。

（8）盆底肌肉锻炼：排空膀胱，收紧盆底肌肉（提肛运动），坚持10s，放松盆底肌肉，持续10s，重复10次，每天练习3～5次，4～6周为一疗程。

（9）对长期尿失禁的老年人，可行留置导尿管，避免尿液浸渍刺激皮肤，发生皮肤破溃。定时夹闭和引流尿液，锻炼膀胱壁肌肉张力，重建膀胱储存尿液的功能。

2. 尿潴留老年人的照护

(1) 心理照护：照护者根据老年人的年龄、性格及文化背景等特点，告知其治疗方法及其重要性和安全性，提高老年人及家属对尿潴留的认知，缓解紧张、焦虑情绪。

(2) 提供隐蔽环境：关闭门窗，遮挡屏风，请无关人员回避，使老年人安心排尿。

(3) 诱导排尿照护：采取适当姿势，给予暗示诱导排尿，如听流水声或用温水冲洗会阴；必要时采用艾灸关元、中极穴等方法，刺激排尿。

(4) 热敷、按摩：若老年人病情允许，可用热水袋热敷或用手轻轻按摩下腹，按摩时顺脐到耻骨联合中点处轻轻按摩，并逐渐加压，以手掌自膀胱上方向下轻压膀胱，帮助排尿，切忌用力过猛，以免造成膀胱破裂。

(5) 导尿术：在采用诱导排尿无效后可采用导尿术引流出膀胱内的尿液。导尿时严格按照无菌操作，动作缓慢、轻柔，边聊天分散注意力边操作，以减轻疼痛。

（三）健康促进方法及措施

虽然尿失禁随着年龄增加而发病率增加，但早期预防是防止或延缓尿失禁发生最有效的方式。

1. 盆底肌锻炼　指导老年人进行骨盆底部肌肉的锻炼，以增强控制排尿的能力。具体方法是老年人取站立、坐或卧位，试做排尿或排便的动作，先慢慢收紧盆底肌肉，再缓缓放松，每次10s左右，盆底肌训练每日总量200～300次，以增强尿道括约肌的收缩能力。病情允许情况下，可做抬腿运动或下床运动，增强腹部肌肉的力量。

2. 膀胱训练　长期留置尿管前2～3d需定时夹闭尿管，有尿意时再放尿；未插入导尿管的老年人定时使用便器，间隔时间由1～2h逐渐增至2～3h，训练膀胱储存尿液功能。

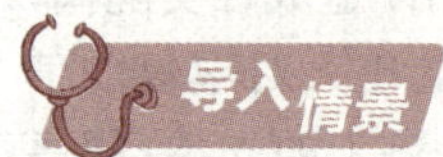

情景描述

李某，男，65岁，主诉腹部胀痛不适、疲乏无力、近期食欲不振且消化不良，最近一周只有2次大便，而且2次的时间间隔4d，且每次排便感到特别费力费时、排便困难、排便后有不尽感。触摸腹部时可触及包块，且腹部较硬实。

请问：

1. 该老年人出现了什么问题？

2. 针对该老年人的症状，应该采取哪些照护措施？

六、老年便秘

老年便秘（senile constipation）是指老年人排便次数的减少，粪便干结同时伴有排便困难、排便用力、排便费时、排便不尽感。老年人由于日常活动量较少，不正确的饮食习惯以及疾病等原因致使便秘的发生率较高。正常老年人每天排便1～2次或1～3次。便秘老年病人每周的排便次数少于2次且排便费时费力，粪便硬结且量少。便秘在老年人中很常见，特别是长期卧床、日常生活不能自理的老年人。

（一）健康评估

1. 健康史　评估导致老年便秘的常见因素，是否存在某些器质性病变、不规律的排便习惯、不正确的饮食习惯、中枢神经系统功能障碍、排便时间或活动受限制、不良的情绪反应、某些药物的不合理使用、滥用缓泻剂等等。常见的发病因素如下：

(1) 生理因素：老年人的进食量和体力活动明显减少，胃肠道分泌的消化液减少，肠管的张力和蠕动减弱，腹腔及盆底肌肉乏力，肛门内外括约肌松弛，胃结肠反射减弱，直肠敏感性降低，使食物在肠内停留的时间过长，水分过度吸收引起便秘；个人排便习惯如老年人没有形成定时排便的习惯。此外，老年人常见疾病如认知症或老年抑郁症等也会导致排便反射丧失，从而引起便秘。

(2) 心理因素：心理因素是影响排便的重要因素。抑郁、焦虑、强迫性思维及行为等心理障碍者较容易出现便秘，1/3老年便秘病人抑郁、焦虑情绪的评分明显升高。

（3）饮食与活动：老年人因牙齿脱落、功能减退等原因，饮食种类上比较偏爱精细的且少渣的食物，而且饮食比较简单，致使粪便的黏滞度增加，在肠内运动减慢，且水分大量被吸收从而导致便秘；老年人新陈代谢率降低，进食量较少，亦可引起便秘。活动可以维持肌肉的张力，可以刺激肠道蠕动，老年人由于各方面的原因致活动量减少，可因肌肉张力减退致使排便困难，这些因素均可导致便秘。

（4）与疾病有关的因素：肠道相关性疾病如溃疡性结肠炎、消化道肿瘤等；全身性疾病如糖尿病、尿毒症、脑血管意外、帕金森病等；除此之外，医源性的因素如止泻药的滥用。阿片类镇痛药、抗胆碱类药、抗抑郁药、钙离子拮抗剂、利尿药等也会引起便秘。

（5）社会文化因素：排便习惯与观念受到社会背景、社会经历、文化教育等方面的影响。如当隐私暴露时，可能会压抑排便需要从而造成排便功能的异常。

2. 身体状况　便秘的主要表现为排便次数的减少和排便困难，此外，还有腹胀、腹痛、食欲不振、消化不良、乏力、舌苔变厚及头痛等症状。触诊时腹部较硬实且紧张，偶可触及包块，直肠指检时可触及粪块。

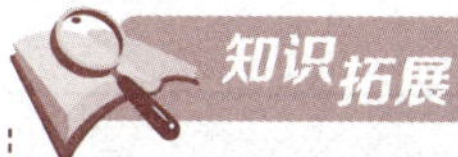

罗马Ⅲ标准中功能性便秘的诊断标准

1. 必须包括下列2项或2项以上

（1）至少25%的排便费力感；

（2）至少25%的排便为干球粪或硬粪；

（3）至少25%的排便有不尽感；

（4）至少25%的排便有肛门直肠梗阻感和（或）堵塞；

（5）至少25%的排便需手法辅助（如用手指协助排便、盆底支持）；

（6）每周排便少于3次。

2. 不用泻药时很少出现稀便。

3. 不符合肠易激综合征的诊断标准。

来源：Fieiding CM，Holt EG. Abdominal distension and constipation in an adult[J]. Clin Gastroenterol Hepatol，2015，13（11）：163-169.

3. 评估方法　包括交谈法、粪便检查、直肠指检、会阴部检查，其他辅助检查如胃肠X线检查、胃肠钡餐检查等。评估时要详细询问老年人便秘开始时间、持续时间，每次大便时间，每次排便后的感觉，缓解便秘的方法，药物疗效等。直肠指检是一种常见的检查方法，通过直肠指检可以明确直肠肠道的情况，如是否狭窄、有无粪块等；会阴检查也是一种重要的检查方法，通过会阴检查可以明确有无外痔等。

（二）健康照护

1. 心理照护　心理因素尤其是焦虑、抑郁是老年功能性便秘的重要发病机制之一，排便是通过神经反射来完成的，便秘时常常会导致心情紧张、焦虑，这些消极的心理反应又会加重便秘，因此，应及时给予心理疏导，缓解紧张和焦虑的情绪，找到引起便秘的原因并给予个体化干预措施。对由于隐私暴露或使用排便器而产生的压抑排便情况，及时给予心理支持，告知排便器使用的目的、方法、注意事项等，提供安全舒适的排便环境，尤其注意保护个人隐私，消除心理顾虑，使老年病人从内心接受并配合使用排便器。

2. 饮食照护　根据老年人的具体情况适当增加水分的摄入量，在病情允许的情况下每天饮水量不得小于2000ml，且每次饮水量不宜过多，以免引起恶心、呕吐、头晕等不适。清晨起床后饮用一杯温开水或一杯淡盐水对预防便秘的发生及改善老年人便秘症状十分有效。合理的安排日常饮食，注意营养的结构合理、全面协调，荤素搭配合理。多食新鲜的绿色蔬菜、水果、富含纤维素的食物、B族维生素丰富的食物如蛋黄、动物肝脏、牛奶、蘑菇以及坚果等，尽量减少制作精细食物的摄取。适当增加植物油的摄取，植物油可以直接润滑肠道，且植物油的分解产物脂肪酸可以刺激肠蠕动，常见的

含植物油较多的食物有花生、芝麻、核桃及花生油、芝麻油、豆油等。

3. 运动照护　老年人根据自身的身体素质、运动爱好及运动场所等选择恰当的运动方式及运动量，以不引起老年人头晕、心悸等身体不适为主。诸如散步、做操、打太极拳等有氧运动。对于卧床的老年便秘者应该鼓励其进行主动的及被动的床上运动如直腿抬高运动、翻身、按摩受压肌肉等。此外，还可以指导老年人进行增强腹肌和盆底部肌肉的运动如抬臀运动等，这些运动可以起到加快肠蠕动和增加肌张力的作用，利于排便。

4. 用药照护　遵医嘱合理、安全、有效的服用口服缓泻剂（表 3-1），注意药物的使用方法、不良反应、注意事项等。老年性便秘病人应尽量避免服用或少用大黄、酚酞片等药物，长期服用此类药物可形成药物依赖，伤害老年人的肠道神经系统。润滑性泻药的刺激性比较强，容易引起腹痛等不良反应。西沙必利、莫沙必利等促动力药物对功能性便秘的治疗效果较好，但有诱发心律失常的危险，故老年人不宜常规应用此类药物。普卡必利在治疗老年慢性便秘时其安全性和有效性均较高。目前，治疗便秘的药物种类虽然比较多，但绝大多促胃肠动力药物常常会导致胃肠功能紊乱，不适合应用于慢性便秘的病人，亦不可长期服用。

表 3-1　临床上常用的口服缓泻剂

种类	名称
容积性泻药	车前番泻复合颗粒
渗透性泻药	硫酸镁、硫酸钠
刺激性通便剂	大黄、番泻叶、芦荟、酚酞
润滑性泻药	甘油、液体石蜡
促胃肠动力药	西沙必利、莫沙必利

0302
视频：腹部按摩示范

5. 腹部按摩　排便时用手沿结肠解剖位置自右向左环形按摩，可促使降结肠的内容物向下移动，同时使腹腔内压增加，促进排便；指端轻压肛门后端也可促进排便。

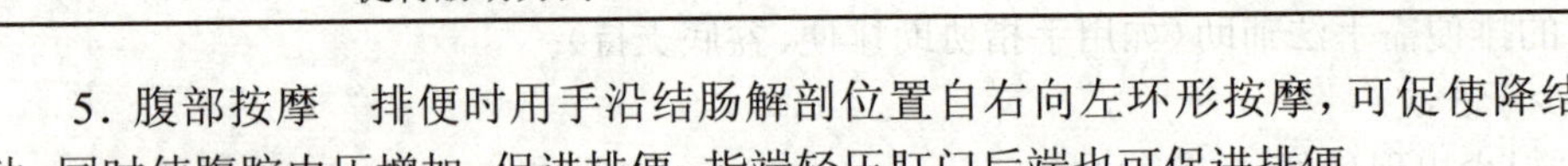
知识拓展

腹部按摩手法

嘱老年人仰卧于床上用右手或双手叠加按于腹部，沿着结肠走向顺时针做环形而有节律的抚摸，力量适度动作流畅，顺时针按摩腹部，刺激肠道促进肠蠕动。保持站立时顺时针按摩腹部10～20 次然后左右刺激转动腰骶部。坐姿时腹部按摩，以左手叉腰，拇指在前，四指在后，右手从胃部开始向左下方擦揉，经小腹，右腹还原于胃部为一次，共按摩 36 次。然后，以右手叉腰，左手按摩 36 次，方法同上，方向相反。

来源：

1. 冯秀珠，黄春燕，苏海丹. 脐周按摩治疗老年人便秘效果观察护理干预[J]. 护士进修杂志，2005，20(4)：347.

2. 唐僖. 手穴治疗老年习惯性便秘[J]. 中医外治杂志，2000，9(1)：30.

6. 温水洗足　温水洗足法原理为通过温水刺激双足，加快小肠、结肠、肛门等反射区的血液循环，进而增强这些器官的功能，加快肠蠕动，便于大便的排出。具体方法是：每天早晚各 1 次，用温水泡足 30min，水温为 39～42℃。为了发挥最佳治疗效果，建议选用足浴盆以保持水温的恒定。

7. 中医疗法　运用中医治疗老年便秘，应对老年便秘者实施辨证施治。老年人便秘，大多属于虚证便秘。可用黄芪 30g，金银花 2g，威灵仙 15g，白芍 20g，麻仁 2g，肉苁蓉 2g，厚朴 5～10g，当归 20g，酒大黄 3～10g，益气养液、润肠导滞，黄芪健运中气，大黄不后下免其致泄，并可连续服用以缓调其脏腑功能；威灵仙可自胸腹至下腹通闭解结；白芍 30g，甘草 6g，益气养血，润肠通便。白芍甘草汤出自《伤寒论》，为“挛急疼痛而立”。芍药可入脾开结，芍药合甘草以破肠胃之结，尤其对年老体弱、气血不足者更佳。

应用传统的中医学治疗方法如推拿、针灸等可有效防治老年人便秘，而且副作用小，经济实用。推拿疗法是根据中医经络腧穴理论，选择支沟穴和大肠腧穴足底按摩，采用指按法和指揉法，按揉每穴1～2min，由轻到重至酸、麻、胀感为度，每日2次，每次2min，15d为1个疗程，共2个疗程。针灸照护技术操作使用器械简单，便于操作，起效快，经济实用。

8. 灌肠　将灌肠液通过肛门灌入到直肠，可以起到软化干结粪块的作用，并可以刺激肠壁感受器，使信息传递至脊髓和脑，从而引起排便。临床上常用的灌肠液有温水、甘油、0.1%肥皂液等，均可以促进排便。灌肠时要根据老年人的特点做到以下几点：

（1）灌肠前：做好灌肠的解释工作以取得老年人的理解和配合；做好灌肠前的准备包括环境的准备、灌肠液的准备（选择合适的灌肠液种类、适宜的灌肠液量、适宜的灌肠液温度等）；灌肠的方法：根据不同情况选择灌肠的方法，如大量不保留灌肠，小量不保留灌肠等。

（2）灌肠中：注意灌肠液的灌入速度，根据老年人的主诉及时对灌肠桶高度进行调整；严密观察老年人的反应，有无不适主诉，严重者应立即停止灌肠，同时给予相应的处理。

（3）灌肠后：妥善安置好老年人；及时处理用物；做好记录工作，包括老年人的排便时间、排便量、排便后感受等。

（三）健康促进方法及措施

1. 便秘知识指导　告知老年人引起便秘的原因、症状、预防及缓解便秘的措施，如老年人缺乏运动、不合理饮食、不正确的排便习惯等均可以诱发便秘。使老年人充分认识到不正确的心理行为习惯的危害，进而改变自身的心理行为习惯，预防便秘的发生。

2. 用药照护　教会老年人掌握常用缓泻剂的用法、不良反应、注意事项等，教会老年人采取有效的措施预防不良反应的发生。告知老年人要严格遵医嘱服用药物，不得随意增加或减少服用药物的剂量或擅自服用药物等。

3. 心理照护　根据情况给予老年便秘者提供心理支持，情绪疏导。告知老年人排便时放松心情，保持心态平和、情绪舒畅，对排便有一定的促进作用。

4. 告知老年人便秘的危害　长时间便秘，机体产生的毒素及有害物质不能及时排出，在体内蓄积，当达到一定程度时，会对机体产生不利影响，如口臭、肤色暗沉、皮肤瘙痒、情绪低迷等。使老年人要充分认知便秘对机体的危害及影响，重视便秘。出现便秘时要立即就医，及时治疗。

5. 记录排便的指导　排便的记录对评估老年人便秘至关重要。教会老年人学会准确记录自己的排便情况，包括每天的排便次数，时间间隔，每次排便的时间，排便后的感觉等。

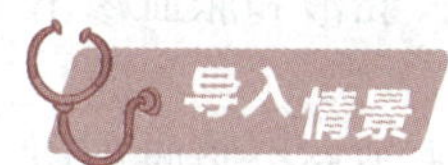

情景描述：

李某，男，56岁，因腹泻6d，加重伴发热、意识模糊2d，病人6d前因进食不慎出现腹泻5次（水样便），伴剑突下疼痛、恶心、呕吐胃内容物，于门诊口服左氧氟沙星、思密达治疗好转并可进流食。2d前出现发热，体温38℃，伴意识模糊、言语混乱、定向力差、不能进食。1d前出现腹泻5次，黄色稀便。

请问：

1. 该老年人出现了什么问题？
2. 针对该老年人的症状，应采取的照护措施？

七、腹泻

腹泻（Diarrhea）是指老年人排便次数增多，每天排便3次以上，粪便量和性状发生变化。正常老年人每天排便多为1次，或每天2～3次，粪便性状正常。根据病程腹泻分为3种。病程2周以内为急性腹泻；病程在2周至2个月为迁延性腹泻；病程在2个月以上为慢性腹泻。老年人腹泻多发生于夏秋季节。特别容易发生在体质虚弱，经常有胃酸低或无胃酸（如使用胃酸抑制药）或黏膜免疫功能减退的老年人。

（一）健康评估

1. 健康史　评估导致老年人腹泻的常见的原因，既往有无不洁饮食、聚餐、旅行史、服用抗生素、免疫制剂、通便药的情况；有无排便量、次数、颜色、性状和气味改变；有无腹痛及疼痛的部位、口渴、疲乏无力、肛周皮肤糜烂表现；急性腹泻有无生命体征、神志、尿量、皮肤弹性的改变；慢性腹泻有无消瘦、贫血的体征变化；有无里急后重、恶心、呕吐、发热等伴随症状。常见的发病因素如下：

（1）生理性因素：随着年龄增长，人体肠道内益生菌数量会逐渐减少，老年人粪便肠道菌群中，总厌氧菌和双歧杆菌数量减少，肠细菌和产内毒素革兰氏阴性杆菌数量增加，这些变化均会导致结肠内腐败代谢活动增多，使老年人对疾病的易感性增加。老年人代偿功能降低，体内的自稳态紊乱，适应能力差，机体免疫能力逐渐衰退，抵抗力下降，内环境平衡减弱，细菌容易乘虚而入，易引起腹泻。

（2）环境与饮食性因素：老年人多生活在空气不流通的空调环境中，受凉接触病毒感染的机会多。另外，多因食用不洁食品引起，如从冰箱取出的食品不加热或加热时间不够，进食奶制品、海产品、剩菜、剩饭、剩汤等，经常食用生、硬、辛、酸、辣等对胃肠道有刺激的食品，可引起吸收不良，导致腹泻。60 岁以上老年人容易出现乳糖不耐受，喝鲜奶后易出现腹泻。老年人多有冠心病、糖尿病、胆囊炎及肿瘤等基础性疾病，常因肠道感染的发生而病情加重。

（3）药物性因素：老年抗生素相关性腹泻的发病率较高，使用抗生素后共生菌或过路菌成为优势菌群，一旦肠道微生态平衡被打破（主要是优势菌的减少和主导菌群的定位转移），就会出现肠道菌群失调，发生腹泻。泻剂及其他药物使用不当也会导致腹泻。

（4）医源性因素：住院卧床的老年病人由于基础疾病多，胃肠功能紊乱、正常菌群失调、抵抗力低下、肠道吸收功能障碍，对条件致病菌的抵抗减弱，极易发生医源性腹泻。发生医源性腹泻后，老年病人住院时间延长，增加死亡的风险。

（5）其他因素：老年人肠道疾病如肠炎、肠易激综合征；全身性疾病如甲亢、尿毒症；药物的副作用等。腹泻也与情绪因素有着密切关系，紧张和焦虑可引起胃肠痉挛而产生腹泻。

2. 腹泻分类

（1）分泌性腹泻：因肠黏膜炎症渗出大量黏液、脓血而引起。当细菌毒素刺激肠黏膜细胞内腺苷环化酶，使得细胞内环磷酸腺苷增多，大量的水与电解质流入肠腔，引起腹泻。

（2）渗透性腹泻：老年病人由于肠内容物渗透压增高，导致肠内水分与电解质的吸收障碍而引起。如口服硫酸镁、甘露醇等。

（3）渗出性腹泻：因肠黏膜炎症、浸润性病变，增高病变处的血管通透性，血浆、黏液和脓血渗出导致老年腹泻。常出现于各种肠道炎症性疾病。

（4）动力性腹泻：老年人由于肠蠕动亢进，缩短了肠内食糜的停留时间，食物未被充分吸收而引起。如肠炎、甲状腺功能亢进、糖尿病、胃肠功能紊乱等。

（5）吸收不良性腹泻：由于老年人肠黏膜面积减少，吸收障碍。常见于吸收不良综合征、小肠大部分切除。

3. 身体状况

（1）不同类型腹泻的特点：渗出型腹泻粪便含水量增加，出现脓血或黏液，多伴腹痛和发热；分泌型腹泻多为水样便，无脓血及黏液，每日排便量可达数千毫升；渗透性腹泻禁食或停药后症状消失，粪便中常出现未经消化的食物或药物、泡沫且气味奇臭，多不伴腹痛；动力性腹泻多无腹痛，大便稀薄，无脓血及黏液；吸收不良性腹泻粪便中含有大量脂肪、泡沫，量多而臭，无腹痛，禁食后可缓解。

（2）腹泻的影响：急性严重腹泻短时间内大量的水分和电解质丢失可引起脱水、电解质紊乱及代谢性酸中毒。长期慢性腹泻可出现营养不良、维生素缺乏、体重下降，严重老年病人可发生营养不良性水肿。频繁排便因粪便刺激肛周皮肤，可出现肛周皮肤糜烂破损。严重腹泻影响老年病人的休息与睡眠。细菌性腹泻会引起菌血症、肝脓肿、胆道感染、原发性腹膜炎等。

4. 评估要点　有无排便量、次数、颜色、性状及气味的改变；有无使用泻剂或饮食不当，有无紧张焦虑情绪；既往有无甲亢、胃肠道疾病。

采集新鲜粪便标本作显微镜检查，采用 SS 琼脂、麦康凯琼脂、真菌快速显色培养基同时分离腹

泻致病菌；急性腹泻者注意监视血清电解质、酸碱平衡状况。

（二）健康照护

1. 针对性治疗照护　积极治疗病人原发病，分析老年腹泻产生的原因和表现；住院期间，减少医学干预措施，医护人员严格洗手。

2. 补液　老年腹泻病人常有不同程度的脱水，及时补充液体、电解质、营养物质，以满足病人的生理需要量，补充额外丢失量，恢复和维持血容量。轻度脱水通过饮水或鼻饲胃肠道补液，中重度脱水应静脉补液，入液量可根据血清钠浓度或渗透压判断，用相应公式计算。补液同时并注意输液速度，老年人因腹泻易发生脱水，也因输液速度过快易引起循环衰竭。

3. 心理照护　慢性腹泻长期治疗不恢复时，老年人对预后感到担忧，腹泻与精神因素有关，故注意老年人心理状况的评估和照护，保持放松的心情，避免情绪紧张、焦虑，耐心细致地为老年病人讲述腹泻的相关知识，以减轻其思想负担。鼓励老年病人配合检查和治疗，稳定老年病人的情绪。

4. 病情观察　急性严重腹泻时严密监测老年病人生命体征、神志、尿量的变化；有无口渴、口唇干燥、皮肤弹性下降、尿量减少、神志淡漠等脱水表现；有无肌肉无力、腹胀、肠鸣音减弱、心律失常等低钾血症的表现；随时监测血生化指标的变化。密切观察老年病人停用抗生素或改用抗生素的效果，口服肠道药物、生物制剂、抗真菌药的效果，症状改善不明显时及时报告医生。

5. 用药照护　遵医嘱给予常规的临床用药，注意老年人用药原则，密切监测病情变化、出现不良反应及时报告医生。细菌性感染可选用抗生素左氧氟沙星、黄连素等；肠结核进行抗结核治疗；药物性腹泻应停用有关药物；因消化酶不足所致的腹泻，可口服多种消化酶制剂如多酶片等。另外，患结肠易激综合征则要使用胃肠动力药物治疗。合理用药，减少联合用药并缩短疗程，保护肠道正常菌群（表 3-2）。

表 3-2　临床治疗腹泻常用药

种类	名称
止泻药	活性炭、易蒙停
微生态活菌制剂	培菲康
肠黏膜保护剂	思密达
解痉止痛药	盐酸山莨菪碱、颠茄合剂

（三）健康促进方法及措施

1. 饮食指导　老年人食用易消化经过灭菌处理及清洗过的清淡食品，应避免给老年病人吃刺激性、过敏性、高渗性食物以及过冷过热易产气的食物，保证新鲜、干净。严重腹泻者应禁食，应给予口服补盐液，遵医嘱做渐进式饮食治疗（禁食→流质饮食→半流质饮食→软食→普通饮食）。轻症者宜摄取高蛋白、高热量、低脂、少纤维素、易消化的流质、半流质饮食、宜少量多餐，如能适应可逐渐增加食量，对食欲差者应鼓励进食，避免过冷、过热以及易产气的食物。老年人因乳糖不耐受，出现腹泻最好喝酸奶，可以直接吸收。

2. 皮肤健康指导　指导老年病人便后用软纸轻拭并用温水清洗，条件允许可坐浴，有脱肛者可用手隔消毒纱布轻揉局部，以助肠管还纳。肛周局部涂无菌凡士林或其他无菌油膏以保护局部皮肤，注意保持会阴部清洁，并保持干燥。长期卧床的老年人肛门皮肤清洁后涂 5% 鞣酸软膏或氧化锌软膏。

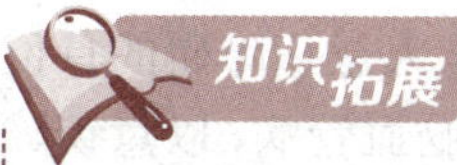

肛周皮肤护理健康指导

肛周皮肤护理中应做到勤、软、蘸、涂、烤、防。

“勤”是指每次便后均应用温水清洗或用消毒湿纸巾清理，因为干擦不能擦去粪便中的消化酶（这种消化酶最易造成肛周皮肤糜烂）。

"软"是指清洗的用物应选择质地柔软的纸巾和毛巾。

"蘸"是指在清洗的过程中应蘸洗，切忌用力擦，过多的机械摩擦会加速皮肤的损害。

"涂"是指每次清洗后应涂些软膏。

"烤"是指便后用红外线照射，每日4次，每次10min。

"防"是指用纸尿裤或卫生巾兜住臀部，也可用浸透色拉油的软纸堵住肛门外包尿布以免使大便污染面过大造成清理困难。

来源：司惠芳，潘碟玲．老年卧床病人抗生素相关性腹泻的特点及护理[J]．中华护理杂志，2003，38(5)：332-333.

3．活动与休息健康指导　创造安静舒适的环境，保持衣物及床单位的整洁、舒适。频繁腹泻、全身症状明显者应卧床休息，注意保暖，可用热敷。避免腹部压迫、按摩和腹压增高等机械性刺激，以减弱肠道运动，减少排便次数，腹泻症状减轻后可适当运动。

4．用药指导　大多数老年人用药知识严重缺乏，对用药知识需求较高，在进行健康教育时向老年人讲解腹泻相关药物知识及用药剂量、时间，服药时间是根据药物的不同性质决定的，需要饭前服用的药物，饭后服用则达不到应有的疗效，不要擅自用药，用药剂量不宜过大或过小，严格按照医嘱或药物说明书中的剂量，剂量过大会引起药源性疾病，剂量过小，达不到治疗目的。

5．提供老年腹泻健康教育信息　如发放印刷材料：健康教育折页、健康教育手册等，放置在村卫生室、乡镇卫生院、社区卫生服务中心、医院咨询台等地方，每月定期提供材料，及时更新补充，保障使用。

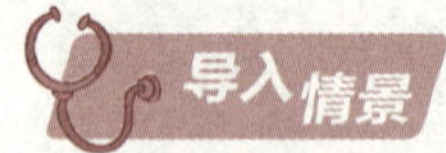

情景描述：

赵某，男，76岁，因自饮白酒1000～1500ml约2h，出现神志不清、小便失禁，于昨日21点18分急诊入院，病人独自在家，约20点被发现神志不清、呼之不应、口吐白沫、酒味扑鼻。体格检查：深昏迷，格拉斯哥昏迷评分3分，瞳孔针尖状，对光反射消失。

请问：

1．该老年人出现了什么问题？

2．针对该老年人的症状，应该给予什么样的照护措施？

八、意识障碍

意识障碍(disturbance of consciousness)是指老年人对周围环境及自身状态的识别和察觉能力障碍的一种精神状态。任何原因引起老年人的大脑皮质、皮质下结构、脑干网状上行激活系统等部位的损害或功能抑制，均可出现老年意识障碍。表现为对自身及周围环境的认知、记忆、思维、定向、知觉、情感等精神活动的不同程度的异常改变。意识障碍在老年人中很常见，近年来发病率升高，多合并高血压、冠心病等基础性疾病。重度的意识障碍则会对老年人生活、生命产生严重的影响。

(一) 健康评估

1．健康史　评估导致老年意识障碍的常见的原因，常见的发病因素如下：

(1) 急性脑血管性因素：急性脑血管疾病(包括脑出血和脑梗死)是导致老年人意识障碍的首位病因。脑出血较脑梗死更易引起昏迷。高龄老年病人无论是出血性还是缺血性脑血管病，以意识障碍、理解力障碍首发者明显高于非高龄病人。

(2) 内分泌与代谢性因素：低血糖、糖尿病酮症酸中毒、高血糖高渗透压综合征等糖尿病相关性疾病是老年人发生意识障碍的重要病因，低血糖为最主要病因。

(3) 感染性因素：老年人的心脑血管疾病、高血压、糖尿病、COPD、肿瘤等非常常见，平时脑功能

处于代偿低限，再合并全身免疫功能低下，很容易引起各种感染，尤其是肺部感染最常见。呼吸系统感染是老年人常见病、多发病。在此基础上发生的低氧血症、高碳酸血症、水电解质平衡紊乱、细菌毒素均可影响脑干网状结构上行激活系统，促使意识障碍发生。

(4) 手术应激性因素：手术及麻醉过程出现应激性脑功能障碍，与老年人的手术方式、年龄、麻醉用药及手术时间长短有关。手术科室出现的围手术期应激性脑功能障碍也是在脑储备能力下降的基础上，各种原因导致低氧血症和脑缺血、系统代谢紊乱，脑功能进一步减退所致。老年人术后卧床、误吸，易导致肺部感染，诱发感染性脑病。

(5) 中毒和物理性因素：是引起老年意识障碍的外界原因之一。如安眠药、有机磷杀虫药、高温中暑、一氧化碳、酒精和吗啡等中毒。

2. 身体状况　临床常通过对老年人的言语反应、对针刺的痛觉反应、瞳孔对光反射、吞咽反射、角膜反射等来判断意识障碍的严重程度。

(1) 嗜睡：最轻的意识障碍。病理性倦睡，持续睡眠，可被轻度刺激或言语唤醒，并能正确回答问题，但反应迟钝，刺激除去后即可入睡。

(2) 意识模糊：程度较嗜睡重。出现思维和语言不连贯，定向力完全或部分发生障碍，可有错觉、幻觉、躁动不安、精神错乱的临床表现。

(3) 昏睡：沉睡状态，不易唤醒。高声呼唤或强刺激可被唤醒，但醒后答话含糊或答非所问，停止刺激后又很快入睡。

(4) 昏迷：最严重的意识障碍。按程度不同分为浅昏迷：意识大部分丧失，可有较少的无意识自主运动。对周围事物及声、光刺激无反应，对强烈的疼痛刺激可有回避动作及痛苦表情，但不能觉醒。吞咽反射、咳嗽反射、角膜反射及瞳孔对光反射存在，可出现大小便失禁或潴留，生命体征无明显改变；深昏迷：意识完全丧失，对周围任何刺激均无反应。全身肌肉松弛，肢体呈迟缓状态，无任何自主运动，眼球固定，瞳孔散大，各种反射消失，偶有深反射亢进及病理反射出现，大小便多失禁，生命体征明显变化。

老年病人感知能力、对环境识别能力及日常生活活动能力均发生变化。昏迷老年病人由于意识部分或完全丧失所致无自主运动、不能经口进食、咳嗽与吞咽反射减弱或消失、排便与排尿控制能力丧失或留置导尿等，除血压、脉搏、呼吸等生命体征发生改变外，还易引起肺部感染、尿路感染、口腔炎、结膜炎、压疮、营养不良及肢体挛缩等。

(5) 谵妄 是急性的脑高级功能障碍，对周围环境的认识及反应能力下降，有认知、注意力、记忆与定向功能障碍，思维推理迟钝、语言功能受损，错觉、幻觉，睡眠觉醒周期紊乱等；可出现紧张、恐惧和兴奋不安、攻击行为。

3. 评估工具　可采用标准化评定量表对老年意识障碍的程度进行评估，如格拉斯哥昏迷量表(GCS)、改进的昏迷恢复量表(CRS-R)、中国植物状态量表(CVSS)、机体反应水平评分(RLS)、全面无反应量表(FOUR)。

4. 评估要点　评估瞳孔有无变化，对光反射是否灵敏；有无生命体征改变，如：呼吸节律与频率改变；有无肢体瘫痪、头颅外伤；皮肤是否出现了破损、发绀、出血、水肿、多汗的表现；有无脑膜刺激征等。

评估血液生化检查血糖、血脂、电解质、血常规、脑脊液检查是否正常，影像学检查如头部CT，脑电图检查脑功能是否受损，MRI检查头部有无异常发现。

(二) 健康照护

1. 对因处理　指导老年人及其家属认识、分析老年意识障碍产生的原因和身体状况，积极治疗原发疾病，减轻病情，减少并发症，降低临床死亡率。

2. 早期康复运动　老年病人神经功能缺损的症状和体征不再加重，生命体征稳定，即可进行早期康复治疗。目的是减少并发症出现和纠正功能障碍，调节心理状态，提高老年病人的生存能力和生活质量。根据老年人自身的身体状况，选择合适的运动项目。运动强度需因个人而异，最好在医生的指导下进行运动。

预防足下垂

1. 布鞋疗法　准备硬底新布鞋（比老年人足大 2～3 号），将患侧的鞋垂直固定在床栏杆上（鞋尖朝上、鞋跟朝下、鞋底向床尾栏杆、鞋面向病人）。每晚睡前，嘱老年人将患侧的足放进鞋内，足跟处垫适量柔软的海绵等物防止压破足跟处皮肤，患侧的足略高于对侧足 3～5cm，每 2～3h 将患侧足从固定的鞋内脱出，检查足部血运及皮肤的颜色、温度和有无破损，按摩患足 20min 后再将足伸进固定鞋内。

视频：预防足下垂的护理措施

2. 基本功能锻炼　首先以被动活动为主，自足踝到趾间关节持续进行伸展以及屈曲锻炼，应注意采用轻柔手法和力度，2～3 次 /d，单次持续时间为 15～30min；并视病人肌力恢复程度引导其足部屈伸锻炼。按摩通过按、推、揉、捻、拍打、抹以及踩跷法对病人足部进行按摩，遵循由慢到快、由轻到重、由浅入深的原则，2 次 /d，单次按摩 15～20min。

来源：牛静，于学洁，李亚静. 急性脑血管意外病人足下垂的预防护理[J]. 现代中西医结合杂志，2002，（14）：1398-1399.

3. 心理照护　指导老年人保持愉悦的心情，营造放松的心境有益于改善病情，促进病情好转、疾病康复。学会自我疏导和放松技术，避免不良刺激，培养业余爱好，丰富精神生活。应及时的疏导病人家属的心理负担，减少家属的心理压力，嘱其更好地协助老年病人配合治疗，同时向老年病人及其家属说明检查及治疗的目的，使其理解并积极配合。

4. 家庭支持　嘱老年人的子女对其父母谦让和尊重，理解老年人的患病心理，鼓励和倾听其内心宣泄，真正从心理和精神上予以关心、爱护意识障碍老年人。

5. 病情观察　严密观察老年病人意识状态、生命体征、瞳孔、神经系统病症等变化，观察有无恶心、呕吐及呕吐物的性状与量，准确记录出入水量。发现病情变化及时报告医师。加强用药观察，注意药物疗效和不良反应。

6. 生活照护

（1）给予高维生素、高热量营养丰富、清淡、易消化的食物；对拒食、少食的老年意识障碍病人，可挑选其喜爱的食物进行劝食和喂食，必要时就医，酌情给予鼻饲营养液和静脉输液，以保证其身体的正常需要量。对于吞咽不良、吞咽困难或有严重意识障碍的老年人，应预先留置鼻饲管，不可强行喂食，以防止其将食物含在嘴里而引起吸入性肺炎或窒息。注意保证老年人的进水量，照护人员应定时定量为老年人喂水或鼻饲。

（2）保持病室的整洁、通风、适宜温湿度。注意增、减衣服，以免受凉、感冒，加重病情。保持床单位整洁、干燥，减少对皮肤的机械性刺激，保持皮肤清洁，勤换被褥，勤洗澡。对于长期卧床的老年意识障碍病人，协助床上擦浴，每天 1～2 次，定时给予翻身、拍背、按摩骨突受压处，每 2h 为其翻身 1 次，并应经常检查老年人皮肤受压情况，可加用翻身枕和预防压疮的气垫床，预防压疮和坠积性肺炎的发生。注意口腔卫生，不能经口进食者应每天保持口腔清洁 2～3 次，防止口腔感染。保持外阴部皮肤的清洁，预防尿路感染。谵妄躁动者加床栏，必要时做适当的约束，防止坠床和自伤、伤人；慎用热水袋，防止烫伤。

7. 用药照护　遵医嘱给予常规的临床用药，如中枢神经的兴奋剂、神经的保护剂、促醒剂、神经营养药物。注意老年人用药原则。

（三）健康促进方法及措施

1. 健康教育

（1）通过各种途径的宣传与教育，提高医疗卫生和老年健康照护者和公众对意识障碍的认识，以预防意识障碍有关疾的病发生。宣传方式可采取广播、学术报告、宣传画、小折页科普资料等多种传播媒介。

（2）开展公众健康咨询活动，定期举办老年意识障碍健康知识讲座，引导老年人学习、掌握健康知识，以促进老年人的心身健康。

2. 疾病预防知识指导　告知老年病人及其家属意识障碍发生的基本病因和主要的发病因素、早期症状和及时就诊的指征；对有发病危险因素或病史者，进行健康饮食指导，告知改变不良生活方式，合理运动和休息。

3. 用药指导与病情监测　指导老年人及其家属遵医嘱服药，规则服药，定期复查。密切监测病情变化，发现不良反应及时报告医生。

（张会君）

思考与练习

李某，男，69 岁，吸烟 40 年，反复咳嗽、咳痰 30 年，每年发作持续超过 3 个月。近 5 年开始出现呼吸困难。2d 前开始发热，咳黄黏痰，痰不易咳出，喘息加重。体检：体温 38.6℃，脉搏 102 次 /min，呼吸 26 次 /min，血压 130/70mmHg。病人神志清楚，消瘦，口唇发绀，胸廓呈桶状胸，呼吸运动减弱，触觉语颤减低，叩诊过清音，呼吸音粗，双肺满布哮鸣音，肺底散在湿啰音。血常规：白细胞 12.2×10^9/L。X 线胸片：两肺透亮度增加。

请问：

1. 该老年人发病的原因是什么？
2. 该老年人健康照护措施有哪些？
3. 该老年人呼吸训练的方法有哪些？

思路解析

扫一扫，测一测

第四章 居家老年健康照护与促进

1. 掌握居家老年人日常清洁、排泄障碍的照护措施及注意事项，饮食障碍、睡眠障碍老年人的健康照护与促进的措施。

2. 熟悉老年人衣着选择要求、老年人饮食原则及睡眠特点。

3. 了解居家老年健康照护的对象及形式。

4. 能熟练为老年人实施日常清洁照护和排泄照护，能对老年人居住环境进行评估及调整安排，能准确评估老年人的进食及睡眠状态、实施恰当的照护措施并给予正确的健康指导。

目前，我国逐步建立以“居家养老为基础、社区养老为依托、机构养老为补充”的老年健康照护服务体系，其中居家养老是我国大多数老年人选择养老的最主要的一种方式，其优点在于养老不离家，既能享受到家人的照护又能感受到儿孙绕膝的快乐，同时也是经济、实惠、节约社会和家庭资源的最佳选择。因此，如何根据老年人的生理、心理及社会等方面特点，提供针对性的居家健康照护与健康促进，提高老年人的生活质量，以满足老年人在疾病、日常生活、心理及社会参与等方面日益增长的需求，是居家老年健康照护的主要目标和任务。

第一节 概 述

一、居家老年健康照护与促进的概念

（一）居家老年健康照护

居家老年健康照护（family health care for the elderly）是研究和处理居家老年人对现存和潜在健康问题的反应，即从生理、心理、社会文化等方面对老年人健康进行评估，针对居家老年人的健康问题进行照护。目标是提供保持老年人人生连续性和个体特征性的健康照护，最大限度地发挥老年人生理、心理及社会方面的潜在能力，保持人性的尊严，走向人生终点。

（二）居家老年健康促进

居家老年健康促进（family health promotion for the elderly）是通过健康教育和社会支持，改变个体和群体健康相关行为、生活方式和环境影响，降低居家老年人的发病率和死亡率，提高居家老年人的健康水平和生活质量。其目的为对老年人提供生活、生命支持的同时，调动全社会参与，激发和弘

扬孝道文化，促进广大老年人健康长寿、晚年幸福。

二、居家老年健康照护与促进的对象及内容

（一）居家老年健康照护与促进的对象

1. 高龄老年人　一般是指75岁以上的老年人，即老年人和非常老的老年人。随着年龄的增长，老年人的健康状况不断退化，多种疾病并存且病情严重，同时心理健康状况也有所下降，因此，高龄老年人对医疗、护理、健康保健等方面的需求也加大。

2. 独居老年人　指老年人没有子女或不与子女共同居住的老年人。随着社会的发展和人口老龄化，家庭趋于小型化，独居老年人的人数急剧升高，导致老年人的生活照护、医疗保健、健康教育和心理需求等问题日益突出。

3. 丧偶老年人　一般可能独居或与子女共同居住。根据WHO报告，丧偶老年人的孤独感和心理问题发生率均高于有配偶者，这种现象对老年人的健康是有害的，尤其是近期丧偶者，常导致原有疾病的复发。

丧偶老年人的健康风险

大约70%的老年丧偶妇女认为孤独是日常生活中最难应对的问题，配偶健在的老年人生活相对充实，而丧偶的老年人孤独感相对明显。且丧偶可以带来重大的生活改变，会引起人们社会关系改变及配偶支持的丧失，导致丧偶者产生更强烈的孤独及无助感，会导致不佳的心理健康结局，使丧偶者产生严重的抑郁情绪。此外，丧偶导致老年人独居、慢性病的自我管理能力降低、经济来源减少，这些都易造成焦虑和压力水平升高。

来源：张成成，宋洁，马翠翠，等. 丧偶老年人死亡风险及健康状况的研究进展[J]. 护理研究，2016，30（5）：526-528.

4. 疾病恢复期的老年人　包括急、重症恢复期的老年人及需要继续或长期治疗的老年人，因其身体状况差，常需继续治疗和及时调整治疗方案。因此，从事居家老年健康照护与促进的照护者，应及时掌握疾病恢复期老年人的疾病状况，定期随访。

5. 精神障碍的老年人　精神障碍如神经衰弱、焦虑症、抑郁症和癔症等，尤其是抑郁症、精神分裂症和失智症老年病人应作为精神疾病防治重点，其特点是老年人认知功能减退或丧失，自理能力下降，医疗和护理服务需求明显高于其他人群，应引起全社会的重视。

有配偶的老年人倾向于家庭照护

有配偶或有3个以上子女的老年人更倾向于选择家庭照护，而丧偶、离婚和未婚老年人更倾向于选择机构照护，没有子女的老年人选择居家照护和机构照护的可能性很高。丧偶、离婚和未婚老年人选择机构照护的发生比是有配偶老年人的1.88倍。因为配偶可以直接为老年人提供照护，延缓了老年人对机构照护的需求。

来源：赵琛徽，孔令卫. 供给侧改革背景下老年人照护模式的选择意愿[J]. 人口与经济，2017，（6）：13-19.

（二）居家老年健康照护与促进的内容

1. 综合性评估　评估居家老年人健康及功能状况，确定其所需的照护项目，包括饮食，如食欲、咀嚼、吞咽功能等；环境，如居室、厨房、浴室、楼梯环境等；清洁，如口腔、头发、皮肤等；排泄及安全等方面。

2. 提供居家老年人医疗及生活照护　对老年人及其家属进行保健及照护指导，包括饮食、环境、清洁、排泄及安全。

(1) 根据老年人消化系统的老化改变，个人饮食习惯和咀嚼、吞咽功能等方面对日常饮食进行调整，适应老年人的饮食方式，补充营养，预防疾病。

(2) 依据居家老年人的活动能力对居家环境进行调整，适应老年人的生活起居；提供日常生活自理的辅助性工具，如助行器、沐浴椅等，以提高老年人的日常生活自理能力。

(3) 安排协调老年人家居清洁、日常购物及供餐等服务。

(4) 检查和改进家居安全，安装烟火探测装置，配备急症呼救系统等，确保老年人安全。

三、居家老年健康照护与促进的形式

目前，国内外居家健康照护与促进支持形式多种多样，具体包括以下几种形式：

(一) 居家老年健康照护与促进的保险制度支持

近年来，发达国家或地区将老年健康照护模式的重心转入居家老年健康照护与促进，并且将居家健康照护部分服务纳入医疗保险范围。1965 年，美国建立了医疗保险和医疗补助项目，两者都为符合条件的老年人提供家庭和社区服务支持，不同的是医疗保险主要是针对急性期后家庭照护，如短时间的治疗和照护需求支持，而医疗补助项目主要是针对经济弱势和不良健康群体，可见，医疗保险和医疗补助是美国居家健康照护重要的支持形式。加拿大建立的长期照护保险制度，所交保费因性别、年龄差异而不同，女性、年老者相对更高，每隔 5 年进行调整，大部分家庭健康照护开支由公共系统承担。日本于 2000 年出台了《长期照护保险法》，同时建立完善的老年介护体系，其资金来源于政府、社会及个人，服务项目包括访问照护服务、社区照护服务、日间照护服务、短期托付服务等。在中国台湾地区，居家照护也是最主要的老年健康照护方式，在宏观层面筹划建立承载居家健康照护服务的长期照护服务制度，并配以长期照护保险作保障。此外，在各地区均设置居家照护服务支持中心，一方面充当服务中介，组织居家照护服务，另一方面还为家庭照护者提供咨询，以更有效地为老年人提供照护服务。目前，我国家庭照护仍是主要照护形式，主要照护者为配偶和儿女，鉴于人力和时间成本的双重压力，我国于 2016 年出台了《关于开展长期照护保险制度试点的指导意见》，已在全国范围启动了长期照护保险制度试点工作，旨在为失能人员的基本生活照料和医疗照护提供保障。

(二) 居家老年健康照护与促进的个性化服务支持

老年人个体照护需求具有差异性，为此，提供个性化支持尤为重要。针对 60 岁以上失能老年人，法国采取了个性化自主分配制度作为居家照护的补贴项目，旨在促进失能老年人对所需要的专业照护服务的使用。本项目需要该部门专业委员会进行专业评估，失能程度 1～4 级才能享受补贴，基于对个体的评估结果，评估团队建立个性化照护计划，其中包括需要帮助的活动及所需要的时间，再以所需要照护服务的最长时间对受益人进行补贴。英国居家健康照护与促进服务的评估、照料、追踪、回访等工作由个案管理人员提供，这种个案式管理照护服务大大提高了老年人的生活满意度并降低老年人入住养老院的比例。

(三) 居家老年健康照护与促进的协作性支持

绝大多数香港老年人选择家中养老，在居家照护多元化服务类型上，第三方机构发挥了重要作用，同时香港拥有标准化的专业评估体系来保证老年人所需服务与需求。针对资源协同利用，我国各省市也在积极探索，长沙市提出形成“9073”的养老模式：90% 的老年人在社会化服务协助下进行家庭养老，7% 的老年人通过社区照顾和政府购买服务实现社区居家养老，3% 的老年人通过入住养老机构进行集中养老。教育部社会学学科教学指导委员会委员张明锁等提出了“类家庭”照护模式，其特点是失能老年人家庭之间可互助合作，社区及社会志愿服务作为辅助照护力量予以支持和帮助，根据家庭中照护者的数量、工作时间等因素合理安排，轮流照护；其次根据失能老年人需求情况设置分层照护环节，使失能老年人在不同阶段、不同照护需求时能够得到有针对性的、及时连续的照护服务。可见，不同部门或者失能家庭相互协作，既提升了居家照护的专业性和科学性，又赢得了社会支持。

(四) 居家老年健康照护与促进的智能支持

随着科学技术的发展，适应特殊群体需求的智能照护设备的出现为居家照护提供了新的可能。为了创建一间简单、低成本、自动化的房间，Lopez 等特别设计了居家照护辅助支持系统，通过简单的人机界面操作，可实现老年人与环境及家用设备间的交互影响，如控制百叶窗、床、灯光、空调、电视等，对

于失能老年人，特别设计了基于眼电图和肌电图的人机交互界面，通过眼睛运动和面部肌的随意收缩来控制鼠标以实现操作，该系统主要目的是帮助老年人康复，增强舒适感、自尊和心理健康及改善与家人关系。随着智能手机的出现，健康保健APP的应用，增强了失能老年人居家照护安全感和信心。

（五）居家老年健康照护与促进的远程支持

随着生理监测系统、生物医学传感器、显像记录、跌倒监测警报等电子信息技术设备的使用，居家照护远程交流指导、警报提醒及生理指标监测成为近几年探索的热点，Laniel、Moyle等利用机器人建立了远程照护模式，可实现双向音频、视频、数据传输，通过机器人家人可以随时获知失能老年人日常情况，并可与失能老年人及照护者进行交流，医护工作者也能动态监测其病情及行为变化，必要时给予指导。与其类似的是我国浙江乌镇成立了“智慧养老综合服务平台”，该平台利用电子信息技术，如安装网络设备、SOS呼叫跌倒与报警定位装置等，一旦老年人发生意外，相关人员会及时收到报警，并提供相关救助。通过利用信息技术等现代科学技术实施和开展的居家智慧照护，从安全保障、生活起居、保健康复、休闲娱乐、学习等各方面给予失能老年人家庭支持，使居家照护更加便捷和安全。

（六）居家老年健康照护与促进的专业团队/技术支持

失能老年人居家照护服务，需要具有医疗背景的专业团队或技术支持。意大利医疗部门成立了社会援助照护服务团队，团队中不同人员分别提供居家环境安全评估及管理，病情变化的照护策略，救济金的咨询和申请及心理支持等。我国社区医生王俊星等构建了“智慧家庭医生优化协同模式（intelligent family doctors optimized coordination，IFOC）”。该模式以人为中心、信息技术为支撑，通过绑定医护团队，协同各服务机构和人力资源，围绕家庭健康需求组织服务，如评估居家状况、健康问题，制订个性化康复指导方案，功能锻炼指导，家庭照护者培训等实现一对一的持续性照护服务。

第二节　居家老年人日常生活环境照护

家庭环境的舒适、安全、便利是维护老年人健康，提高生活质量的重要影响因素。高龄者发生的意外中有90%是与居住环境有关，如跌倒、坠床等。因此，需要及时发现居家环境中存在的问题和障碍并对其进行改造，创造老年人的宜居环境，有效利用老年健康照护资源，以促进老年人积极老龄化的顺利实现。

一、营造老年人照护环境

（一）居室环境的调节

1．光线　随着年龄的增长，老年人视觉功能会逐渐下降，突然进入耀眼或黑暗的环境时会因视物不清陷入恐惧状态或反射光引起眩晕。舒适的光线环境不仅能使光源进入眼睛，还能避免反射光线刺激眼睛。因此，居室应以朝阳、天然采光为佳。夜间老年人睡眠时可根据老年人的生活习惯，采用地灯或关闭灯光，以利睡眠。老年人经常走动的地方，如室内、走廊、卫生间、楼梯、阳台等处，均要有照明设备，并应适当提高照明亮度。晚间电灯开关处应设灯光照明，安置在老年人容易触摸到的位置。床头应设床头灯或台灯，以便老年人夜间使用。

2．温度、湿度　老年人机体对温度、湿度的调节能力下降，注意室温恒定，避免忽高忽低，一般老年人房间的温度以22～24℃为宜，相对湿度以50%～60%为宜。使用电风扇或空调降温时，时间不宜过长。

3．整洁　老年人的床铺应保持清洁、干燥、平整、柔软、舒适。每周定期为老年人更换清洁的被单，老年人的房间每日通风2～3次，保持室内空气的清新，每次通风30min即可达到置换室内空气的目的。

4．安静　老年人居室内应避免噪声，噪声不超过50分贝，尽量为老年人创造安静舒适的生活环境。

5．布置与色调　老年人居室的装饰和摆设要遵循其喜好安排，并便于老年人使用。墙上可悬挂字画、壁饰，窗台和桌上可摆放小型花卉、盆景，使老年人心情放松，身心舒缓。卧室的色彩以偏暖色调为宜，如清新的黄绿色系、淡雅的米黄色系。

（二）居室空间的布局

老年人居室设计需要落实无障碍设计理念，创造条件鼓励老年人生活自理、自由活动，维护老年

人的尊严。

1. 老年人居家有足够的空间，行动无需绕行，轮椅可自如活动。例如，可供轮椅通行的有效门宽度在80cm以上，高度需要在90cm以上，所有的通道均不堆放杂物。

2. 居家地面尽量不设梯级、不平地板及光滑地砖等，以防老年人摔倒。地板使用防滑材料，避免使用小地毯，如必须使用则需用双面胶将地毯粘在地面上；地面平整，门槛、台阶要低，尽可能消除地面高度差。

3. 老年人卧室尽量靠近卫生间和浴室，以方便直接出入；并安装夜间照明装置或地灯。

4. 浴室地板必须防滑，浴缸边加扶手，浴室内门最好为外开式，以保证发生意外时其他人员能及时入内；在浴缸周围和淋浴处使用防滑垫。卫生间最好使用坐厕而不使用蹲厕。

5. 老年人居室内楼梯应有扶手，不宜采用扇形台阶，台阶上可安装小灯或荧光条，以起到提示作用。

二、老年人家具的选择

老年人的家具材料应遵循轻便、环保的原则。轻便指家具的重量，轻便的家具可以方便老年人挪动；环保是关注老年人的身体健康，木材、竹、天然乳胶等材料比人工合成的材料更具环保性，应作为老年人家具材料首选。能直接接触到老年人身体的家具、扶手等，应避免尖角和粗糙的材质，以防碰伤或划伤。

知识拓展

老年人居家环境安全评估要素

项目	评估要素
一般居室	
光线	光线是否充足
温度	是否适宜
地面	是否平整、干燥、无障碍物
地毯	是否平整、不滑动
家具	放置是否稳固、固定有序，有无阻碍通道，高度是否适中
床	高度是否在老人膝盖下、与其小腿长基本相等
电线	安置如何，是否远离火源、热源设置是否妥善
取暖设备	设置是否妥善
空调	是否定时通风
电话	紧急电话号码是否放在易见、易取的地方
厨房	
地板	有无防滑措施
燃气	“开”“关”的按钮标志是否醒目
浴室	
浴室门	门锁是否内外均可打开
地板	有无防滑措施
便器	高低是否合适，有无设扶手
浴盆	高度是否合适，盆底是否垫防滑胶毡
楼梯	
光线	光线是否充足
台阶	是否平整无破损，高度是否合适，台阶之间色彩差异是否明显
扶手	有无扶手

来源：李小鹰．中华老年医学[M]．北京：人民卫生出版社，2015.

三、老年人衣着的选择

老年人衣着选择与健康关系十分密切，根据其皮肤特点，为老年人选择衣着时应遵循保暖、舒适、实用及安全原则。

（一）衣服材质的选择

1. 由于老年人体温中枢调节功能降低，对寒冷的抵抗力和适应力降低，因此，在寒冷时节选择衣服时要注意其保暖功效，不宜选用沉重的材质，以免影响老年人的活动。

2. 毛织品、化纤织品等衣着布料对皮肤有刺激性，用其制作贴身内衣，可引起皮肤瘙痒，红肿或疼痛等不适。且这类织物带有静电，容易吸附空气中的灰尘引起支气管哮喘。因此，在选料时要慎重考虑，尤其是内衣，应以纯棉织品为好，遵循舒适性原则。

（二）衣服款式的选择

1. 老年人衣服应便于穿脱　便于穿脱的衣服对老年人非常重要，即使是残障老年人，也要鼓励和指导其参与衣服的穿脱过程，尽可能保持和发挥其残存功能。因此，在选择衣着的款式方面遵循实用性原则。如上衣的设计应多以前开襟为主；减少纽扣的使用，尽量使用橡皮筋代替；拉链上应留有指环以便于拉动等。

2. 老年人衣服要合身　衣服不能过紧，更不要压迫胸部；注意衣服的款式和色彩要适合其个性、年龄以及社会活动需求。鼓励老年人的服饰打扮适当考虑流行时尚，如选择有朝气的色调、大方别致的款式以及饰物等。

（三）鞋子的选择

老年人应选择大小合适的鞋码。鞋码过大，行走时会不跟脚而引起跌倒；鞋码过小，又会因压迫和摩擦造成皮肤破损，特别是患糖尿病的老年人更应注意。老年人应选择鞋底有一定厚度、后跟略有高度的鞋，以减轻足弓压力。无论在室内还是室外，老年人均应选择有防滑功能的鞋，以免发生跌倒。

第三节　居家老年人日常清洁照护

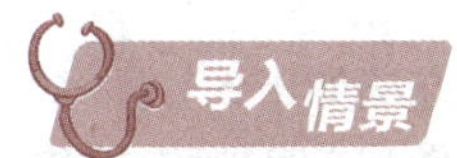

情景描述：

王某，男，68 岁，高血压病史 20 年，糖尿病病史 15 年。因情绪激动导致脑卒中，右侧肢体失去自理能力，生命体征平稳，言语表达不清，口唇干裂，口臭，右侧颊部有一个大小为 0.5cm×0.5cm 的溃疡，活动性义齿。

请问：

如何为王某进行清洁照护？

一、口腔照护

随着年龄的增长，牙齿及周围组织会发生不同程度的退行性改变。表现为牙齿变短，牙龈出现萎缩，牙齿间隙增大，口腔黏膜变薄、光滑干燥，舌黏膜乳头分泌减少，使味觉、痛觉、温觉出现迟钝，唾液分泌减少，咀嚼和吞咽功能下降等。我国 65～94 岁老年人患龋率为 98.4%，牙周病的患病率在 80% 以上，可见，口腔问题严重影响了老年人的生活质量，应当引起重视。

（一）口腔的清洁照护

1. 老年人仍要坚持刷牙　指导老年人掌握口腔疾病预防的正确方法，协助并督促其养成早晚刷牙、饭后漱口的口腔卫生习惯。正确使用牙刷，手动刷牙时，应尽量选择小头软毛牙刷，以减少刷牙时对牙齿和牙龈的磨耗，并做到及时更换。指导使用含氟牙膏，防止龋齿发生。刷牙用具应做到“一人一用”。

2. 正确选择和使用口腔清洁用具 牙刷在使用期间保持清洁和干燥，至少每隔3个月更换一次，以避免牙刷污染而引起口腔疾病。老年人普遍存在牙龈萎缩、牙龈暴露等情况，牙齿对冷热酸甜比较敏感，可使用脱敏牙膏；含氟牙膏具有抑菌和保护牙齿的作用，建议老年人使用；经常发生口腔溃疡的老年人，可使用中草药牙膏等。

3. 采用正确的刷牙方法 刷牙通常在晨起和睡前进行，建议餐后也刷牙，每次刷3min为宜。

(1) Bass刷牙法：将牙刷与牙长轴成45°角指向根尖方向（上颌牙向上，下颌牙向下），按牙龈-牙交界区，使刷毛一部分进入龈沟，一部分铺于龈缘上，并尽可能伸入邻间隙内，用轻柔的压力，使刷毛在原位作前后方向短距离的水平颤动10次。颤动时牙刷移动仅约1mm，每次刷2～3个牙。

(2) 水平颤动拂刷法：水平颤动拂刷法是一种有效清除龈沟内和牙面菌斑的刷牙方法。水平颤动去除牙颈部及龈沟内的菌斑，拂刷清除唇（颊）舌（腭）面的菌斑。具体操作方法：①将刷头置于牙颈部，刷毛指向牙根方向（上颌牙向上，下颌牙向下），刷毛与牙长轴大约成45°角，轻微加压，使刷毛部分进入牙龈沟内，部分置于牙龈上。②从后牙颊侧以2～3颗牙为一组开始刷牙，用短距离水平颤动的动作在同一部位数次往返，然后将牙刷向牙冠方向转动，拂刷颊面。刷完第一个部位后，将牙刷移至下一组2～3颗牙的位置重新放置，注意与前一个部位保持有重叠的区域，继续刷下一个部位，按顺序刷完上下牙齿的唇（颊）面。③用同样的方法刷后牙的舌（腭）面。④刷上前牙舌面时，将刷头竖放在牙面上，使前部刷毛接触龈缘，自上而下颤动。刷下前牙舌面时，自下而上颤动。⑤刷咬合面时，刷毛指向咬合面，稍用力作前后来回刷。

4. 正确使用牙线 取一段长约45cm的牙线，将线的两端合拢打结形成一个线圈，然后用双手拇指及示指操控一段约2cm长的牙线。把牙线左右拉动，慢慢地让它滑进牙缝内，把牙线紧贴牙齿邻面形成"C"形，并拉到牙龈沟最深的地方，上下左右拉动，然后把牙线紧贴另一边邻面重复上下左右拉动的动作，直至牙缝中的食物嵌渣、牙垢等被带出为止。换一段干净的牙线逐个将全口牙齿邻面都清洁为止。

5. 选择合适的漱口液

(1) 生理盐水：用于清洁口腔、预防感染。

(2) 1%～3%过氧化氢：适用于口腔细菌感染、有出血者。

(3) 1%～4%碳酸氢钠溶液：适用于真菌感染。

(4) 0.1%醋酸溶液：适用于绿脓杆菌感染。

6. 牙龈按摩操 指导牙龈按摩可以增强牙周组织对外界损伤的抵抗力。常用方法如下：

(1) 口外按摩法：一般用右手示指，放在牙龈相应的面部皮肤上，按一定顺序，做局部小圆旋转移动按摩，然后漱口。

(2) 口内按摩法：先将右手手指洗净，并用75%酒精消毒。手指放入口内唇（颊）侧牙龈上来回移动或做小圆旋转按摩，再向牙冠方向施加力量，并向咬合面滑动，每个牙龈区重复动作数次。

7. 饮食保健 适当控制老年人各种甜食摄入频率，多吃新鲜蔬菜与瓜果，安排合理膳食，保证微量元素的摄入，增强牙齿的抗龋能力。吸烟老年人，应戒烟。

8. 口腔清洁 对行动不便和不能自理的老年人，照护者应指导其家属或自行协助对其进行定期进行口腔清洁。

（二）义齿的清洁照护

牙齿缺失是老年人常见的口腔疾病之一，不但影响咀嚼功能的正常发挥，同时可引起消化不良、吸收障碍等一系列消化系统的问题。目前，可摘义齿是牙体缺失的老年人牙齿修复的首选方法。

1. 义齿的佩戴 分清方向后，用水沾湿，对应缺失牙的部位放入口内，然后用手指在义齿或牙托上轻轻加压，避免咬合就位，防止卡环变形或义齿折断；初次佩戴者，指导其对着镜子练习摘取。佩戴义齿后，饮食从细软软食开始，循序渐进，直至能够良好咀嚼。

2. 义齿的清洁 指导老年人每次餐后取下义齿进行清洁，清洁时使用软毛牙刷，将义齿各个部位逐一刷洗干净，避免使用颗粒状或带颜色的牙膏清洁。

3. 义齿的保养 睡前将义齿清洁后放在清水和专用义齿清洁剂中浸泡，不可浸泡在开水或乙醇

等有机溶剂中，以免造成义齿老化变形，影响使用寿命；切忌自行切割、弯曲义齿，如有义齿损坏或折断，应及时进行专科修理。

（三）特殊口腔护理

【操作目的】

1. 维持口腔正常功能　防止口臭、口垢，增进食欲。

2. 预防并发症　保持口腔清洁、湿润、预防口腔并发症。

3. 提供护理诊断信息　通过观察口腔黏膜、舌苔的变化，以及有无特殊口腔气味，以提供病情观察的动态信息。

【环境准备】

环境整洁、安静、舒适、光线、温湿度适宜，必要时进行遮挡。

【照护者准备】

衣帽整洁，洗手，戴口罩。

【用物准备】

治疗盘（内盛漱口溶液浸润的无菌棉球、弯止血钳 1 把、镊子 1 把）、压舌板 1 个、小茶壶或杯子（内盛漱口水）、弯盘、吸水管、手电筒、棉签、治疗巾、小纱布、小橡胶单，必要时备开口器。治疗盘外备口腔外用药（按需准备，如液状石蜡、冰硼散、西瓜霜、制霉菌素鱼肝油、金霉素甘油等）、手消毒液、常用漱口溶液（根据老年人口腔情况选用漱口溶液）。

图片：口腔护理包

【操作步骤】

1. 安置体位　取侧卧位、仰卧位或半坐位，头偏向照护者。

2. 铺巾置盘　铺治疗巾及小橡胶单于老年人颌下及胸前，弯盘置于口角旁。

3. 湿润口唇　用棉签蘸温水湿润老年人口唇。

4. 观察口腔　照护者一手用压舌板轻轻撑开颊部，另一手拿手电筒观察口腔情况，取下义齿；不能张口的老年人，可使用开口器。

5. 协助漱口　清醒者用吸水管漱口，无吸吮能力者用注射器接软管帮助其漱口。

6. 擦洗口腔

（1）牙外侧：嘱老年人咬合上、下齿，一手用压舌板轻轻撑开左侧颊部，另一手用弯血管钳夹取含漱口溶液的棉球擦洗左外侧面，由臼齿向门齿纵向擦洗。同法擦洗右外侧面。

（2）牙内侧及颊部：嘱老年人张口，依次擦洗左侧牙齿的上内侧面→上咬合面→下内侧面→下咬合面→弧形擦洗→侧颊部。同法擦洗右侧。

（3）上腭及舌面舌下：由内向外擦洗上腭、舌面及舌下。

7. 协助漱口　擦洗完毕，协助老年人漱口，纱布拭去口角水渍，避免引起呛咳。

8. 观察涂药　再次观察口腔，如有溃疡涂药于患处。

【注意事项】

1. 擦洗时动作要轻，避免金属钳端碰到牙齿，以免损伤口腔黏膜及牙龈，特别是凝血功能较差的老年人。

2. 昏迷老年人禁忌漱口，需用开口器时应从臼齿处放入，对牙关紧闭者不可用暴力使其开口；擦洗时棉球不宜过湿，以防溶液吸入呼吸道；棉球要用血管钳夹紧，每次一个，防止遗留在口腔，必要时清点棉球数量。

3. 长期使用抗生素老年人，应观察口腔黏膜有无真菌感染。

4. 如有活动义齿应先取下，用牙刷刷净义齿各面，用冷水冲洗干净，待老年人漱口后戴上。

5. 操作前后应清点棉球数量。

二、头发照护

（一）床上梳头

【操作目的】

正确规范地协助老年人进行床上梳头，按摩头皮，促进其血液循环。

笔记

【环境准备】

安静、舒适、温暖。

【照护者准备】

衣帽整洁，洗手。

【用物准备】

纸巾、毛巾、梳子、30% 乙醇。

【操作步骤】

1. 关怀解释 向老年人解释梳发的目的。

2. 安置体位 协助老年人坐起，纸巾和毛巾围于老年人肩上（卧床老年人，可将纸巾和毛巾铺在枕巾上）。

3. 正确梳发 先将头发从中间梳到两边，长发者将头发散开，由发梢一段段梳到发根。

4. 整理 将脱落的头发包裹在纸巾中，撤下毛巾，整理衣服、床铺。

【注意事项】

1. 梳头动作要轻柔，不可强拉硬拽，以免造成老年人疼痛和头发脱落。

2. 头发缠绕成团不易梳理时，可用 30% 乙醇湿润后，再小心梳理。

3. 梳发过程中，与老年人沟通，了解其需求，尊重老年人的习惯。

（二）床上洗头

床上洗头常用方法包括：充气式洗头器、带头托塑料洗头盆和洗头车。

【操作目的】

正确规范地协助老年人进行床上洗头。

【环境准备】

安静、舒适、温暖（室温 24～26℃）。

【照护者准备】

衣帽整洁，洗手，戴口罩。

【用物准备】

1. 充气式洗头器 充气式洗头器（水温 40～45℃）、毛巾、浴巾、橡胶单、棉球、洗发液、梳子、纱布、污水桶、电吹风（必要时）。

2. 带头托的塑料洗头盆 水盆、水壶（水温 40～45℃）、床上洗发器、毛巾、浴巾、橡胶单、棉球、洗发液、梳子、纱布、污水桶、电吹风（必要时）。

3. 洗头车 洗头车（水温 40～45℃）、毛巾、浴巾、橡胶单、棉球、洗发液、梳子、纱布、污水桶、电吹风（必要时）。

【操作步骤】

1. 关怀解释 向老年人解释洗头的目的并询问是否需要使用便器。

2. 摆体位，护隐私 协助老年人取平卧，移枕头于肩下，解开衣领向内反折，将毛巾围在颈下，肩下铺橡胶单。

3. 洗发

（1）充气式洗头器：将充气式洗头器置于老年人后颈部，协助老年人颈部枕于凹槽内，头部置于水槽中，洗头器排水管下端置于污水桶内。

（2）带头托洗头盆：将带头托的洗头盆置于老年人后颈部，将老年人头部枕于头托处，洗头盆排水管下端置于污水桶内，温水盆和冲水壶放在床边。

（3）洗头车：协助老年人头部枕于洗头车的托盆上，排水管下端置于污水桶内，连接水管和水龙头。

4. 护双耳及双眼 洗发过程中，棉球塞住双耳，闭眼或纱布遮盖双眼，梳通头发。用温水将头发湿透，用水壶冲洗，取适量洗发液倒于手心，揉搓后涂遍头发，用指腹揉搓头发，并按摩头皮，方向由发际到头顶部，然后用温水边冲洗边揉搓，直到冲洗干净。

5. 整理 取出洗头盆，将肩下枕头移至头部，取下毛巾、棉球，毛巾擦干面部，浴巾轻揉头发、擦

干。散开头发，用梳子梳顺，电吹风吹干，整理用物。

【注意事项】

1. 操作中随时与老年人交流，观察病情变化，如面色、脉搏、呼吸有异常时应停止操作。

2. 掌握室温与水温，避免老年人着凉或烫伤。

3. 洗发时，防止水流入老年人眼及耳内，保护衣领和床单，避免被水沾湿。

4. 揉搓力量要适中，不可用指甲抓洗，避免造成头皮抓伤或疼痛，头皮如有损伤尽量少沾水，避免感染。

5. 病情危重、身体虚弱的老年人减少洗发次数和缩短洗发时间，甚至不洗发。

6. 注意室温，及时擦干头发，防止着凉。

三、皮肤照护

皮肤是人体最大的器官，老年人经过常年的外界刺激，皮肤老化生理功能和抵抗力减弱，导致皮肤变得干燥，粗糙，皮肤的触觉、痛觉、温度觉的功能也逐渐减弱，抵抗力降低，使老年人容易发生皮肤疾病。如老年性湿疹、皮肤瘙痒症等，因此，做好老年人的皮肤护理、保持皮肤清洁是老年人日常生活照护不可缺少的内容。

（一）沐浴和盆浴

老年人在日常生活中应注意保持皮肤卫生，特别是褶皱部位如腋下、肛门、外阴等。适当沐浴可清除污垢，保持毛孔通畅，有利于预防皮肤疾病。建议老年人根据自身习惯和地域特点选择合适的沐浴频率，一般北方夏季可安排每天1次，其余季节每周1～2次温水洗浴，而南方气候湿热，夏秋两季每天1次，冬春两季每周1～2次沐浴。

【操作目的】

1. 去除污垢，保持皮肤清洁、干燥，提升老年人舒适度。

2. 促进皮肤血液循环，增强其排泄功能，预防皮肤感染及压疮等并发症。

3. 观察老年人皮肤有无异常，为临床诊治提供依据。

4. 使肌肉放松，保持良好的精神状态。

【环境准备】

浴室内有紧急呼叫系统、扶手；地面、浴盆内具有防滑装置。

【照护者准备】

着装整洁，洗手。

【用物准备】

沐浴露或浴皂、毛巾2条、浴巾1条、清洁衣裤1套、拖鞋（防滑）、手消毒液、水桶、生活垃圾桶、医用垃圾桶。

【操作步骤】

1. 备物　检查浴室是否清洁，是否放置防滑垫，提前准备好老年人洗浴用品和护肤用品。

2. 解释　协助老年人入浴室，指导老年人调节水温及如何使用呼叫器，嘱咐老年人进出浴室时扶好安全扶手，浴室切勿锁门。

3. 沐浴或盆浴　老年人洗浴时，照护者应在可以呼唤到的地方，并且每隔5min检查老年人的情况及在洗浴中老年人的反应，确保老年人安全，同时保护老年人的隐私。盆浴时水位不可超过心脏水平，且浴盆中浸泡时间不可超过20min。

4. 整理　协助老年人穿好清洁衣裤，回卧室休息；注意保暖，防止受凉。

【注意事项】

1. 沐浴应在进食后1h进行，以免影响消化功能。

2. 调节室温在24℃，水温40～45℃，防止老年人受凉、晕厥、烫伤、滑跌等意外情况发生。

3. 向老年人讲解呼叫器的使用方法，叮嘱老年人如果在沐浴过程中出现虚弱无力、眩晕，应立即呼叫帮助。

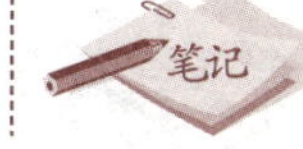

（二）床上擦浴

身体虚弱的老年人，有术后创口的老年人，有皮肤感染或失能的老年人可采取床上擦浴的照护方法。

【操作目的】

1. 去除污垢，保持皮肤清洁，使老年人舒适，满足老年人清洁的需要。
2. 促进皮肤血液循环，增强其排泄功能，预防皮肤感染及压疮等并发症。
3. 观察全身皮肤有无异常，提供疾病信息。
4. 活动肢体，使肌肉放松，防止关节僵硬和肌肉挛缩等并发症，保持良好的精神状态。

【环境准备】

关闭门窗，调节室温，酌情用屏风遮挡或拉上窗帘。

【照护者准备】

着装规范，洗手，需要时戴口罩。

【用物准备】

备浴巾 1 条，毛巾 2 条（老年人自备）、治疗巾 1 块、小橡胶单 1 个、一次性手套、弯盘、浴皂或沐浴露、指甲刀、梳子、50% 乙醇、爽身粉。治疗盘外备脸盆 2 个、水壶（盛 50～52℃热水），清洁衣裤和被单、手消毒液、便盆及便盆巾、水桶（盛污水用）、生活垃圾桶、医用垃圾桶。

【操作步骤】

1. 解释　携用物至老年人床旁，向老年人做好解释。

2. 按需给予便盆　温水擦洗时易引起老年人的排尿和排便反射。

3. 关闭门窗、屏风遮挡　防止室内空气对流，调节室温 22～26℃，防止老年人受凉；保护老年人隐私，促进老年人身心舒适。

4. 调节床头与倒水　根据病情平放床头及床尾支架，松开盖被；将面盆放于床旁桌上，倒入热水 2/3 满，测试水温。

5. 擦洗面颈部

（1）将毛巾叠成手套状，包在照护者手上，放入水中，彻底浸湿。

（2）擦洗眼部：由内眦向外眦，洗完一侧再洗另一侧。

（3）擦洗脸、鼻、颈部：擦洗顺序为前额、颊部、鼻翼、人中、下颌、耳后、颈部。同法擦另一侧。

6. 擦洗上肢

（1）为老年人脱下上衣，铺浴巾于一侧手臂下面。

（2）先用涂沐浴液的小毛巾由远心端向近心端擦洗，促进静脉回流，再用湿毛巾拭去浴液，直至无浴液为止，最后用大浴巾边按摩边擦干，注意皮肤皱褶处。

（3）同法擦另一边。

7. 擦洗胸腹

（1）根据需要换水，将大毛巾铺于胸腹部。

（2）先擦胸部，再擦腹部；擦洗女性乳房时应环形用力，注意擦净乳房下皮肤皱褶处。

（3）擦洗过程中应保持浴巾盖于老年人腹部，保护老年人隐私并避免受凉。

8. 擦洗背部　翻身侧卧，依次擦后颈→背部→臀部。

9. 更衣平卧　换上清洁上衣，协助老年人平卧。

10. 擦洗下肢

（1）换水并调好水温，脱下老年人裤子并用毛巾覆盖。

（2）将浴巾铺于擦洗部位下面。

（3）露出近侧下肢，依次擦洗踝部、小腿、膝部、大腿、髋部，洗净后彻底擦干。

（4）同法擦另一侧。

11. 清洁双足

（1）将盆移于老年人足下，盆下先铺好浴巾。

（2）老年人屈膝，将双脚同时或先后移入盆内清洗足部及趾部。

(3) 两脚放于浴巾上，擦干。

12. 清洗会阴

(1) 更换水、脸盆和毛巾，协助老年人清洗会阴部。

(2) 不能自行清洗者，由照护者完成。

13. 协助老年人取舒适体温，为老年人梳头。

【注意事项】

1. 操作过程中应遵循节力原则，两脚分开，降低身体重心。端水盆时，水盆尽量靠近身体，以减少体力消耗。

2. 掌握擦洗的步骤，及时更换温水，腋窝、腹股沟等皮肤皱褶处应擦洗干净。

3. 动作轻柔、敏捷，防止受凉，并注意遮挡，以保护老年人自尊。

4. 注意观察病情变化及全身皮肤状况，如出现寒战，面色苍白等变化，应立即停止擦洗，并给予适当处理。

(三) 皮肤健康促进

1. 沐浴时要用温水，不要用碱性皂液。冬季洗澡每周一次即可，浴后适量涂擦乳液滋润皮肤。

2. 夏季出汗多时，要及时洗澡，保持皮肤的清洁。当紫外线照射强烈时，外出应带遮阳帽或涂擦防晒用品，以防紫外线对皮肤造成损伤。

3. 多食含有维生素及矿物质的食品，均衡饮食。不吸烟，少饮酒，少吃含有咖啡因的饮品；每日保证饮水量，以促进人体内循环，加速细胞生长，保证皮肤水分充足。

4. 每天保证 7～8h 的睡眠，皮肤会在人体睡觉时产生细胞自我更新。

5. 保持良好的情绪状态，减少紧张与压力，适当做运动，以加速皮肤表面的血液循环。

四、床上更衣照护

【操作目的】

正确、规范地协助老年人更换衣裤。

【环境准备】

关闭门窗，调节室温至 22～26℃。

【照护者准备】

穿上清洁的工作服，洗净、擦干并温暖双手。

【用物准备】

清洁衣裤。

【操作步骤】

(一) 协助老年人穿开襟上衣

1. 向老年人解释，掀开盖被，一手扶住老年人肩部，另一手扶住髋部，协助老年人翻身侧卧(遇老年人一侧肢体不灵活时，应卧于健侧，患侧在上)，穿好上侧(患侧)衣服的衣袖，其余部分平整的掖于老年人身下，协助老年人平卧，从老年人身下拉出衣服，穿好另一侧衣袖(健侧)，整理、拉平衣服，扣好纽扣。

2. 将衣服下摆与衣袖展开横拉呈“一”字形，掀开盖被，一手托起老年人腰部，另一手将衣服横穿过老年人腰下，穿好一侧衣袖(遇老年人一侧肢体不灵活时，应先穿患侧、后穿健侧)，再穿另一侧衣袖，一手托起老年人颈肩部，另一手捏住衣领轻轻向上提拉至颈部，整理、拉平衣服，扣好纽扣。

(二) 协助老年人穿套头上衣

照护者的手臂从老年人衣服袖口处穿入，握住其手腕，将衣袖轻轻向老年人手臂上拉套(遇老年人一侧肢体不灵活时，应先穿患侧、后穿健侧)，同法穿好另一侧衣袖，将衣领开口套入老年人头部，拉平整理衣服。

(三) 协助老年人脱上衣

1. 脱对襟上衣　掀开盖被，解开上衣纽扣，协助老年人脱去一侧衣袖(遇老年人一侧肢体瘫痪，

应先脱健侧、后脱患侧），其余部分平整的掖于老年人身下，从身体另一侧拉出衣服，脱另一侧衣袖，整理用物。

2. 脱套头上衣　将衣服向上拉至胸部，协助老年人手臂上举，脱去一侧衣袖再脱另一侧衣袖，一手拖起老年人头颈部，另一手将套头衫完全脱下，整理用物。

（四）协助老年人穿脱裤子

1. 穿裤子方法

方法一：照护者左手臂从裤管口向上套入，轻握老年人脚踝，右手将裤管向老年人大腿方向提拉，同法穿好另一侧裤管，向上提拉裤腰至臀部，协助老年人侧卧，将裤腰拉至腰部，平卧，系好裤扣、裤带（老年人裤子选择松紧带的为好）。

方法二：将两条裤管呈 S 形套入照护者一侧手臂，轻握老年人脚踝，分别穿好双裤管，向上提拉裤腰至臀部，协助老年人侧卧，将裤腰拉至腰部，平卧，系好裤扣、裤带（老年人裤子选择松紧带的为好）。

2. 脱裤子方法　协助老年人松开裤带、裤扣，一手托起腰骶部，另一手将裤腰向下褪至臀部以下，双手分别拉住两裤管口向下将裤子完全脱下。

【注意事项】

1. 照护者态度认真，动作轻稳，避免引起老年人不适。

2. 注意室温，以 22～26℃为宜，以防止老年人受凉。

3. 操作中要经常询问老年人有无不适，避免过多翻动和长时间暴露老年人身体，必要时使用屏风遮蔽老年人。

4. 为老年人穿脱（更换）衣裤时，要选择柔软、透气性好的合体衣物，棉质服装为宜，鼓励自理、半自理的老年人自己穿脱衣裤。

第四节　居家老年人的排泄照护

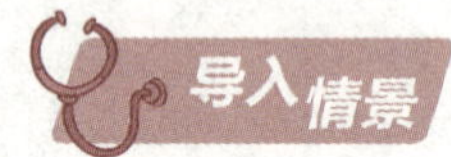

情景描述：

孙某，女，65 岁，半年前老伴去世，一年前退休，子女均在国外。退休前为一家杂志社编辑。退休后白天大部分时间在家看书或看电视，不爱活动。喜欢吃肉，不爱吃蔬菜。1 个月前进行体检，检查结果显示血脂偏高，其他无异常。最近一段时间自觉排便困难，每周排便 1～2 次，大便干结，曾到药房购买果导片服用，自觉效果不佳，食欲下降，致情绪紧张，影响睡眠。

请问：

1. 孙某出现了什么问题？

2. 应当如何帮助孙某改善？

排泄是机体将新陈代谢的产物排出体外的生理过程，是人体维持健康的关键因素。随着老年人各项生理功能逐渐衰老，其排泄功能也发生相应改变，出现排尿及排便障碍，给老年人生活带来极大的困扰，同时影响自尊，严重危害老年人的生理及心理健康。照护者应根据专业护理知识，给予老年人正确的生活指导及有效的照护，帮助老年人解决排泄障碍的问题，消除心理烦恼，提高老年人的生活质量。

一、协助老年人如厕照护

【操作目的】

正确规范地协助老年人如厕。

【环境准备】

安静、舒适、温暖。

【照护者准备】

服装整洁，洗手。

【用物准备】

卫生间设有扶手装置、卫生纸，地面保持干燥，必要时床旁备坐便椅。

【操作步骤】

1. 向老年人说明如厕的时间和方法，询问其有无特殊要求，取得老年人的配合。

2. 自行如厕的老年人，若是蹲厕式，照护者在老年人起立时搀扶，避免因时间过长引起头晕而发生跌倒，并指导老年人便后脚踏冲水及洗手。

3. 使用轮椅推行或搀扶老年人进入卫生间，协助老年人转身面对照护者，双手扶住坐便器旁的扶手。照护者一手搂抱老年人的腋下（或腰部），另一手协助老年人脱下裤子。双手环抱老年人的腋下，协助老年人缓慢坐于坐便器上，双手扶稳扶手进行排便。老年人自己借助卫生间扶手支撑身体（或照护者协助老年人）起身，鼓励老年人自己穿好裤子，按压坐便器开关冲水及洗手。

【注意事项】

1. 培养老年人定时排便的习惯，一般最适宜的时间为每日早餐后。

2. 为老年人创造一个独立、隐蔽、宽松的排便环境。

3. 协助老年人采取适宜的姿势排便，患有高血压、心脏病的老年人宜采取坐位排便。

4. 如老年人病情较重，照护者应在旁陪伴，起身时叮嘱速度要慢，避免出现意外。

二、便盆及尿壶使用方法

【操作目的】

正确规范地协助老年人进行床上排便。

【环境准备】

安静、舒适、温暖。

【照护者准备】

服装整洁，洗手，戴口罩。

【用物准备】

便盆、男性/女性尿壶、清洁纸巾、开塞露等。

【操作步骤】

1. 准备便器　对于不能下床的老年人，准备好便器。

2. 摆体位、护隐私　拉上屏风，协助老年人取仰卧位，双下肢稍弯曲外展或伸直自然外展，铺好中单。

3. 协助脱裤　站在其一侧，将老年人的裤带解开，裤子褪到大腿。

4. 放便器

（1）便盆：嘱其屈曲双腿，抬高臀部做拱桥状（自己不能抬高者，协助其抬高臀部），将便盆放入臀下。

（2）尿壶：男性老年人把尿盆上缘置于阴阜上；女性老年人把尿盆下口置于肛门与阴道口之间；在使用过程中将卫生纸垫在尿壶口边缘，将尿壶下缘紧贴老年人会阴部，便后擦拭干净。

5. 保暖　协助老年人将裤子拉上遮住会阴部，臀下裤子拉至便盆外，天气寒冷应特别注意保暖。

6. 整理　便后擦净，整理衣物并进行清洁。

【注意事项】

1. 新便盆（尿壶）使用前先检查，如果发现边缘粗糙或有裂痕不能使用。

2. 取放便盆时老年人臀部抬高要足够，不可强行取放，以免刮伤老年人皮肤。

3. 使用尿壶时，不能把尿壶一直放在老年人会阴部，并且注意力气不能太大，以免造成皮肤的损伤。

4. 使用过程中，若大小便污染时中单、被褥、衣服要及时更换。

5. 天气寒冷时，注意老年人的保暖。

6. 大小便需及时倾倒，倾倒过程中，需遮盖便盆，迅速到达厕所，以免影响环境卫生。

7. 如果排便之前使用了开塞露等物品，要将其放入黄色垃圾袋，以免堵塞厕所。

8. 便后擦净（女性老年人采用从上到下擦拭），防止会阴部被污染。

三、排泄障碍老年人照护

（一）导尿术

【操作目的】

1. 抢救危重、休克患者时，记录每小时尿量、测量尿比重，密切观察老年人的病情变化。

2. 某些泌尿系统疾病手术后留置导尿管，便于进行膀胱引流和冲洗，减轻手术切口的张力，利于切口的愈合。

3. 为昏迷、尿失禁或会阴部有伤口的老年人引流尿液，保持会阴部的清洁干燥。

4. 为尿失禁老年人行膀胱功能训练。

图片：外阴消毒包

【环境准备】

温度适宜，清洁，关闭门窗，保护好隐私。

【照护者准备】

着装整洁，洗手，戴口罩。

【用物准备】

一次性导尿包、便盆、便盆巾、一次性尿垫、垃圾桶。

图片：无菌导尿包

【操作步骤】

1. 核对解释　和老年人做好解释工作，取得配合。

2. 消毒插管　严格执行无菌技术。

女性老年人导尿术

(1) 协助老年人取屈膝仰卧位，两腿略外展；松开床尾盖被，脱对侧裤腿盖在近侧腿上；一次性尿垫垫于臀下。

(2) 初步消毒：消毒顺序为阴阜、两侧大阴唇、两侧小阴唇、尿道口；每个棉球只能用一次。

(3) 打开导尿包：两腿之间打开导尿包。

(4) 戴无菌手套。

(5) 铺洞巾：形成无菌区域，便于操作。

(6) 选择合适导尿管，润滑尿管前端。

(7) 再次消毒：顺序为尿道口、两侧小阴唇、尿道口。

(8) 插导尿管：左手固定小阴唇，右手用镊子夹持导尿管对准尿道口轻轻插入4～6cm，见尿液流出后再插入1～2cm，松开左手，下移固定导尿管，将尿液引出。

男性老年人导尿术

(1) 摆位垫巾：协助老年男性仰卧，脱裤至腿部，暴露外阴部，注意保暖；一次性垫巾或小橡胶单及治疗巾垫臀下。

(2) 打开导尿包，取初步消毒用物，弯盘置于老年人右腿外侧，消毒顺序依次为阴阜、阴茎、阴囊。

(3) 用纱布裹住阴茎略提起，将包皮向后推，暴露尿道口，夹取消毒棉球自尿道口向外向后旋转擦拭消毒尿道口、龟头及冠状沟数次，脱下手套置弯盘内。

(4) 在老年人两腿之间打开导尿包外层，按无菌要求打开内层治疗巾。

(5) 戴无菌手套。

(6) 铺洞巾形成无菌区，按操作顺序排列用物。

(7) 选择合适导尿管，用液状石蜡棉球润滑导尿管前端。

(8) 再次消毒：用镊子夹消毒棉球擦拭尿道口、龟头、冠状沟、污棉球、镊子放于床尾弯盘。

(9) 插导尿管：左手用纱布裹住阴茎并提起，使之与腹壁成60°，右手将方盘置洞巾口旁，嘱老年人张口呼吸，用另一镊子夹持导尿管前端，对准尿道口轻轻插入20～22cm，见尿液流出之后，再插入

2cm，将尿液引流入集尿袋内或方盘内。

（10）导尿完毕，轻轻拔出导尿管，撤下洞巾，擦净外阴；或根据需要留置导尿管。

【注意事项】

1. 操作过程中严格执行无菌操作技术，防止发生泌尿系统感染。

2. 操作过程中注意保护老年人的隐私，采取适当的保暖措施，防止受凉。

3. 选择光滑和粗细合适的导尿管，动作要轻，防止损伤尿道黏膜。

4. 为老年女性导尿时，如导尿管误入阴道，应更换无菌导尿管重新插入。保持引流通畅，避免导尿管受压、扭曲、堵塞。

5. 如需留置导尿，防止泌尿系统逆行感染。

（1）会阴护理：每天 1～2 次，女性老年人用消毒液棉球擦拭外阴及尿道口，男性老年人用消毒液棉球擦拭尿道口、龟头及包皮。排便后须及时清洗肛门及会阴部皮肤。

（2）定期换管：注意观察并及时排空集尿袋内尿液，记录尿量。每周更换集尿袋 1～2 次，如尿液性状颜色异常，需及时更换。每周更换导尿管 1 次，硅胶导尿管可酌情延长更换周期。

（3）健康指导：鼓励老年人多饮水，以达到自然冲洗尿路的作用，减少尿路感染；老年人离床活动时，应用胶布将导尿管远端固定在大腿上，集尿袋不得超过膀胱高度，防止尿液逆流。

6. 训练膀胱反射功能　采用间歇性夹管的方式，每 3～4h 开放一次，使膀胱定时充盈、排空，促进膀胱功能的恢复。

7. 加强观察　注意倾听老年人主诉和观察尿液情况，如发现尿液混浊、沉淀、有结晶时，应做膀胱冲洗。每周行尿常规检查一次。

（二）灌肠法

【操作目的】

1. 软化粪便，解除便秘。

2. 排出肠道积气，减轻腹胀。

【环境准备】

整洁，室温适宜，关门窗，防止受凉。

【照护者准备】

着装规范，洗手，戴口罩。

【用物准备】

一次性灌肠包（或注洗器、量杯、肛管温开水 5～10ml、止血钳、润滑剂、棉签、弯盘、卫生纸、小橡胶单及治疗巾、手套）、水温计、手消毒液，医嘱执行本。便盆及便盆巾，生活垃圾桶、医用垃圾桶。

图片：一次性灌肠袋

灌肠溶液：根据医嘱备灌肠液，常用的溶液有“1、2、3”溶液（50% 硫酸镁 30ml、甘油 60ml、温开水 90ml）、甘油或液状石蜡 50ml 加等量温开水、各种植物油 120～180ml。溶液温度为 39～41℃。

【操作步骤】

1. 解释　取得老年人的配合。

2. 安置体位

（1）协助老年人取左侧卧位，双膝屈曲，脱裤至膝部，臀部移至床沿。

（2）小橡胶单及治疗巾垫于臀下。

（3）盖好被子，仅暴露臀部。

3. 接管润滑

（1）戴手套，将弯盘置臀边，纱布或卫生纸放在治疗巾上。

（2）用注洗器抽吸药液，连接肛管，润滑肛管前段，排气夹管。

4. 插管灌液

（1）左手分开臀裂，显露肛门，嘱老年人深呼吸，右手持肛管轻轻插入直肠 7～10cm。

（2）固定肛管，松开管夹，缓缓注入溶液，注意观察袋内液面下降情况和老年人反应。

5. 夹管拔管　夹管或反折肛管尾端，用卫生纸包住肛管轻轻拔出置弯盘内，擦净肛门，脱下

手套。

6. 保留观察　协助老年人取舒适卧位，嘱其尽量保留5～10min后再排便；对不能下床的老年人，给予便盆；能下床的老年人协助上厕所排便。

【注意事项】

1. 保护老年人自尊，减少暴露，防止受凉。动作轻柔，以防损伤肠黏膜。

2. 正确选用灌肠液，掌握其温度、浓度和量。

3. 灌肠过程中，如果老年人出现脉速、面色苍白、出冷汗、剧烈腹痛、心慌气短等情况，应立即停止灌肠，必要时就医，及时给予处理。

老年人功能性便秘健康教育量表

功能性便秘（functional constipation，FC）是指由非器质性原因引起的便秘，又称特发性便秘。量表包含活动、睡眠、饮食、心理、排便习惯、排便状况共计6个条目，研究者旨在建立一个可量化、易执行的改善老年人功能性便秘者生活和行为习惯的健康教育量表，并帮助老年功能性便秘者找出便秘发生的原因以改善排便困难的现状，降低因便秘导致的并发症及不良事件的发生率，减轻家庭负担，提高老年人生命质量。

来源：孙玺容，胡郁，冯淑慧，等. 老年人功能性便秘健康教育量表的编制及信效度检验[J]. 中华实用护理杂志，2017（33）：81-86.

（三）简易通便法

【操作目的】

软化粪便，解除便秘。

【环境准备】

整洁、室温适应，关闭门窗。

【照护者准备】

着装整洁、洗手。

【用物准备】

通便剂（开塞露、甘油栓、肥皂栓）、卫生纸、剪刀、一次性手套、温开水、手消毒液。

【操作步骤】

1. 解释　取得老年人的理解和配合。

2. 安置体位　老年人采取左侧卧位，脱裤至膝部，暴露肛门。

3. 放置通便剂　将通便剂轻轻插入肛门，保留5～10min排便。

4. 其他　脱下手套，协助老年人穿裤，取舒适卧位，开窗通风。

【注意事项】

1. 通便剂（开塞露）封口处剪开后光滑，避免损伤肛门、直肠黏膜。

2. 肛门黏膜溃疡、肛裂及肛门有剧烈疼痛者，不宜使用肥皂栓通便法。

（四）人工取便

【操作目的】

1. 清洁粪便，解除便秘。

2. 排出肠道积气，减轻腹胀。

【环境准备】

整洁、室温适宜，关闭门窗。

【照护者准备】

着装整洁、洗手。

【用物准备】

润滑油、一次性手套、卫生纸。

【操作步骤】

1. 脱下老年人裤子和内裤，在进行人工取便之前用戴手套的手指蘸润滑油进行肛周按摩，使老年人肛门括约肌放松，防止取便时损伤肌肉和黏膜。

2. 用手指插入肛门，同时让老年人张口呼吸，这样可以放松肛门括约肌和避免老年人腹部用力，手指蘸润滑油后。在老年人呼气时手指插入肛门。

3. 手指进入肛门4～5cm后，稍停顿一下以防止老年人防御性紧张，然后进行取便。

4. 遇到大的便块时，用手指让便块在肠管内游离，用手指将大的便块轻轻抠碎，一点一点取出。

5. 排便结束后，用卫生纸擦拭肛门周围，脱下手套，用提前准备好的温水清洗阴部。

6. 协助老年人穿裤，取舒适卧位，开窗通风。

7. 观察老年人排便后的状态，有无腹痛、腹胀、肛门周围不适或有大便残存感等，注意有无血压变化。

【注意事项】

1. 遇到抵抗时要停止动作，不能用力过深，避免用力伤及黏膜，如果取便过程中老年人出现便意，可以使用便器让老年人自主排便。

2. 如老年人可以移动到卫生间，可以到卫生间排便，如需要在床上排便时，此时注意遮盖整个下体。

3. 需要协助排便时，可以指导其腹部用力，或配合呼吸按压下腹部。

（张瑜晶）

第五节　居家老年人饮食照护与促进

一、饮食原则

由于生理功能衰退，老年人的咀嚼和消化吸收能力下降，加之嗅觉和味觉减退，老年人易出现营养不良、缺铁性贫血等问题，同时也增加了慢性疾病的发生风险。合理的饮食是维持生命的基本需求，也是恢复和促进健康的必要手段。因此，老年人更应该要注意均衡营养，合理进食。应遵循以下饮食原则：

（一）食物种类多样，搭配合理

老年人饮食种类应多样化且营养丰富，须注意“四个搭配”：粗细搭配，多吃粗粮；荤素搭配，以素为主；生熟搭配，适量生食；干稀搭配，混合食用。做到“三高、四少、一低”：高蛋白质、高纤维素、高维生素；少油、少盐、少糖、少辛辣食物；低脂饮食。总之老年人饮食既要保持营养均衡，又要适当限制总热量的摄入，以防出现营养失衡，减少消化系统、心血管系统以及各种运动系统疾病的发生。

（二）少量多餐，易于吸收

老年人普遍存在胃肠蠕动减弱、消化液分泌减少、牙齿松动、脱落等现象，易出现食欲下降及早饱现象，进而造成食物摄入量不足以及营养缺乏。因此，老年人食物制作应细软，既能给牙齿锻炼咀嚼的机会，又便于消化吸收。老年人要避免暴饮暴食或过饥过饱，宜少量多餐。由于老年人肝脏中储存糖原的能力较弱，对低血糖的耐受能力不强，所以在两餐之间适当加餐是非常必要的，加餐可选择牛奶、酸奶、水果、坚果等，每天4～5餐。

（三）补充适量水分

人体内水分约占总体重的2/3，保持机体水平衡对生命至关重要。老年人对缺水的耐受性下降，如若饮水不足会迅速引起脱水，甚至不能维持足够的血容量，使血压下降，细胞内营养物质被快速消耗。因此，老年人要主动饮水，首选温热的白开水，少量多次，每次50～100ml。心肾功能不全或水肿的老年人，应在医生的指导下合理控制水分摄入量。

（四）防止矿物质、维生素缺乏

老年人极易出现矿物质和部分维生素缺乏，常见的营养素缺乏有钙、铁、维生素D、维生素A。钙摄入不足与老年人骨质疏松的发生和发展有密切联系。应保证每天摄入足够的奶制品、豆类、海产品、高钙低草酸蔬菜（油菜、芹菜、苜蓿、紫皮洋葱等）、芝麻、黑木耳等天然含钙量高的食物。同时应注意维生素D的补充，以促进钙的吸收。

二、进食照护与促进

老年人进食照护与其营养状态和身体健康密不可分。照护不当可造成老年人营养摄入不足，进食过程中发生误吸引起肺部感染，甚至是窒息。照护者应了解影响老年人进食的因素，针对性地给予科学照护，避免因进食不当危害老年人身体健康，从而影响老年人的生活质量。

（一）健康评估

1. 健康史　老年人的身体素质差别较大，主要受遗传、经济水平、饮食习惯等因素的影响。但是随着身体老化，不同身体器官、系统的功能均会发生一定的变化，对各系统器官组织等功能的影响有：

（1）消化系统：老年人唾液分泌减少、咀嚼能力下降、牙齿脱落、消化液分泌减少、味觉减退、嗅觉不灵敏甚至消失、肠道运转及消化吸收能力下降、排便功能紊乱等，这些改变均会影响老年人的消化吸收，影响其营养状态。

（2）激素水平：老化使两性激素水平下降，引起机体代谢的改变，可以不同程度地引起部分营养素的失衡，例如氮的负平衡会造成蛋白质合成减少，加重身体器官的衰老。性激素水平的下降能直接影响骨的转化，导致骨钙的大量丢失。

（3）体力活动：老年人因行动不便，造成社交范围缩小，体力活动减少，从而导致能量消耗及摄入需求减少，食物总摄入量及营养素也减少。

（4）心理社会变化：随着年龄的增长，老年人逻辑推理能力、思维能力、解决问题的能力均会下降，加之丧失亲人、独居等因素，易产生孤独感和无奈感，而心理状态的改变会对进食产生影响。

（5）疾病及药物：老年人多患有不同种类不同程度的慢性疾病，常见疾病如高血压、糖尿病、肾脏疾病、痛风等均对饮食有一定的限制，另外老年人因疾病服用的部分药物亦会干扰营养物质的吸收，导致代谢异常。

2. 营养状况　老年人营养不良的风险发生率高，后果严重，有必要尽早发现并且进行干预。用于营养测评的方法主要有：

（1）体重指数（body mass index，BMI）：BMI是反映蛋白质能量营养不良和肥胖症的可靠指标。其计算公式为：$BMI(kg/m^2)=体重(kg)/[身高(m)]^2$。BMI与身体的脂肪百分含量直接相关，能较好反映机体的肥胖程度。

（2）微型营养评价（mini nutritional assessment，MNA）：MNA是特异性老年人营养筛查与评价工具。新版MNA由两个部分组成，包括整体评价、主观评价、人体测量、膳食调查等方面。先用MNA的第一部分进行营养筛查，得分≤11分者为高风险老年人，需进一步营养评价以确定其营养不良的程度，有针对性地给予最佳营养治疗方案。

（3）其他评估法：可用食物日志、24h回忆法、实际观察法等评估老年人的进食状况，应注意避免从一天的进食情况来评估营养是否缺乏，这样易造成评估结果与实际情况的偏差，应延长观察时间以提高评估的准确性。

（二）健康照护

1. 合理烹制食物　老年人食物可多采用煮或炖的方式，尽量使食物软烂而易于消化。蔬菜要细切，肉类最好做成肉末，但要注意易咀嚼的食物对肠道的刺激性减少，易引起便秘，可多选用富含纤维素的蔬菜类，如：笋类、菠菜、芹菜等。食物的色、香味能够大大刺激食欲，老年人如因食物太淡影响食欲，可在烹调时用姜、醋、蒜等调料。

2. 创造良好的进食环境　进食时室内空气要新鲜，环境要清洁，无异味，必要时进行室内通风换气。进食前要保持餐桌、餐椅清洁，无水渍和污渍，根据老年人所吃的食物和饮食习惯准备好餐具，餐具尽量做到定人使用。创造和谐的氛围，鼓励子女尽量与老年人一起就餐，既可增进家人感情，又可缓解老年人的孤独感，多人一起进餐还可促进食欲。

3. 了解老年人的饮食习惯　详细了解老年人的进餐情况，包括每日进餐次数、每餐食量等，根据老年人的饮食习惯选择食材和烹调方法，适当补充新鲜蔬菜水果，经常变换口味，以促进老年人食欲，保证其摄入足够的营养。原则上保持营养均衡，增加种类，减少用量，不宜挑食或偏食。进餐时尽量定时定量，不宜进食过冷或过热的食物，进食速度不宜过快。在不违背饮食原则的前提下，要考虑老年人的个人喜好，精心制作，合理搭配。老年人一日饮食建议食物及量：牛奶或豆浆250ml、瘦肉120g、鸡蛋1个、蔬菜400g、水果120g、主食（米或面）250～300g、油20g。

4. 保持舒适　进食前应当协助老年人做好饮食的舒适体位，减轻或去除各种影响舒适的因素。因固定姿势导致疲劳时，应当帮助老年人变换体位。

5. 科学饮水　老年人血液黏稠度高，肾脏排泄功能下降，应增加每天的进水量。督促老年人尽量在白天饮水，以免夜间饮水量多，排尿次数增加而影响睡眠。

（三）进食促进方法与措施

1. 宣传合理饮食的重要性　在促进老年人进餐的同时，选择合适的时机、有目的地向老年人进行有关营养与饮食的健康教育。告知其合理膳食，保持良好饮食习惯的重要性，可有效预防多种慢性疾病的发生和发展。帮助老年人纠正不良的饮食习惯及违反饮食原则的进食行为，让老年人真正理解并自觉遵守饮食原则。

2. 维持老年人良好的心理状态　对焦虑、抑郁的老年人给予疏导，必要时引导其就医，以减少或消除不良情绪的影响。

3. 保持口腔卫生　老年人的口腔自洁能力下降，易引起口腔疾患，从而影响进食，所以要保持老年人正确的口腔卫生习惯，及时有效治疗口腔疾患。

4. 饭后注意运动　鼓励老年人在饭后约30min后进行简单运动，如散步等，以促进消化。

三、饮食障碍老年人进食照护与促进

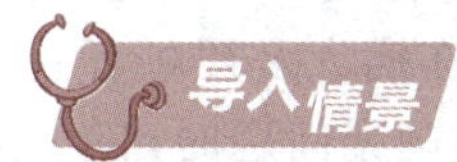

情景描述：

李某，女，68岁，因2个月前脑出血现左侧肢体偏瘫、肌肉无力、吞咽障碍，言语表达不清，日渐消瘦，营养状态较差。

请问：

如何为李某制定合理的饮食照护方案？

老年人因各种疾病导致进食障碍，从而影响老年人的营养状况甚至生活质量。因此，应根据老年人的身体健康状况评估，给予科学的进食照护。避免因进食障碍继发相关疾病危害老年人的身体健康，最终达到提高老年人生活质量的目的。

（一）健康评估

1. 基础疾病　了解老年人所患疾病，是否患有脑卒中、重症肌无力、糖尿病等可能影响老年人进食的疾病。

2. 意识状态　评估老年人意识是否清晰，确认能否理解并正确回答问话，以判断其是否可以经口进食以及进食障碍的程度。

3. 进食状态评估

（1）对食物的认知状态：主要观察老年人能否有意识的进食，能否将食物正常送入口中，是否有吞咽障碍。

(2)进食姿势：观察老年人采用何种姿势进食，是否能够保持坐位，进食时躯体能否保持平衡，姿势转变是否会影响进食等。

(3)进食吞咽时间：包括一次安全进食的吞咽时间和完整一餐的进食时间。

(4)呛咳：观察进食期间是否存在呛咳，如有，观察食物性状对呛咳的影响。

4. 自理能力　评估老年人的日常生活自理能力，是否可以自行进食；是否患有肌力低下、麻痹、变形、挛缩、震颤等上肢障碍或视力障碍，如有，评估其对进食的影响程度。

(二)健康照护

1. 不同功能障碍老年人的进食照护

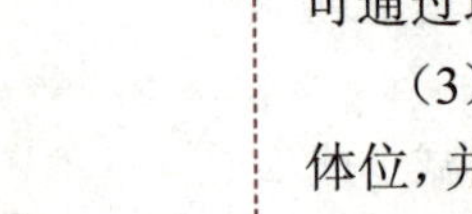
图片：专用刀叉

(1)上肢功能障碍老年人的照护：老年人存在上肢功能障碍时，自己进食较为困难，可为其提供特殊的辅助餐具。如柄较粗的勺、叉以便于握持，或将普通勺子用布条或纱布缠绕；使用筷子的动作对大脑是一种良性刺激，应鼓励老年人维持这种能力，可用带弹性的绳子将筷子捆绑在一起以防脱落。将餐盘固定于餐桌上，以防老年人不慎打翻，给予适当协助，勿催促老年人加快进食速度。

(2)视力障碍老年人的照护：有视力障碍的老年人应进行视力检测，根据需要戴眼镜。视力障碍的老年人进餐时，照护者要向其详细说明餐桌上的食物种类，并帮助其用手触摸以便确认；使用颜色鲜艳的餐桌、盘子、餐具来增加色彩对比度以便于观察。提醒其务必注意热汤、茶水等易引起烫伤的食物，确保安全；存在视力障碍的老年人会因看不清食物而影响食欲，故食物的香味显得更加重要，可通过增加食物的香味以刺激老年人食欲。

(3)吞咽功能障碍老年人的照护：吞咽功能障碍的老年人易发生误吸，进食时需注意采取合适的体位，并选择适宜的食物性状。进食量也应循序渐进，酌情递增。

知识拓展

老年吞咽障碍病人携带胃管出院的家庭安全管理

根据病人病情开展多种形式的随访，协助制订个性化的家庭护理计划，最大限度地发挥延续护理的作用。①电话随访：出院后第1d、第7d、第14d、第30d进行电话随访并进行记录，随后视病人情况进行不定期电话随访。②家庭访视：出院3d内至少进行1次家庭访视，1周后再随访1次，并对其进行指导，鼓励坚持家庭鼻饲。肠内营养支持相对较安全，在病人及照顾者逐渐熟悉操作流程后，可适当延长随访周期，改为每月1次。确认病人家庭鼻饲无问题时，随访可改至半年1次。如有特殊情况，如胃管堵塞、脱管或需更换胃管时随时进行家庭随访；随访内容包括病人疾病情况、营养状况、喂养量、病人的精神心理状况、睡眠情况以及家属的态度等。

来源：陈俊春，孔婵，孙丽凯，等. 老年吞咽障碍病人携带胃管出院的家庭安全管理[J]. 护理研究，2015，29(512)：3055-3056.

(4)认知功能障碍老年人的照护：评定老年人的认知程度及进食欲望。轻度认知功能障碍者可自行经口进食，照护者加强观察；中度认知功能障碍吞咽功能正常者可协助其经口进食；重度认知功能障碍不能经口进食者可选择鼻饲饮食。配合进餐困难者，可分步骤进行训练，从他人喂食、到自食加他人协助、再到自行进食3个步骤。可先训练老年人握勺动作，继而训练将勺子送到嘴边，再训练送入口内。拒绝进食者，应耐心交流给予鼓励。

2. 进食障碍常用照护技术　因各种原因不能经口进食者，为保证营养素的摄入、消化、吸收，保持身体器官的结构与功能，促进康复，可进行鼻饲饮食。鼻饲饮食因其操作简单、经济实用、代谢并发症发生率低等优点，已经成为居家、养老机构、医院内不能经口进食老年人的重要营养支持手段。

【操作目的】

为不能经口进食的老年人通过鼻胃管提供食物和药物。

【环境准备】

环境清洁，无异味。

【照护者准备】

衣帽整洁，洗手，戴口罩。

【用物准备】

图片：鼻饲管

鼻饲包（内含：胃管、50ml注射器、镊子、止血钳、治疗碗、压舌板、纱布、治疗巾）、液体石蜡、胶布、别针、橡皮圈、棉签、手电筒、听诊器、弯盘、鼻饲流食（38～40℃）、适量温开水、手消毒液。

【操作步骤】

（1）插管

1）解释：向老年人解释鼻饲的目的，取得配合。

2）摆体位：取半坐位或坐位，无法坐起者采用右侧卧位。

3）垫巾：将治疗巾垫于老年人颌下。

4）检查鼻腔：观察鼻腔状况，选择通畅一侧，用棉签蘸温开水清洁湿润鼻腔。

5）测量：测量插入长度并标记。测量方法为：前额发际至胸骨剑突处或由鼻尖经耳垂至胸骨剑突处，成人一般为45～55cm。

6）润滑胃管：将少许石蜡油倒于纱布上，润滑胃管前端。

7）插管：一手持镊子夹住胃管前端，一手持纱布托住胃管，沿已清洁侧鼻腔轻轻插入。插入10～15cm时嘱老年人做吞咽动作顺势向前推进胃管到指定长度。

8）确认：确认胃管在胃内的3种方法：①将听诊器放于老年人胃部，快速经胃管向内推注10ml空气，听气过水声；②将注射器连于胃管末端进行抽吸，能抽出胃液；③将胃管末端放于盛水的治疗碗中，无气泡逸出。

9）固定：确认胃管在胃内后，用胶布将胃管固定于鼻翼及面颊部。

10）注入食物：先注入少量温开水，再缓慢推注鼻饲流质饮食或药物。每次鼻饲量不超过200ml，两次喂食应间隔至少2h。鼻饲完成后再注入少量温开水以冲洗管腔。

11）处理胃管末端：喂食结束后将胃管末端反折，纱布包好并用橡皮筋扎紧，用别针固定于床单或老年人衣服上。

12）记录：准确记录每次鼻饲的时间、种类、量以及老年人反应。

（2）拔管

1）拔管前准备：向老年人解释，取得配合。轻轻揭去固定的别针及胶布。

2）拔管：将纱布放于近鼻孔处的胃管，嘱老年人深呼吸，在其呼气时拔管，到咽喉处时快速拔出。

3）操作后处理：根据情况清洁老年人口鼻及面部，擦去胶布痕迹，协助老年人漱口。

【注意事项】

（1）插入胃管10～15cm时，若为清醒老年人，嘱其做吞咽动作；若为昏迷老年人，照护者用手将其头部托起使下颌贴紧胸骨柄，以便于顺利插管。

（2）插管过程中若老年人出现呼吸困难、呛咳、发绀等表明误入气管，应迅速拔出；插管过程中若出现恶心、呕吐，可暂停片刻，安慰老年人并嘱其做深呼吸。

（3）每次鼻饲前应确认胃管在胃内后再喂食，除传统3种确定胃管在胃内的方法外，临床还有：①X线检查法：通过X线摄片，清晰显示胃管走行及是否在胃内，是判断胃管在胃内的金标准；②抽吸物检测：对抽吸物进行pH检测，或进行胆红素和pH结合的方法检测；③CO_2测定：用CO_2比色计在鼻胃管头端测定CO_2浓度来排出胃管误入呼吸道；④电磁探查：通过电磁探查，“实时”确认胃管位置；⑤内镜检查。

（4）长期鼻饲者应每天进行2次口腔护理，并根据胃管材质定期更换。普通胃管每周更换一次，硅胶胃管可每月更换一次。

（三）健康促进方法及策略

1. 积极治疗相关疾病　积极治疗影响老年人进食的相关疾病，如消化系统疾病、吞咽障碍、肢体

功能障碍等，减少或去除疾病对老年人进食的影响。

2. 提供进食障碍老年人的照护知识　可通过多种途径，如发放相关材料、播放照护技巧等方式宣传老年人的进食照护知识，以促进进食障碍老年人的合理进食，保证其营养供给。

3. 社区举办讲座　医院或社区专业人员可定期组织有关进食障碍老年人的照护知识讲座，现场解答问题，给予针对性的解决方案。

第六节 居家老年人睡眠照护与促进

一、老年人正常睡眠

睡眠是更深层次的休息状态，是人类生存的基本需求，也是人体体力和精力恢复、获得健康的必要因素。充足的睡眠不仅可以缓解疲劳，还能保护大脑神经细胞、稳定神经系统平衡。老年人由于中枢神经系统结构和功能的改变，如神经元脱失、突触减少等，睡眠周期的节律功能受到影响，导致睡眠调节功能下降，睡眠的质和量也随之下降。

老年人的睡眠特点：

1. 睡眠总时间减少　老年人的总睡眠时间一般比中青年少，主要原因为老年人大脑皮质功能减退，新陈代谢减慢，体力活动逐渐减少，所需睡眠时间也随之减少。60～80 岁老年人的睡眠平均时间为 6～6.5h。

2. 入睡时间延长　由于睡眠的生理节律分布发生变化，睡眠能力降低，使老年人常花更多的时间躺在床上，但入睡时间明显延长。由青壮年的 5～15min 延长为 30min 甚至更长。

3. 觉醒次数增多　老年人浅睡眠增多，深睡眠减少，年龄越大睡眠越浅。且易受到光、声、温度等外界因素以及自身疾病如老年前列腺炎、糖尿病等的影响，使夜间睡眠变得断断续续，觉醒次数明显增多，醒后难以再入睡。

4. 睡眠效率降低　随年龄增长睡眠效率（睡眠时间占总卧床时间的百分比）逐渐下降。青壮年的睡眠效率一般可达 95%，而老年人多为 80%～85% 甚至更低。

5. 睡眠昼夜节律重新分布　老年人深睡眠减少，觉醒次数增多，夜间总睡眠时间减少，睡眠效率下降，使得不能保证有效休息，因此，白天常通过频繁小睡来弥补夜间睡眠缺失。

二、睡眠障碍老年人照护与促进

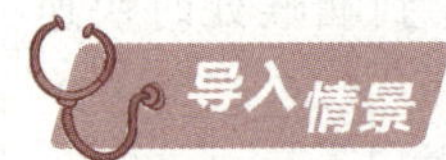

情景描述：

李某，男，71 岁，退休前为一家单位的领导，睡眠状态欠佳，退休后进行性加重，医院检查无器质性病变。自诉目前每晚睡眠时间仅 5h 左右，且入睡困难，经常躺在床上超过 1h 仍未入睡。白天精神状态不佳，午睡时间约 2.5h。

请问：

1. 李某存在什么问题？

2. 应当如何为其提供有效照护措施？

睡眠障碍（sleep disorder）即各种原因引起的睡眠总时间减少、睡眠质量下降、入睡困难、睡眠维持困难，并伴随日常生活能力及生活质量的下降。轻度睡眠障碍可使人烦躁、焦虑，持续睡眠障碍易引起免疫功能下降，进而诱发各种心身疾病，严重影响老年人的身体健康。照护者应当掌握老年人睡眠的相关知识，帮助老年人拥有充足和高质量的睡眠，提升其睡眠质量。

（一）健康评估

1. 健康史　评估引起老年人睡眠障碍的相关因素，有无心血管疾病、慢性阻塞性肺气肿、阻塞性

睡眠呼吸暂停综合征、糖尿病、前列腺增生等疾病；近期有无重大生活事件；有无服用影响睡眠的药物等。常见的发病因素有：

（1）生理因素：①年龄：年龄越大对睡眠的需求量越少，睡眠能力也更为低下；②性别：老年男性的睡眠质量普遍高于老年女性；③褪黑素分泌减少：褪黑素是由松果体分泌的一类吲哚类激素，具有促进深睡眠、改善睡眠质量、调节时差等多项功能。老年人褪黑素分泌量减少，使深睡眠时间缩短，引起睡眠障碍。④其他：运动量减少、过度疲劳、睡前饱餐等因素均会影响睡眠质量。

（2）疾病因素：常见影响老年人睡眠质量的疾病包括：阿尔茨海默病、帕金森病、周期性肢体运动障碍、慢性支气管炎、慢阻肺、心力衰竭、支气管哮喘、糖尿病、前列腺增生等。疾病是影响老年人睡眠质量的重要因素，原因主要包括疾病本身的影响、老年人对疾病的担忧等。

（3）药物因素：2016年国家卫生和计划生育委员会统计显示全国2.2亿老年人中1.5亿患有慢性病，患病导致服用药物量增加，部分药物会影响老年人的睡眠，如苯海拉明、奥美拉唑、扑尔敏易导致老年人困倦；抗精神病药戒断症状会引起极度兴奋、失眠。镇静药或安眠药虽可帮助睡眠，但有较多副作用，如：降低血压、抑制机体功能、影响意识等，因此，尽量避免使用药物帮助睡眠，如有必要须在医生指导下服用。

（4）睡眠习惯：老年人不良的睡眠习惯多表现为作息时间不规律，白天午睡时间过长，睡前大量饮水、喝茶、咖啡等。

（5）睡眠环境：老年人睡眠对环境要求较高，声、光、过冷、过热均会影响其睡眠，睡眠环境的改变也易对老年人产生影响。照护者应当积极评估是否存在不利于老年人睡眠的环境因素。

2. 身体状况　老年人睡眠障碍的主要表现有：失眠、早睡早醒、嗜睡以及特殊类型的睡眠障碍，如睡眠呼吸暂停综合征、不宁腿综合征、睡眠中周期性肢体运动、睡眠生理节律紊乱等。老年人长期睡眠障碍不仅降低老年人的生活质量，还与较多疾病的发生、发展密切相关。睡眠呼吸暂停综合征、失眠均会导致老年人的糖代谢紊乱；长期心血管疾病会引起老年人发生失眠等睡眠障碍，反之，睡眠障碍也是心血管疾病的重要危险因素；睡眠障碍可使老年单纯收缩期高血压的收缩压及晨间收缩压显著升高；老年人的睡眠障碍及催眠药物的使用增加了其跌倒和发生骨折的风险性。

3. 心理社会状况　睡眠障碍老年人的心理防御和心理适应能力明显减退，如果又缺乏社会支持，心理平衡更难维持，有可能促发包括抑郁、焦虑在内的各种精神症状。

4. 评估工具　多导睡眠图是综合评估睡眠障碍的一种检测手段，能够准确鉴别诊断睡眠呼吸事件的类型及持续时间，对睡眠状况进行全面评定，是睡眠检测的“金标准”。临床也可使用匹茨堡睡眠质量指数、爱泼沃斯嗜睡量表等对老年人的睡眠状况进行评估。睡眠日记可以让老年人在较长时间里记录追踪睡眠状况，能够准确地反映其睡眠情况。记录内容包括：上床时间、睡眠潜伏期、起床时间、夜间醒来次数及持续时间、打盹、使用帮助睡眠的药物或物质、白天的功能状态。是目前最经济、最实用和广泛应用的评估方法之一。

（二）健康照护

1. 积极治疗原发病　照护者应当积极治疗影响老年人睡眠质量的原发病。如左心功能不全者应安排专人看护，减轻老年病人因担心疾病不能入睡产生的焦虑感；呼吸道感染病人应减少夜间咳嗽引起的睡眠不适；心功能不全病人应采取半坐位以减轻呼吸困难症状。照护者通过采取各种措施，最大限度减少疾病给老年病人带来的不适感，以减轻对其睡眠的影响。

2. 创设良好的睡眠环境　老年人的起居室要经常通风，保证室内无异味，空气清新。老年人的体温调节能力降低，冬季室内温度应保持在18～22℃，夏季室温应保持在26～30℃，相对湿度应在50%～60%。老年人睡眠较浅易受到周围声光的刺激，故卧室应保持安静。老年人视觉适应能力下降，晚上起夜时若光线过暗易摔倒，故应有适当的照明设施，如地灯或夜灯。

3. 养成良好的睡眠习惯　提供睡眠规律，早睡早起。入睡前勿大量饮水、咖啡、酒、浓茶等以免影响睡眠，并提醒其睡前排空大小便。睡前用40℃左右的温水泡脚，按摩足背及足底涌泉穴，可起到促进睡眠的作用。

4. 鼓励适当运动　指导老年人规律运动，较为适合老年人的运动方式包括：散步、打球、骑车、打太极、练气功等。散步一般2次/d，可安排在早餐后及午休后各1h，每次运动30～60min为宜，以感到轻度疲劳为结束标准，老年人可自由决定运动间歇。因疾病或天气原因等不能外出时可采用专门器材进行锻炼，运动时间及强度可由老年人自由控制，每次不少于30min。

5. 用药照护　对于使用以上措施仍无法入睡的老年人，可在医生指导下服用药物以促进睡眠。目前应用最多的安眠药物为苯二氮䓬类，用药前照护者应做好用药宣教，告知老年人用药目的在于帮助其重建正常的睡眠规律，不会产生药物依赖，以减轻其心理负担。告知老年人遵医嘱服药的重要性，常见不良反应等，提高治疗的依从性、安全性和有效性。

6. 心理照护　照护者应理解老年人的痛苦，疏导其不良情绪。睡眠障碍伴发抑郁的老年人，照护者可指导其采用音乐、放松、冥想等方法使其身心放松。严重睡眠障碍应指导其就医，根据医嘱服用药物。鼓励老年人积极参与社交活动，增加生活乐趣，妥善处理引起不良情绪的各种生活应激事件。

灯光疗法

褪黑素具有促进睡眠的作用，光照可以抑制褪黑素的形成，因而白天暴露于日光下，可以减少白天睡眠时间，从而提高夜间睡眠的效率，促进昼夜节律的形成。灯光疗法是一种补充和替代医学的方法，进行适当定时的灯光照射能缓解夜间躁动，提高夜间睡眠效率，减少梦游等，被广泛应用于治疗睡眠及精神障碍性疾病，并已在养老机构及医院中得到应用。灯光疗法可明显改善老年人睡眠质量，照射时间越长可能效果越明显，但同时与灯光照度、离灯光箱距离等相关，有待进一步验证。国内很少学者利用灯光疗法干预老年人睡眠，未来我们需要增加该方面的研究。

来源：杨彬彬，郑菲菲，王泽泉，等. 非药物干预促进养老机构老年人睡眠的研究进展[J]. 中华护理杂志，2016，51(1)：90-93.

（三）健康促进方法与措施

1. 加强知识宣传　在社区设立专门的宣传栏、讲解睡眠的重要性、睡眠障碍的危害及促进睡眠的措施，使老年人意识到睡眠的重要性，自觉建立起良好的睡眠习惯。

2. 举办知识讲座　利用“国际睡眠日”等节日举办专题讲座，邀请医院专家现场讲解并进行答疑。

3. 个性化健康教育　对老年人存在的睡眠问题给予针对性的照护，提供解决方案并督促其执行，帮助其去除影响睡眠的各种身心因素。

4. 促进心理健康　宣传心理因素对疾病的影响，帮助老年人拥有健康心理，既可减少生理疾病、促进睡眠，又能提高生活质量。

（康佳迅）

思考与练习

1. 徐某，男性，73岁。既往身体健康，尿频半年有余，2d前出现进行性排尿困难，今日加重，已有10h未排尿，徐某感觉下腹胀痛、排尿困难，查体可见耻骨上膨隆，扪及囊样包块，叩诊呈实音。

请问：

(1) 徐某可能发生了什么情况？

(2) 如何缓解徐某的情况？

2. 潘某，男，80岁，白内障病史9年，配偶健在，潘某常诉食欲不佳，进食量偏小。

请问：

如何为潘某制定合适的饮食照护方案？

思路解析

扫一扫，测一测

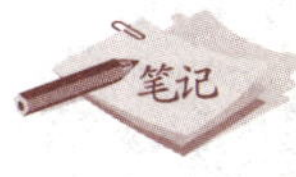

第五章 社区老年健康照护与促进

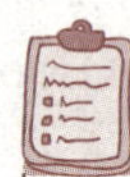

学习目标

1. 掌握社区老年健康照护与促进的概念和内容。
2. 熟悉社区老年人慢性病管理的流程和模式。
3. 了解社区老年人慢性病延续性护理的流程和模式。
4. 能全面准确地评估社区老年人的健康问题，给予正确的健康照护与促进。

社区建设为社区老年健康照护与促进的有效实施提供了现实保障，社区医疗保健服务体系是老年健康照护与促进体系中不可或缺的一部分，而且老年人群又是社区医疗保健服务体系中关注的重点人群，因此，针对社区老年人生理、心理的特点和需求，提供相应的保健服务是社区医疗保健服务机构的主要任务，为社区老年健康照护与促进工作的规范化管理、科学实施和深入开展提供必要的指导。

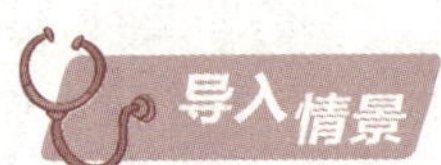

情景描述：

王某，男，72岁，退休在家，睡眠一直欠佳，退休后失眠加重，整日精神萎靡，无精打采，记忆力减退，心情也差，同时伴头昏心悸。最近在老伴的陪同下到社区诊所就诊。

请问：

作为社区老年健康照护者，应该如何为其制定健康照护和促进计划？

第一节 概 述

一、社区老年健康照护与促进概述

（一）社区老年健康照护的概念

社区健康照护与促进（community health care and promotion）是面对社区内每一个人、每一个家庭、每一个团体的健康服务工作，如健康教育、健康指导、家庭护理、康复指导、病人及健康人的营养指导、妇幼及老年人保健及心理咨询等。

社区老年健康照护与促进(community health care and promotion for the elderly)是一个新兴的、发展迅速的社区服务领域，是由有组织的社会力量，将健康照护与促进工作的重点聚焦于社区老年人群，为该类人群及其家庭提供连续、全面的服务过程。

(二)社区老年健康照护与促进的原则

1. 满足需求　人的需要满足程度与健康成正比。因此，首先应满足老年人的多种需求。照护者应提高对老化过程的认识，将正常及病理性老化过程、老年人独特的心理社会特性与一般的健康照护与促进知识相结合，及时发现老年人现存的和潜在的健康问题和各种需求，使健康照护与促进活动能满足老年人的各种需求，真正有助于健康发展。

2. 整体照护　由于老年人在生理、心理、社会适应能力等方面与其他人群有所不同，尤其是老年人往往多种疾病共存，疾病之间彼此影响。因此，照护者应树立整体健康照护与促进的理念，研究多种因素对社区老年人健康的影响，提供多层次、全方位的社区老年健康照护与促进服务。这就要求照护者对社区老年人全面负责，在健康照护与促进过程中注重心身健康的统一，以解决其整体健康问题。

3. 个体化照护　衰老是全身性的、多方面的、复杂的退化过程，老化程度因人而异。影响衰老和健康的因素也错综复杂，特别是出现病理性改变后，老年人个体状况差异大，加之性别、病情、家庭、经济等各方面情况不同，因此，既要遵循一般性照护原则，又要注意因人施护，执行个体化照护的原则，做到针对性和实效性照护。

4. 早期防护　通常老年病发病演变时间长，如高血脂、动脉粥样硬化、高血压、糖尿病、骨质疏松症等一般均起病于中青年时期。因此，一级预防应及早进行，老年照护的实施应从中青年时期开始入手，进入老年期后应更加关注。了解老年人常见病的病因、危险因素和保护因素，采取有效的预防措施，防止老年疾病的发生和发展。对于慢性病老年人、残疾老年人，根据情况实施康复医疗和照护的开始时间也应越早越好。

5. 持续性照护　老年疾病病程长、并发症多、后遗症多，多数老年人的生活自理能力下降，有的甚至出现严重的生理功能障碍，对照护工作有较大的依赖性，需要持续性照护。因此，有必要在社区开展健康照护与促进工作。对各年龄段健康老年人、患病老年人均应做好细致、耐心、持续性照护，减轻老年人因疾病和残疾所遭受的痛苦，缩短临终依赖期，在生命的最后阶段提供系统的健康照护和社会支持。

(三)社区老年健康照护与促进的服务体系

目前我国社区老年健康保障服务随意性较强，缺乏统筹规划和管理组织网络，服务内容和方式未能与老年群体的实际健康需求相匹配。因此，社区老年健康照护与促进服务管理网络需要系统设计，统筹规划、内容规范，政府、社会、家庭、个人多方参与，以达到全面持续的保障我国老年人心身健康的目的。

我国老年健康照护与促进服务体系在学习和借鉴国际经验基础上，以健康老龄化、多维健康功能评价和健康管理的理论为指导，探索性的研究构建以社区“老年健康之家”为基础的老年人健康照护与促进服务体系(图 5-1)，并对其组织机构、健康管理机制、运行机制、服务体系等内容进行科学的制定。

1. 老年健康服务管理机构

(1) 各区县建立老年健康服务保障委员会，从宏观层面上负责城区、乡镇老年人健康服务保障的统筹规划、管理规范、质量评估和反馈监督等。委员会人员构成应包括政府卫生部门领导人员、老年医学专家、医疗机构和老年健康服务机构人员、老年人代表等。

(2) 以社区为单位建立“老年健康之家”，这一社区老年人健康服务保障管理机构，负责该社区内老年人的健康服务保障的统筹规划、组织管理和评估监督，是整个老年健康服务保障体系的运营基础。该机构的人员构成包括社区行政机构领导人员、社区卫生服务中心专业医师、社区老年人健康服务机构人员以及社区老年代表等。管理机构的职能重点为完善老年健康服务保障体系的运行机制，做到统一计划、统一部署、统一活动，为老年人提供多样化、个性化、全方位的健康服务，使老年健康服务保障能够科学化、系统化、规范化地开展。

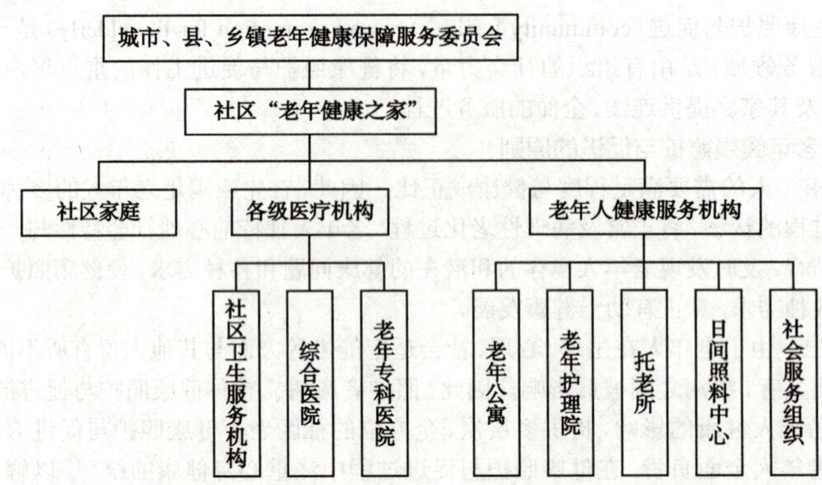

图5-1　以社区“老年健康之家”为基础的老年人健康照护与促进服务体系

2．各级医疗机构　包括各级综合医院、专科医院、老年医院、社区卫生服务中心、乡镇卫生所等各种医疗服务机构，将为老年人的健康保障提供各种疾病诊疗、康复、照护等服务。

3．老年人健康服务机构　指所有能够为老年群体提供健康照护的正式或非正式的机构组织。一是各级政府或社会资本建立经营的为老年群体提供生活照料、心理疏导、医疗照护等保障老年健康服务的正式组织机构，如目前广泛存在的老年护理院、老年公寓、托老所、日间照料中心等；二是非正式的服务组织，如社会志愿者队伍等，配合完成社区老年人群的日常照护。

二、社区老年健康照护与促进现况

（一）国外社区老年健康照护与促进现况

美国积极采取措施，开展社区老年健康照护与促进项目，以解决老龄化带来的医疗卫生保健问题，并结合本国特点形成了特定的服务模式。形成了“医院—社区照护机构—家庭照护机构”的一条龙服务，建立了“疾病照护—预防保健—生活照护”为一体的网络系统。美国访视护士已在全美各城市为老弱人群提供居家照护、健康教育以及健康促进服务。美国社区照护中心大致分为3种模式：社区诊所、附属于某机构的社区照护中心，如附属于医院、健康维持机构和教育机构等，常见附属于护理学院（系）及私人社区照护中心，由护理专业背景的人员进行管理。

文档：德国和法国长期照护的等级、时间和内容

老龄化社会推进了日本老年人保健事业的发展，其中老年人保健与母子保健是日本社区保健工作的中心，20世纪90年代，日本社区各类老年人保健设施达到1003个，入所老年人85 000余人。老年人保健医疗的层次可分为：医院老年人病房、疗养院、老年人保健中心、康复机构、特别养护老年人之家、托老所、家庭护理援助机构等。日本近30年针对高龄化社会进行探索实践，建立了医疗、保健、福利、介护、教育等一系列的福利措施。

日本“介护”

近年来，日本“介护”福祉制度的构建和专业化人才队伍的壮大，引起了很多国内专业人士的关注。被介护人群介护的原因包括脑血管疾病后遗症，老年认知症及老龄化导致的衰弱。日本介护方式主要包括三种类型：①访问式：由介护机构派介护士（介护士需要获得国家执业资质的专业介护人员）到介护对象家中进行介护活动；②托管式：将需要介护的老年人安排到介护机构入住，并与其他的被介护人员进行集体生活；③日托式：仅在白天时间将需要介护的老年人送到相应日托式的介护机构进行介护服务。日本介护诸多理念都是建立在“自立性介护援助”理念之上，也是日本介护概念当中最具有参考价值的部分。所谓自立性介护援助，就是必须建立在支持本人身心自立基础上的介护援助工作，这也是日本介护概念的精髓所在。“自立性介护援助”的实施情况如下图所示：

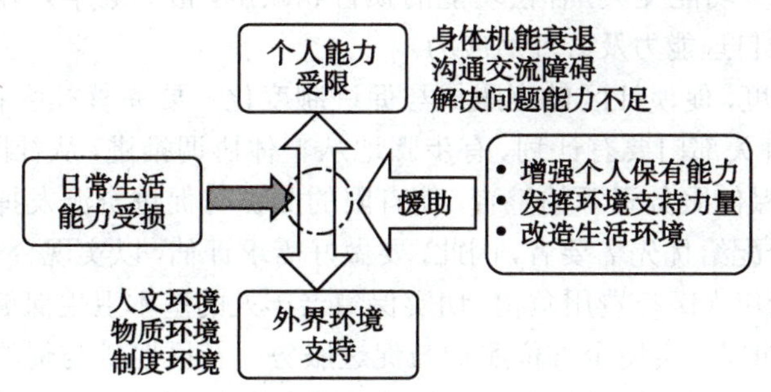

日本"自立性介护援助"模式图

来源：Bryant-Lukosius D，Cater N，Reid K，et al. The clinical effectiveness and cost-effectiveness of clinical nurse specialist-led hospital to home transitional care：a systematic review[J]. J Eval Clin Pract，2015，21（5）：763-781.

20世纪80年代澳大利亚在社区开展了老年健康照护与促进工作。1980年之前，一般老年人有健康问题都进养老院接受照护，社区医疗卫生服务机构中设立由老年科医生、物理治疗师、职业治疗师、社会工作者、言语治疗师以及足疗师组成的"老年护理评估组"（aged care assessment team，ACAT），负责社区老年护理保健工作。目前澳大利亚老年卫生保健的服务方式包括：社区服务、医院服务、护理之家和老年公寓。

（二）我国社区老年健康照护与促进现况

为适应社会的发展和人民群众日益增长的医疗卫生保健需求，20世纪50年代我国就开展了社区健康保障工作。目前，我国许多医院已开展了多种形式的社区老年人健康照护与促进工作，如家庭护理、护理专家门诊、社区卫生服务机构为60岁以上的老年人建立健康档案，进行健康追踪和定期上门服务。我国社区老年健康照护与促进逐渐形成了以社区卫生服务中心为主，医疗诊所、医疗室为补充的社区卫生服务体系框架。

上海是我国最早开展社区老年健康照护与促进工作的城市之一，也是取得成绩最好的城市之一。上海老年社区已把医疗服务、文化教育、家政服务、亲情交流及娱乐活动等有机结合在一起，成为一个能全方位满足老年人特殊需要的老年社区。社区老年健康照护与促进可明显改善老年病人的生活质量，控制疾病的进程、防止复发，较好地缓解症状，防止畸形与残疾，促进心理功能及社会功能的恢复。

三、社区老年健康照护与促进存在的问题及对策

（一）社区老年健康照护与促进存在的问题

目前存在问题主要包括：一是对老年人社区健康全方位照护与促进的认识普遍不到位；地方政府对老年人健康照护与促进工作投入不足，政策支持力度不足；二是老年人社区健康照护与促进模式单一，内容仅侧重于疾病护理和家庭访视；三是老年人健康照护与促进专职及专业照护人员严重欠缺；四是社区老年健康照护与促进服务价格体系尚未形成；五是老年人防病保健意识淡漠，阻碍社区老年健康照护与促进工作顺利进行。

（二）社区老年健康照护与促进发展的对策

社区老年健康照护与促进模式是老年人养护的服务"安全网"，建立多层次、多形式、多渠道的社区健康照护与促进体系，既是解决老年人日常生活照顾困难的主要出路，也反映了我国社会养老保障事业的蓬勃发展，更是我国人口老龄化发展的必然要求。为使社区老年健康照护与促进工作更好地满足老年人需求，需要从以下几个方面加以规范和发展：

1. 明确基本理念，拓宽健康照护与促进的覆盖面　实现从"社区内照顾"到"由社区来照顾"这一目标，让老年人不因年老而失去自我价值，其人格受到社会的尊重。此外，围绕维持和促进老年人健康这一最终目的，开展健康照护与促进工作，鼓励和强化老年人有利于健康的行为，协助预防、诊断、

治疗疾病，促进康复，减少功能丧失，补偿功能的损害和缺陷，帮助老年人在患病和功能缺失状态下适应生活，提高老年人的自理能力及心理适应力。

2. 加大政策支持力度，促使社区健康照护与促进制度化　要完善社区管理法律、法规和国家社会保障体系，政府和各有关部门要有计划、有步骤地从整体协调推进，从社区层面，应促进与民政福利服务资源和国有卫生保健服务资源的整合，使有限的照护与促进资源发挥最大的社会效益。但由于资源有限，应将资源分配给优先需要者，因此，要做好需求评估，以实现合理分配和利用资源，健全医疗保险制度，以降低老年人医疗费用负担，切实保障老年人的基本卫生保健服务。

3. 明确照护与促进重点，实现全方位照护与促进服务　社区照护与促进资源应向弱势老年人倾斜，社区照护与促进环境要充分考虑老年人的生理和行为特点，实行无障碍设计，对弱势老年人提供庇护。完善社区健康照护与促进体系的结构，增加服务机构，如设立老年人医疗保健中心、老年人家务助理服务中心、老年人日间护理中心、老年人综合性社区服务中心、应急支援中心等照护与促进机构，以老年人的需求为向导，根据老年人生理、心理特点，对老年人定期进行预防保健、康复护理、健康教育等，使老年人得到集预防、保健、康复和娱乐为一体的全方位社区健康照护与促进服务。

4. 加强专业照护与促进人员的培养，积极鼓励志愿者参与　社区健康照护与促进需要大量综合性社区照护与促进人才，可以采取多种培养途径。一方面，对现有社区照护与促进人员进行有关老年知识的系统培训，使其掌握老年健康照护与促进的基本理论、知识和技能，加强其从业能力，以适应社区老年人多种护理需求。另一方面，在高等医学院校增设老年护理专业，培养高学历、高层次老年健康照护与促进专业人才，使我国的社区健康照护与促进教育与国际接轨。另外，积极鼓励志愿者参与，加强培训专业与非专业照护与促进的人力资源，强调正式与非正式照护与促进互补、专业与非专业人员协同的发展路径。

5. 统一社区健康照护与促进的收费标准，制定科学的服务标准指标　应根据市场需求对社区健康照护与促进的项目进行指标量化，建立统一收费标准，构建社区健康照护与促进服务的价格体系。其价格要素要涵盖生物医学的治疗价格、整体化照顾、心理慰藉、社会支持等内容。同时，政府要出台相关法律法规、制度使老年人健康照护与促进工作经费保障机制制度化，形成对相关部门的约束。同时完善医疗体制，引入市场竞争机制，使社区老年健康照护与促进朝民营化和产业化方向发展。制定相应的健康照护与促进服务质量评估指标，使得社区照护与促进工作具备规范化的服务标准。同时，依据评估体系客观地评价社区照护与促进的水平，进而为科学制定完善措施及工作目标提供科学的依据。

6. 开展社区健康教育及宣传工作，加强老年人自我保健意识　社区健康照护与促进模式的职能，不能仅局限于补救性服务方面，还应同时开展预防保健方面的服务。要有针对性地对老年人进行相关保健知识的教育宣传，指导其开展有助于机体功能改善和增强其日常生活自理能力的康复训练。另外，要在日常工作中注重社区老年健康照护与促进工作的宣传，如定期向照护者讲解老年人所患疾病的相关知识及照护与促进知识和技能，举办照护者联谊会、电话咨询、发放科普手册等社会支持性服务，以提高照护者的照护水平和技能，缓解照护压力，从而提高照护者及被照护老年人的健康水平。

第二节　社区老年人的健康照护与促进

社区老年健康照护与促进的主要承担机构多为基层医疗卫生服务机构，包括乡镇卫生院、村卫生室或社区卫生服务中心（站）。社区老年人健康照护与促进的服务对象多为在社区住半年以上、户籍和非户籍的65岁及以上老年人。本节重点阐述社区身心功能正常老年人的健康照护与促进工作。

一、社区老年人健康管理

（一）社区老年人健康管理服务的要求

社区基层医疗机构为获得所辖社区老年人的相关信息并及时追踪其健康信息动态变化情况，需要做好如下工作：①不断加强与村（居）委会、派出所等相关部门的联系，掌握辖区内老年人口信息变化情况。②加强宣传，告知服务内容，使多数老年人愿意接受服务。③预约65岁及以上居民到乡镇

卫生院、村卫生室、社区卫生服务中心（站）接受健康管理。对行动不便、卧床居民可提供预约上门健康检查。④每次健康检查后及时将相关信息录入个人健康档案中，并将社区老年人健康状况的变化及时输入电脑做好记录，随时与社区医生沟通，协助社区医生全面评估和掌握老年人的健康状况，针对性提出适宜的有利于心身健康的各项活动，包括疾病的预防、诊治与康复、健康教育、平衡饮食、提高生活质量和健康水平等。

（二）社区老年人健康管理服务的内容

1. 健康信息建立及管理　老年人健康信息的来源包括医院信息系统、门诊病历、健康体检资料和健康档案等。其中健康档案是较为理想的资料来源。健康档案是用来记录个体生命体征变化以及自身从事过的与健康相关的一切行为与事件。具体内容包括个体的生活习惯、既往病史、诊断治疗情况、家族病史及历次体检结果等。它是一个动态连续且全面的记录过程，通过其中详细完整的健康记录，为个体提供全方位的健康服务。老年人健康档案包括个人健康档案、家庭健康档案和社区健康档案。

（1）个人健康档案：个人健康档案由以问题为中心的个人健康问题记录和以预防为导向的周期性健康检查记录两部分组成。社区医疗中的个人健康问题记录多采用以问题为导向的病历记录方式，按照不同的健康问题分类记录，若日后病人发生同一健康问题，其资料可以添加在该问题栏目中，相当于每个问题都有归类的资料库，便于日后的追踪、查询。

（2）家庭健康档案：包括家庭基本资料、家系图、家庭生活周期、家庭卫生保健记录和家庭主要问题目录及其描述。

（3）社区健康档案：包括社区基本资料、社区卫生资源、社区卫生服务状况和社区的健康状况。

2. 健康信息评估　对于首次进入社区卫生服务机构并同意加入社区中老年人健康管理的居民，应了解其一般情况、生活方式、既往疾病等，并对老年人的健康状况进行全面评估（包括身体状况、认知功能、心理社会状况、生活质量等方面的评估），注意早期发现疾病，包括高血压、糖尿病、COPD、贫血、肝病、骨关节炎、骨质疏松症、恶性肿瘤等，并及时筛查常见疾病的危险因素。老年女性除上述体格检查外，还需完成乳腺及相关妇科检查内容。通过健康信息评估，最终形成健康信息评价表（表5-1）。

表5-1　居民健康评价表

<table>
<tr><td colspan="2">年检日期</td><td></td><td>责任医生</td><td></td></tr>
<tr><td>内容</td><td colspan="4">检查项目</td></tr>
<tr><td rowspan="9">健康评价</td><td colspan="2">居民自我评判健康状况</td><td colspan="2">________分（0～10分，0为最差，10为最好）</td></tr>
<tr><td colspan="2">既往慢性疾病控制情况</td><td colspan="2">1无　2良好　3一般　4差　□</td></tr>
<tr><td colspan="2">医生评判健康状况</td><td colspan="2">处理（观察　随访　转诊）</td></tr>
<tr><td>生理状态</td><td>1. 年检无异常　□
2. 有异常
异常1 ____________
异常2 ____________
异常3 ____________
异常4 ____________</td><td colspan="2"></td></tr>
<tr><td>心理状态</td><td>1. 良好　□
2. 可疑抑郁
3. 抑郁</td><td colspan="2"></td></tr>
<tr><td rowspan="3">危险因素</td><td rowspan="3">□/□/□/□
1. 无
2. 吸烟
3. 饮酒
4. 肥胖
5. 其他____________</td><td colspan="2">健康教育处方</td></tr>
<tr><td colspan="2">定期随访：　□
1无需　2每2年　3每年　4每3个月</td></tr>
<tr><td colspan="2">危险因素控制：　□/□/□/□/□/□
1戒烟　2健康饮酒　3饮食　4锻炼
5减体重（目标____________）
6流感疫苗接种　7肺炎疫苗接种
8其他____________________</td></tr>
<tr><td>生活质量</td><td colspan="3">评分____________</td></tr>
</table>

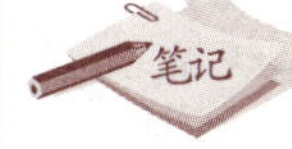

3. 健康亚群归类　通过健康评估，将参加管理的老年人按有无慢性疾病及有无危险因素分为五种情况：既往已经确诊的慢性疾病病人（既往已被医生确诊为患有慢性疾病的老年人）；可疑疾病病人（通过对老年人的健康评估，有异常发现）；可疑抑郁状态；存在慢性疾病危险因素（主要指可干预的因素）；评估无异常发现（无基础疾病及危险因素，健康检查评估无异常发现，生活习惯良好的老年人）。将老年人群按照健康状况进行归类管理，重点在于对社区老年常见慢性疾病及肿瘤早期发现、早期预防和健康教育。

4. 健康干预　经过详细的健康信息评估及常规或必要的健康体检，告知老年人健康体检结果并进行相应的健康干预。对发现已确诊的原发性慢性病病人应相应的纳入慢性病病人健康管理范畴；对存在危险因素且未纳入其他疾病健康管理的老年人建议定期复查，并针对可干预性危险因素进行及时指导和控制。

5. 健康教育　社区老年人健康教育的内容包括：

（1）健康观念教育：健康观念的教育内容主要包括现代健康概念；健康对个人及社会生存和发展的重要性；卫生公德、法律、法规教育；强调政府、社会、家庭和个人有能力、也有责任维护自身及整个社会的健康；提倡健康、积极老龄化等。

（2）生理健康教育：国内外社区老年人生理健康教育目前包括：①健康生活方式及保健知识教育；②一般疾病（常见的感染性疾病及传染病）的防治教育；③慢性病（高血压、糖尿病、高脂血症、冠心病、脑血管疾病及呼吸系统疾病）防治知识教育；④生殖健康教育（包括生殖系统相关保健知识、老年性生活知识及老年生殖系统常见疾病知识的宣教）；⑤药物健康教育（主要包括一些常用非处方药物的使用知识及对服药依从性的重视）；⑥急救知识（主要包括易学适用且重要的急救知识）。

（3）心理健康教育：心理健康教育的内容包括：①心理健康观念及心理健康知识教育；②宣传医疗、非医疗情境的社区心理疏导保障机制，让老年人能够主动寻求社区心理服务；③死亡教育：包括如何正确地对待死亡、周围的环境、人和人的关系，认识、理解自我及整个世界的价值等；④鼓励老年人积极参加社区丰富的娱乐活动。

6. 健康体检　社区健康体检是指对参加新型农村合作医疗的老年参保人员进行的免费体检。体检的项目包括血、尿常规，B 超、心电图。生化中肝肾功能，血糖、血脂指标的检测。有条件的地区可增加眼底检查、认知功能和情感状态的初筛检查。女性应增加乳腺，妇科检查项目。

（三）社区老年人健康管理服务的流程

社区老年人群健康管理应在健康评估的基础上，按照健康状况进行归类管理，针对当前威胁健康的重要因素优先干预及管理，见具体流程图（图 5-2）。

二、社区老年人健康保健

老年保健（health care in elderly）是指在平等享用卫生资源的基础上，充分利用现有的人力、物力，以维护和促进老年人健康为目的，发展老年保健事业，使老年人得到基本的医疗、护理、康复、保健等服务。社区老年保健的基本任务是运用老年医学知识开展老年病的防治工作、指导老年人的日常生活和健身锻炼，提高健康意识和自我保健能力，延长老年人的健康预期寿命、提高老年人的生活质量，为老年人提供满意的医疗保健服务。

文档：丧偶老年人的健康风险

（一）社区老年保健重点人群

75 岁以上的高龄老年人、独居老年人、丧偶老年人、疾病恢复期的老年人以及精神障碍的老年人认知功能减退或丧失，自理能力减退，医疗和护理服务需求明显高于其他人群，应引起全社会的重视。

（二）社区老年保健内容

针对老年人生理、心理及社会环境的特殊性，社区老年人健康促进与维护主要通过老年人的自我保健、家庭保健及社区保健共同实现。

1. 自我保健　指老年人自身提高自我观察、预防、护理及急救的意识和基本技能，从而达到预防疾病、促进和维护健康的目的。①自我观察：老年人应注意自身情况的变化，特别是生命体征的变

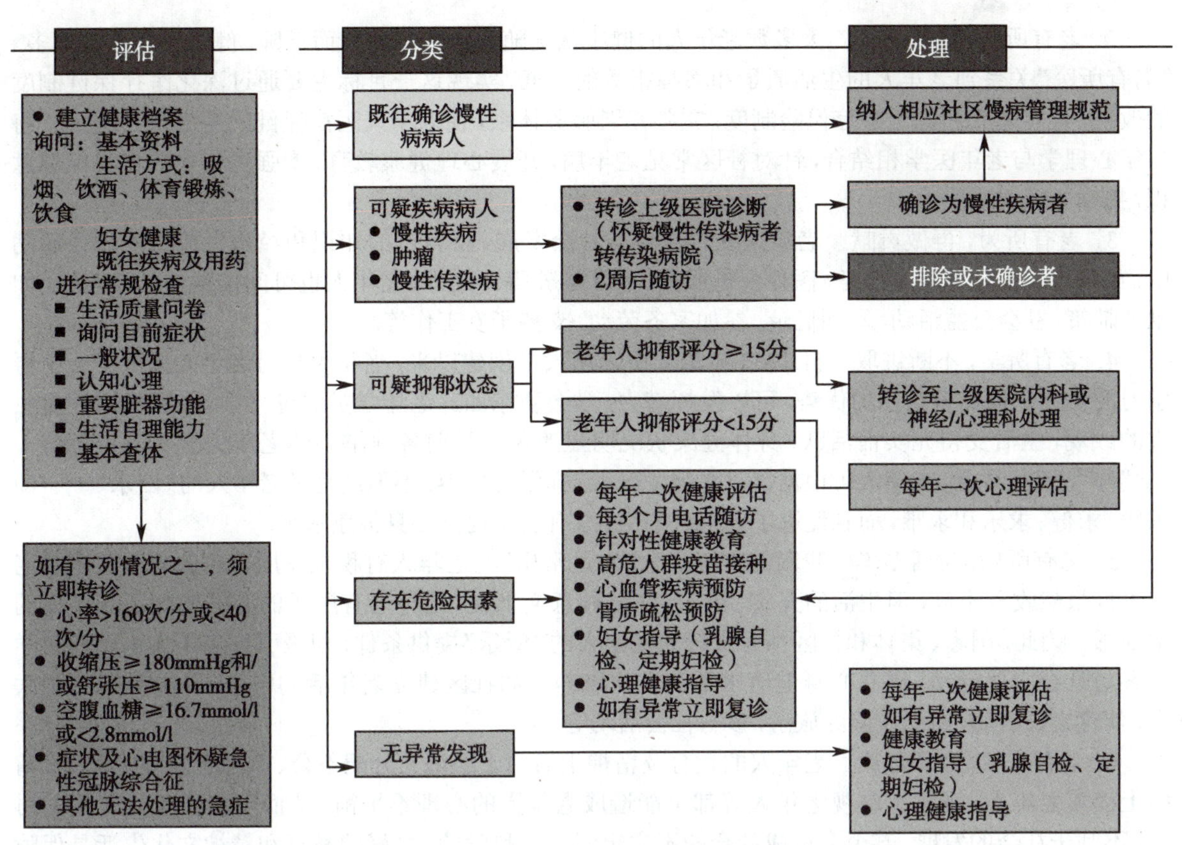

图 5-2　社区中老年人健康管理流程图

化，如体温、脉搏、血压等，以防延误病情；②自我预防：老年人应自觉地建立合理的饮食、休息及锻炼等生活方式，保持良好的心理状态，同时应定期进行体格检查；③自我照护：老年人应具备基本的自我照顾、自我调节及自我保护能力；④自我急救：老年人应熟知急救电话号码；外出时应随时携带自制急救卡，包括姓名、血型、主要疾病的诊断、定点医院、联系电话等信息。

2. 家庭保健　指以家庭为单位，以促进家庭及其成员达到最高水平的健康为目的的卫生保健实践活动。家庭是老年人生活的基本环境，是感情的主要依托，老年人健康的促进和维护与家庭密切相连。因此，家庭成员应针对老年人的特点和需求，关心、理解老年人，为老年人营造安全、健康的生活环境。老年人的家庭保健具体包括建立老年人健康档案，开展相关疾病的健康教育、健康咨询、健康检诊等。

3. 社区保健　指社区卫生服务机构针对社区各类居民的生理、心理特点及需求，提供相应的保健服务，以促进和维护社区人群的健康。社区保健服务是社区卫生服务的重点内容之一，老年人又是社区保健服务的重点人群。因此，针对老年人的生理、心理的特点和需求，提供相应的保健服务是社区卫生服务机构的主要工作。社区保健包括建立保健手册、肢体功能锻炼、保健教育和咨询、家庭访视等。

（三）社区老年保健策略

总体保健策略是构建完善的多渠道、多层次、全方位的，即包括政府、社区、家庭和个人共同参与的老年保障体系，进一步形成老年人口寿命延长、生活质量提高、人际关系和谐、社会保障有力的健康老龄化社会的老年服务保健网络。

1. 老有所养，生活保障　养老问题是我国老龄化问题中最为重要的，是老年保障系统之核心。根据目前国情和受我国传统文化影响，多数老人仍选择以家庭养老为主。加强社区服务和社会支持，发展老年社会化服务，作为补充家庭养老的有效手段；逐步建立国家、社会、家庭和个人相结合的综合养老保障体系。建立完善社区老年服务设施和机构，增加养老资金的投入，确保老年人的基本生活和服务保障，将成为老年人安度幸福晚年的重要方面，真正实现“老有所养”。

2. 老有所医，健康长寿　大多数老年人的健康状况随着年龄的增长而下降，健康问题逐渐增多。“老有所医”关系到老年人的生活质量和幸福指数的高低，实现这一目标主要通过深化医疗保健制度的改革，逐步建立和健全医疗保险制度，完善养老服务体系，使老年人医疗保健的需求得到满足。将老年心理学与老年医学相结合，针对社区常见老年病，开展心理健康教育，增强老年人的自我保健意识，提高心理调适能力。

3. 老有所为，再做贡献　老年人要直接参与社会发展，将自己的知识和经验直接用于社会活动中，如从事各种技术咨询服务、医疗保健服务、人才培养等。此外，老年人也可间接参与社会发展，如献计献策、社会公益活动、写回忆录、参加家务劳动、支持子女工作等。

4. 老有所学，不断进取　自1983年第一所老年大学创建以来，老年大学为老年人提供了一个再学习的机会。他们有自己的优势，可以发挥潜力，学会新东西。老年学员通过再学习，精神面貌发生大的改观，生活变得充实而活跃，身体健康状况明显改善。目前各地举办的老年大学具有特色——“学”与“乐”相结合，老年人可根据自己兴趣爱好，选择学习内容，不但满足了老年人的“四求”——即求知、求健、求乐和求雅，而且促进了老年人的交往，有利于提高心身健康水平。

5. 老有所乐，生活多彩　我国的传统观念“知足常乐”对老年人有积极作用。总的来看大多数老年人群虽然收入不高，但生活的充实、快乐，在某种意义上说，这种老有所乐的心态增加了老年人的幸福感。因此，国家、集体和社区都有责任为老年人的“所乐”提供条件，积极引导老年人正确和科学地参与社会文化活动，提高心身健康水平和文化修养。如社区建立老年活动中心，开展琴棋书画大赛、体育文娱活动，组织夕阳红旅游，参与社会活动等。

6. 老有所教，心理健康　老年人的教育及精神生活由于经济上分配不公、政治上忽视老年人、情感上淡漠老年人、观念上歧视老年人等都可能造成老年人的心理不平衡，从而不利于代际关系的协调，不利于社会的发展，甚至会造成社会的不安定因素。科学的、良好的教育和精神文化生活是保障老年人生活质量和健康状况的前提。

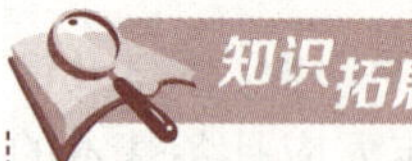

社区老年保健服务原则

1. 以促进和维护老年人健康为目标　社区老年保健应以最大限度地延长老年人的健康时段及独立自理生活时间，缩短老年人患病时段及依赖他人生活的时间为目标。

2. 以社区整体老年人群为对象　社区老年保健服务应包括健康老年人、患慢性病的老年人和残疾的老年人等。

3. 提供综合性服务：社区老年保健服务应针对老年人的特点和需求，从生理、心理及社会适应3个层次，提供预防、照护、康复、协调等综合性服务。

4. 充分发挥个体和家庭的作用　社区老年保健应以家庭为单位，在充分调动家庭成员积极性的基础上，帮助老年人掌握自我保健的知识、具备自我保健的能力。

来源：胡学军，李静．老年常见病与社区护理[M]．北京：人民军医出版社，2015.

第三节　社区慢性病老年人的健康照护与促进

以社区为基础的慢性疾病管理，是老年慢性病防治的一种经济有效的方式。社区慢性病管理是指在社区情境下对慢性非传染性疾病及其风险因素进行定期检查、连续监测、评估与综合干预管理的医学行为及过程，是健康管理的重要内容。

一、社区老年慢性病管理流程

老年慢性病疾病管理的流程应由社区卫生服务中心根据社区诊断情况制订慢性病管理实施方案，成立慢性病管理机构，指导社区医护人员开展老年慢性病管理工作。由社区卫生服务中心慢性病管理领导小组负责监督检查，区卫生局、疾病预防与控制中心及妇幼保健所负责慢性病管理的组织、

指导、实施和考核监督。对社区医生实施责任到人和分片包干的办法，由社区医务人员完成慢性病病人管理目标任务。街道办事处与居民委员会等参与社区慢性病管理的组织协调工作（图 5-3）。

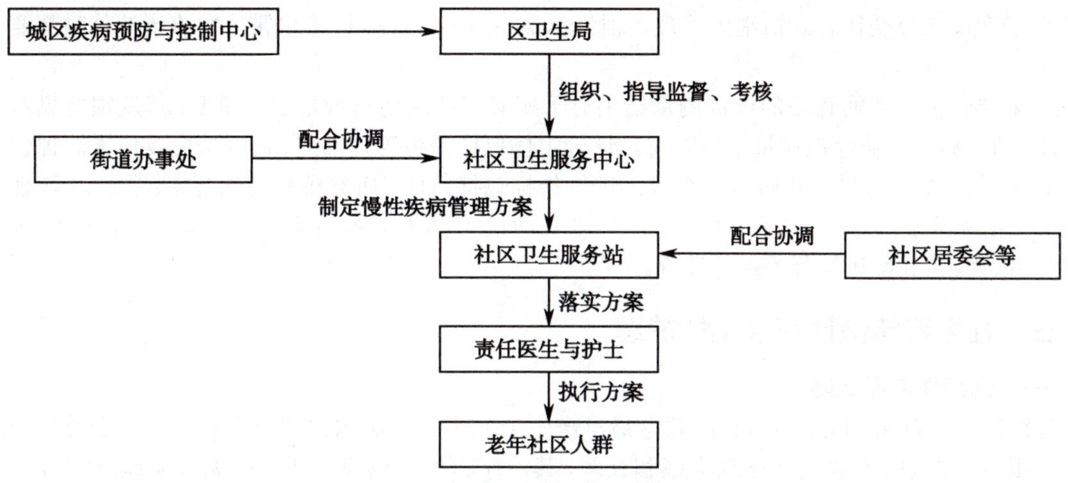

图 5-3　老年慢性病管理的组织流程图

二、社区老年慢性病管理的内容

（一）社区老年慢性病管理的重点人群

1. 高血压　是目前我国患病率最高的慢性病，但其知晓率、治疗率、控制率却很低，通过病人教育和医生培训会大大提高治疗效果，提高依从性，减少并发症和死亡的发生。

2. 糖尿病　因其严重的并发症近年来在疾病管理领域很受重视，中国疾病预防控制中心指出如不采取控制措施，糖尿病将给中国居民带来严重的威胁。

3. 冠心病　是高血压、糖尿病和高脂血脂最常累及的靶器官血管。近年来冠心病发病率不断上升，心肌梗死成为很多慢性病主要致死原因，管理控制冠心病是当前社区卫生服务的任务之一。

4. 脑卒中　《中国慢性病报告》指出脑血管病死亡是我国的第 1 位死亡原因。存活的脑血管病病人中，约有 3/4 不同程度地丧失劳动能力，其中重度致残者约占 40%，需要卫生服务机构长期科学看护和康复指导。

5. 恶性肿瘤　当前我国恶性肿瘤死亡人数占总死亡人数的 20%，《中国慢性病报告》指出发达国家随着癌症治疗取得进展，并由于开展早期发现和筛查干预，许多癌症病人存活率大幅提高。因此，发挥社区卫生服务职能，以一级、二级预防为主，对恶性肿瘤病人进行社区管理也是当前基层卫生服务的重点工作之一。

（二）社区老年慢性病管理的内容

1. 评估老年慢性病病人　可通过询问的方式对老年慢性病病人进行评估，确定该病人存在的主要危险因素。先询问一般性的问题，然后再询问具体的有针对性的问题，以找出病人管理的关键切入点。最常用的方法是以预先设计好的问卷为基础进行评估。问卷调查操作起来比较简单，但是无伸缩性。另一种方法是以预先储备好的问题为基础进行评估，根据管理对象回答的情况，向下延伸问题。这种评价方法，获得信息较为全面，但难度大、花费时间长、信息处理工作量大。

2. 制定管理目标　目标需与病人共同探讨制订，具有可行性和个体性的特点。目标要十分具体、清楚、可操作。在制订目标时应注意一次不要设定太多的目标，最好每次 1 个目标，并且在目标表述时，为体现病人的主观能动性，可以病人为第一人称，并作为目标陈述的主语，如“目标：下周一我要在没有任何帮助的情况下走到大门口”“目标：下次见医生时我可以说明低血糖的处理方法”。

3. 制订干预计划　由于慢性病病情复杂、具有个体化特点，且环境不断变化，因此，保健计划要个体化、具有针对性、可操作性。针对病人存在的主要危险因素，按优先次序逐步解决。

4. 自我健康管理 积极听取病人的谈话，确定病人的信念和障碍，要礼貌的提出采取行动的建议和期望的目标，灌输正面的希望，鼓励改变。慢性病的自我管理包括以下几个方面：①所患疾病的医疗和行为管理，如按时服药、加强锻炼、就诊、改变不良饮食习惯。②角色管理，如维持日常角色，做家务、工作、社会交往。③情绪的管理，如愤怒、对未来担心、挫折感和偶尔的情绪低落时都要及时调整。

5. 效果评价 疾病管理的评价测量结果对于疾病管理成功与否是十分重要，其反馈结果对于找出管理不足，提高疾病管理质量十分有益。评价主体包括卫生管理部门、社区居民及病人。评价方法包括询问、检查、行为观察和问卷调查等。评价指标包括：①疾病健康知识知晓率；②自我管理的临床结果和指标结果；③病人的满意度；④行为结果，如对病人是否执行了戒烟行为、合理膳食、规律运动、限制饮酒、自我减压等行为进行评价。

三、社区老年慢性病延续性护理

（一）延续性护理概述

延续性护理（transitional care）的理念最早产生于 1947 年，美国护理协会和健康联合委员会的一项研究报告，强调随着病人转移到家庭和社区，其治疗和护理也应该从医院无间断地连续过去。20 世纪 80 年代，美国宾夕法尼亚大学科研组织形成延续性护理模式（transitional care model，TCM），并在其后的 20 余年里一直致力于该模式的应用和推广。然而迄今为止，延续性护理尚无统一的概念框架，不同学者从不同角度给予诠释。美国老年协会将延续性护理定义为通过一系列行为活动，确保病人在不同健康照护场所（如从医院到家庭）或同一健康照护场所（如医院的不同科室）的不同照护水平之间转移时，其健康照护服务具有协调性及延续性，包括照护安排、病人教育以及服务提供者间的协调等。美国延续护理联盟从人群健康的视角考虑，认为延续性护理除了包括病人在机构内的转移或机构间的转移外，还包括病人在健康状态改变时的转移及在护理提供者之间的转移。

文档：APN 延续性护理模式

延续性护理具有复杂的多维度、多机构、跨专业的属性，有三个核心要素：信息延续、管理延续和关系延续，其特征可概括为“4C”即综合性、延续性、协调性和合作性。综合性是指综合评估病人的状况，促进从医院到社区或家庭的延续性服务的实现；延续性是指确保常规随访的持久性；协调性是指医护人员之间或医护人员与病人的照护者之间的沟通协调；合作性即病人与医护人员就彼此设定的特定目标而进行的相互合作。慢性病病人常常会经历医院、社区和家庭的往复过程，接受不同层次、不同专业人员的照护。为避免由于信息传递中断、机构之间缺乏协调和有效沟通等因素导致照护的中断甚至差错，实现跨机构的延续性照护。

（二）慢性病延续护理干预的类型

2011 年，美国健康保健研究与质量机构（Agency for Healthcare Research and Quality，AHRQ）在其系统综述中指出延续护理干预包括 4 种类型，即出院计划、病人与家庭的教育干预、社区支持模式和慢性病管理。

1. 出院计划 是多学科专业团队对病人提供的一种从住院到家庭的持续支持，监督及与社区卫生服务的协作。出院计划的步骤，即入院前与入院时开始转移计划，了解并确认病人与照顾者对出院计划的需求，入院 24h 内建立临床管理计划，通过有效的领导与责任移交进行出院或转移的协作。住院 24～48h 与病人讨论预期出院或转移的日期，每天与病人共同回顾临床管理计划并修订其措施，病人与照顾者独立选择其护理路径。对住院超过 7d 的病人应计划出院或转移并给予连续性护理，在出院 48h 前使用核查一览表，每天均考虑病人能否出院。

2. 病人与家庭的教育干预 包括医院教育及社区教育 2 种干预类型，教育内容集中在疾病知识与心理适应方面。当家访护士在教育时间应用认知行为理论与家庭理论等来指导病人。

3. 社区支持模式 包括提供者主导的干预与心理行为干预 2 种模式。

（1）提供者主导的干预是由 1 名护士（包括高级专科护士、转移指导护士等）作为个案管理者或协作人，提供多种干预来满足病人在转移过程中的身心需求，以维护病人的整体健康。提供者家庭访视的时间通常为出院后 1～3 个月。

（2）心理与行为干预是由精神科护士、心理学专家、内科医生等组成的服务提供者团队，通过动员病人的健康网络，以促进病人的社会适应。

4. 慢性病管理　是延续护理过程的一部分，其干预目标是管理风险因素与并发症，以促进病人的自我管理，从而影响其检验结果和依从性。

（三）慢性病延续性护理的主要内容

延续性护理服务是医疗服务的延伸，纵向延伸护理服务的时间，横向延伸照护层次，其对慢性病的管理控制起着不容忽视的作用。慢性病延续性护理包括医院内和医院外延续护理工作两部分内容。

1. 院内延续性护理　主要内容包括：

（1）对慢性病病人出院后健康需求进行评估，全面评估病人状态、家属照顾能力、社区可利用资源等，并鼓励病人和家属及主要照护者积极参与需求评估和计划制定过程。

（2）健康教育，首先明确病人的主要照顾人员；其次对病人及其主要照顾人员进行详细的疾病管理指导，考虑慢性病群体所患疾病种类多、临床表现不明显等特殊性，故尤其注重药物管理和症状管理；针对教育人群采取各种健康教育形式，以及促进病人掌握的措施；务必注意院内不同医护人员之间所提供的健康教育需保持一致。

（3）院后照护安排，确定出院后接管慢性病病人的机构和人员，并为病人安排院后的随访、复诊和预约等，同时告知家属或其主要照顾人员按时复诊，向病人及家属提供病房电话。

（4）与出院后接管病人的医护人员进行交流，向接管的医护人员提供完整准确的病人信息，信息交流的形式包括面对面交流、电话、电子病历系统、传真等，也可以将病人携带至接管医生处。

2. 院外延续性护理　在国外，当病人从医院返回家庭，院后延续性护理服务的责任人员主要为社区或家庭医生、家庭服务护士、康复师、社会工作者等。病人被下一机构接管后，上一级医院所承担的责任主要为接受下一机构接管人员的咨询。院外延续护理服务的目的主要是为病人提供自我管理支持，保证治疗方案履行和适时调整。内容包括药物管理、症状管理、自我管理教育、咨询、转诊等；服务形式有门诊管理、家访、电话访视等。在国内，针对慢性病病人的院外延续性护理场所多是社区卫生服务中心。社区卫生服务中心首先对社区的慢性病病人的健康情况进行详细了解，并建立起有效的社区慢性病病人健康档案，档案的管理过程采用先进的动态化管理以及专案管理；其次为需要接受后续治疗的病人提供基本医疗护理服务；对慢性病病人进行定期随访，以全面、动态地监测病人病情变化；最后医院的健康教育需要社区健康教育来进行延续，社区健康管理人员定期举行健康讲座，确保病人明确疾病对身体健康的危害，并降低健康危险行为。

四、转诊护理

由于社区卫生服务机构在设备和技术条件方面的限制，对一些无法确诊及危重的病人转移到上一级的医疗机构进行治疗。上一级医院对诊断明确、经过治疗病情稳定转入恢复期的病人，确认适宜者，将重新让病人返回所在辖区社区卫生机构进行继续治疗和康复。其目标是为建立“小病在社区、大病进医院、康复回社区”的就医路径。

（一）转诊的类型

转诊是以医院的等级进行划分，除在同等级综合医院间进行转诊外，还可以将转诊分为纵向转诊和横向转诊，纵向转诊包括正向转诊和逆向转诊，正向转诊指由下级（社区）医院向上级医院逐级转诊，逆向转诊是指由上级医院向下级（社区）医院转诊。横向转诊指向同级别专科、专长医院转诊。双向转诊制是在社区首诊基础上建立的扶持社区医疗卫生，解决“看病难、看病贵”的一项重要举措，对于减少由于城市综合性大医院承担大量常见病、多发病的诊疗任务而造成的卫生资源浪费，以及基层医院和社区医疗服务机构需求萎靡、就诊量过少等现象具有重要意义。

图片：城乡医疗双向转诊参与主体及制约因素

（二）转诊的原则

1. 病人自愿原则　从维护病人利益出发，充分尊重病人以及家属的选择权，切实当好病人的参谋。

2. 分级诊治原则　一般小病、常见病常规诊治在社区，危急重难症诊治在上级医院，一般康复或

临终关怀在社区。

3. 就近转诊原则　根据病人病情和医疗机构服务可及性，就近转诊病人，做到方便、快捷。

4. 针对性和有效性原则　根据病人的病情及意愿，有选择地将病人转诊至专科、专病特色的医疗机构，提高诊治的有效性。

5. 资源共享的原则　做到检查结果通用，不做不必要的重复检查，降低病人的费用。

6. 连续管理原则　建立起有效、严密、实用、畅通的上下转诊渠道，为病人提供整体性、持续性的医疗服务。

（三）转诊的程序

1. 社区卫生服务中心和医疗机构首诊

（1）首诊科室是指病人就诊的第一个接诊科室，首诊负责制是指首诊医师不得以任何理由拒诊病人，而应热情接待，详细询问病史、详细检查，认真书写病历，提出诊断和处理意见，并对病人进行施救。

（2）首诊医师诊察病人后，若确系他科疾病，仍应按上述要求进行必要的处理后，方可提请有关科室会诊或提出转科，不得擅自更改分诊科别。若病情复杂、涉及多种疾病，须报告上级医师或科室负责人协助处理或组织会诊。

（3）凡遇到多发性外伤或诊断不明的病人，首诊科室和首诊医师应先承担诊治责任，及时邀请有关科室会诊，在未确定接收科室之前，首诊科室和首诊医师要对病人全面负责。

（4）经会诊确定为其他科病人后，首诊科室应及时完成所在科室的病情记录和交接班注意事项的记录，向接受科室医师面对面交接病人。

2. 社区卫生服务中心上转病人

（1）社区卫生服务中心医生对限于本中心和举办医院的设备或者技术条件不能诊治的病人，要根据转诊原则、转诊指征及病人病情需要，及时将病人转往有救治条件并且具备专业能力和技术水平的上级医疗机构。

（2）拟转诊时，社区卫生服务中心医生须按首诊负责制执行，按规定书写病历、转诊记录和“转诊告知单”。病人或其家属同意或不同意转诊均需在病历上签名。

（3）对平诊病人由病人或家属陪同自行到所转的上级医院“双向转诊办公室”联系就诊，由上级医院双向转诊办公室工作人员负责分诊和安排就诊。

（4）对急危重症病人需要立即转诊的，遵循就近转诊的原则，由社区卫生服务中心立即呼叫120或电话联系上级医院派救护车接病人到上级医院救治。

3. 上级医院下转病人

（1）二级以上医院门诊医生或住院医生根据转诊原则及转诊指征，对符合下转条件的，将病人转往其居住地的社区卫生服务中心进行治疗。

（2）门诊医生或住院医生在门诊病历或出院小结中告知病人需要回到居住地社区卫生服务中心继续进行后续治疗和康复，并提出比较详细的后续治疗和康复方案，填写“转诊告知单”，并指导病人到本医院“双向转诊办公室”办理转诊事宜。

（3）二级以上医院要对符合下转条件的常见病、多发病和诊断明确的慢性病病人下转到病人所在地的社区卫生服务中心进行后续治疗和康复。

（4）上级医院对下转到社区卫生服务机构的病人实行周查房制度，指导社区卫生服务机构对病人的后续治疗，完成对卫生技术人员临床带教任务，市卫生局将不定期抽查下转病人病历，监督检查下转病人的后续治疗指导工作。

（孙　宁）

思考与练习

李某，男，68岁，小学教师，现已退休。有时偶感头晕，到附近的社区卫生服务中心就诊，检查时发现血压150/100mmHg，无家族史，无吸烟史，饮食尚规律。查体：身高168cm，体重88kg，心、肺检查未见异常，未进行其他检查。

请问：

1. 根据目前已知信息，李某是否患有高血压？若是，其处于哪个级别？
2. 为了对李某进行规范的高血压管理，还需要补充采集哪些信息？
3. 社区护士应如何对李某进行高血压管理及护理指导？

思路解析

扫一扫，测一测

笔记

第六章 养老机构老年健康照护与促进

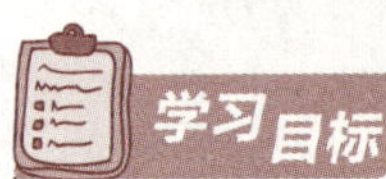

1. 掌握养老机构老年健康照护与促进的服务对象及服务内容、认知症及老年综合征的临床表现及照护要点。

2. 熟悉养老机构老年人健康促进的策略，认知症及老年综合征的概念及常见病因、老年人躯体功能、言语功能及吞咽功能康复训练方案。

3. 了解养老机构老年人群膳食服务原则；老年人康复指导目的及方法。

4. 能够在养老机构为老年人开展规范科学的膳食照护、清洁照护及休闲娱乐活动；能准确全面评估老年综合征的相关症状，实施恰当的照护措施。

近几年，由于老龄化进程加快，老龄人口数量的激增，我国的养老模式呈现多元化趋势，其中机构养老是主要的养老方式之一。因此，学习和掌握我国养老机构情境下老年人健康照护与促进的专业知识与技能，关注其对老年人生活质量的影响，对于提高机构养老照护质量，完善长期照护体系意义重大。

第一节 养老机构老年健康照护与促进概述

一、养老机构概述

（一）养老机构概念

养老机构（nursing institution for the aged）是社会化养老服务领域的专属名词，是指为老年人提供日常的饮食起居、生活护理、清洁卫生、健康管理和文娱体育活动等一系列综合性服务的机构。它可以是独立的法人机构，也可以附属于医疗机构、企事业单位、社会团体或组织、综合性社会福利院的一个部门或者分支机构。通过为入住老年人提供养护服务，开展健康管理，提升机构内老年人的生活质量，达到增进健康、延缓衰老的目的。

（二）养老机构类型

根据投资主体的不同，我国养老机构总体上可分为公办公营，民办民营和公办民营 3 种类型。目前我国养老机构正在形成多元投资主体的局面，其中，政府是养老机构的主要投资、建设与运营主体。随着社会福利进程的加快，企业、个人和社会组织等其他投资主体也在踊跃加入。

1. 公办公营养老机构　公办公营养老机构有政府雄厚的财力作为支持，有稳定的人员配备和规范的管理制度，这为机构的可持续发展创造了条件；公办公营养老机构能够最大限度地保证公平，保证家庭贫困的老年人在符合资格的情况下获得入住的机会；老龄产业发展的初期，尤其是在市场机制不太健全的老龄产业发展初期，公办公营养老机构可以在日常管理、服务提供等方面起到示范作用。

2. 民办民营养老机构　该类养老机构具有极强的市场竞争意识，不但会促使其提高运营效率，节省成本、提高收益，而且还会促使其不断提高服务质量以在市场竞争中获得优势。在利润的驱动下，该类养老机构总是不断寻求养老服务的盲点以获取高额回报，这有利于促使其提供多层次的养老服务，补充福利性和非营利性养老机构的不足。该类养老机构管理方法灵活、管理手段多样、服务敢于创新，是养老机构体系中最具活力的部分。

3. 公办民营养老机构　公办民营的养老机构是有政府出资修建的养老机构，对于经营者来说，其经营成本较低，因此收费合理，其产生的财政利润也可以提高公共财政的可持续性。同时，公办民营养老机构解决了养老事业的先期投入较大，回报周期较长的问题；其次在初期建设时，如果不采用政策扶持或者财政补贴等形式，就很难吸引到足够的资本进入问题。

二、养老机构的服务对象及服务内容

养老机构为老年人提供集中居住、生活照料、康复护理、精神慰藉、文化娱乐等服务，其主要服务对象是失能、半失能老年人，亦有因缓解家庭照护压力及家庭内部矛盾入住养老机构的情况。各级各类养老机构均在国家养老机构服务基本规范的要求下，结合省市级养老服务质量规范开展相应的健康照护与促进服务（表6-1）。

文档：养老机构服务对象

表6-1　养老机构常见服务项目列单

服务类型	服务项目	服务要点
出入院服务	入院评估	建立入院评估制度，评估结果应经老年人或相关第三方认可，并作为服务依据
	入院手续办理	采集相关第三方基本信息，签署服务合同，为特困人员办理接收手续
	出院手续办理	老年人终止服务、出院时，通知相关第三方，协助老年人及相关第三方办理出院手续
生活照料服务	老年人个人饮食、起居、清洁卫生、排泄、体位转移	1. 记录交接班情况； 2. 照护者了解所服务老年人的基本信息，定时巡查； 3. 生活照料内容：防止跌倒、烫伤；保持皮肤、口腔、头发、手足指（趾）甲、会阴部清洁，外表整洁、无长指（趾）甲； 4. 保持老年人床铺整洁
膳食服务	集体用餐、 个人用餐服务	1. 制定合理的食谱，提供均衡膳食； 2. 食品加工与制作符合食品监督管理要求，符合食谱安全的相关规定； 3. 建立食品留样备查制度，每日进行样品留样记录； 4. 餐具、餐厨每日清洗消毒； 5. 膳食照护者着装整洁干净，符合工作要求； 6. 协助老年人进餐
清洁卫生服务	公共区域内的清洁	1. 环境清洁，物品摆放整齐； 2. 定期对公共区域及设施设备进行清洁和消毒； 3. 被污染的物品单独清洁、消毒； 4. 卫生间、厨房、居室及其他区域的清洁设备、用具应区别使用及消毒； 5. 提供清洁服务前、中，设置安全提示标识
	老年人居室内的清洁	1. 每日打扫老年人居室，整理老年人个人物品； 2. 定期更换床上用品，定期清洁家具电器及室内设备，定期清洗消毒卫浴设备

笔记

续表

服务类型	服务项目	服务要点
洗涤服务	衣物、被褥等织物的收集、清洗和消毒	1. 定期对洗涤设备进行消毒，保持洗衣场所环境整洁； 2. 分类清洗老年人的衣服和被褥； 3. 在指定地点收集、清洗、消毒污染衣物，对清洗的衣物进行清洗核对
医疗护理服务	常见病多发病诊疗健康指导 预防保健 康复护理 院内感染控制	1. 老年人突发疾病时，及时与相关第三方联系，不能处置的，协助做好老年人转诊转院工作； 2. 遵医嘱使用约束用具，根据老年人评估结果，签订相应的服药管理协议； 3. 组织老年人每年开展一次健康体检； 4. 老年人及以上压疮在院新发率低于5%； 5. 进行老年人保健和传染病的预防，定期开展卫生知识宣教工作； 6. 养老机构内设医疗机构应做到：按照机构核准登记的诊疗科目开展诊疗活动；观察老年人生命体征、病情变化、体重变化；开展医疗巡视，发现老年人出现病情变化，做出相应处理；对老年人常见慢病进行监测及健康指导；进行老年人保健和传染病的预防，定期开展卫生知识宣教工作

基于服务对象的身体状况，养老机构划分为自理型养老机构、助养型养老机构和养护型养老机构。

（一）自理型养老机构服务对象及主要服务内容

以健康状况较好、能够自理的老年人为服务对象，为其提供辅助性生活照料、精神慰藉和文化娱乐等服务。该类老年人对养老机构的需求分为两类：

1. 日间照护　老年人虽然能够自理，但因年纪较大，白天子女上班无人照料，又不愿雇用保姆，晚上子女下班回来后可以照顾。针对该类老年人，一些养老机构提供日间照料服务，也可以视为“日托式”的托老所。日间照护机构为老年人提供文化娱乐空间、饮食、看护等服务，从而保证生活安全。夜间老年人返回家中居住。

2. 长期照顾　即完全入住养老机构的健康老年人，多数是由于子女不在身边的空巢老年人、子女工作繁忙无暇照顾的老年人、丧偶或独身的独居老年人等。照护者为其提供一切的生活照料服务，包括房间环境卫生的清洁服务、每日查房服务、每周血压测量服务、理发服务、生活用品代购服务、外出陪同服务等。

（二）助养型养老机构服务对象及主要服务内容

以健康状况较差的半失能老年人为服务对象，为其提供生活照料、康复照护、精神慰藉和文化娱乐等服务。同自理型养老机构相比，助养型养老机构中生活照料服务的比重更大，且增加了康复护理服务。

（三）养护型养老机构服务对象及主要服务内容

以健康状况差的失能老年人为服务对象，为其提供生活照料、康复照护、精神慰藉、文化娱乐和临终关怀等服务。同助养型养老机构相比，二者均提供较为全面的生活照料服务，但养护型养老机构中康复照护服务的级别和比重更大，且增加了临终关怀服务。

三、养老机构老年人健康照护与促进策略

养老机构作为一种重要的社会养老方式，让老年人度过愉快、安详的晚年生活是机构的目的与宗旨。因此，应提高养老机构服务保障水平，加快探索长期照护保险制度。养老机构应根据我国老年人的特点，多层次、多方面地了解与满足老年人的需求，根据老年人的问题针对性地实施干预，使老年人适应养老机构生活。同时，需要养老机构在工作实践中不断地探索与实践，构建符合我国国情的机构养老模式，使养老机构的老年人切实感受到“老有所养、老有所依”。

（一）发达国家养老服务机构老年人健康照护与促进策略

1. 健全的法律政策体系　发达国家老年人群健康照护发展起步较早，各国在发展历程早期均重视法律、政策体系的建设，形成了比较完善的老年健康照护法律、政策体系。美国和日本先后出台政策规范长期健康照护（各种养老照护机构）的各方面行为，包括长期照护对象、照护标准、照护内容、照护费用、照护者的标准及培训、照护机构的定位及规范、长期照护保险相关制度等。相关法律和政策促进长期照护有法可依、有章可循，是长期照护事业发展强有力的法律基础。

2. 规范的长期照护保险制度　尽管各国长期照护保险制度是在各自国情的基础上建立的，但对我国仍有可借鉴之处。以日本为例，长期护理保险由全民参加，有助于解决全社会共同面临的老年护理问题，而保险涵盖的护理服务内容广泛，重视对护理服务进行分级，既可以实现服务的保质保量，又实现了资源的有效配置。在美国，长期照护保险作为商业性质的保险，它能根据社会不同的需求开展不同险种的业务，使得长期照护保险更加灵活和多样化。虽然美国的长期照护保险在老年人照护费用的支出中所占比例不高，但美国政府在面对长期照护费用的问题上，已尝试通过在现有的保险中新设长期照护项目，或者单独开设长期照护保险，在商业保险中开始探索长期照护保险制度，以社会保险的形式与养老保险、医疗保险进行融合等。

3. 多元化的筹资渠道　多元化的筹资渠道有利于解决长期照护的费用问题，是长期照护得以长期发展的保障。资金筹集渠道可以是财政税收、社会保险缴费或个人缴纳的服务使用费等。许多发达国家均由政府承担主要责任，如日本政府财政税收承担了 50% 的长期照护费用；一部分国家则强调个人的责任，如美国完全由个人负担长期照护费用；还有一些国家开始重视民间团体和社会力量，如美国联邦政府鼓励非营利组织投入到长期照护服务事业中去。

4. 专业化和多样化的服务　发达国家在发展机构长期照护的过程中，注重发展服务的专业化和多样化。对养老机构进行功能分类便是保证专业化服务的体现。比如美国根据老年人照护需求不同将养老机构分成技术型护理照护养老机构、中级护理照护养老机构、一般性照护的养老机构 3 类；日本也将养老机构分为一般保健养老机构、特殊保健养老机构、疗养型机构三种，目的都是便于更有针对性地提供专业的服务。同时，服务内容也逐渐呈多样化的趋势：逐渐涉及日常生活的起居协助、个人卫生、膳食服务等各方面的照护；涵盖了与老年人身体功能相关的多项医疗保健康复服务；关注老年人精神心理方面的慰藉和疏导服务。专业化和多样化的服务提高了老年人尤其是失能老年人的晚年生活质量，是保证长期照护事业可持续发展的重要前提。

5. 高素质的服务团队　由长期照护的性质决定了其对照护者的高依赖性，为了能够给老年人提供较高质量的服务，发达国家在发展老年人长期照护事业时注重照护者的专业素质和技能。为此，各国纷纷制定法律政策对照护者的基本素质、资格条件、专业技能、培训等方面提出了严格的标准和要求。所有从事长期照护的人员均需经过培训和资格考试，考试后再接受一定时间的培训，获得相应的资格证书，最后经过临床实践正式上岗。上岗后还需定期接受培训以及职业道德教育和岗位考核。

（二）我国养老机构老年人健康照护与促进策略

老年人群健康照护与健康促进离不开政府、社会各种力量及资源的参与。①政府层面：推动健康管理立法，完善老龄服务的顶层设计，加大公共财政投入，增加对老龄健康的支持力度；加快人才培养速度，提供健康和老龄服务的人力资源保障；积极引导医养融合，为养老机构健康养老提供便捷性。②社会层面：开展健康促进活动，宣传健康管理，提升老年人健康素养；企业丰富健康管理服务方式，与养老机构开展合作。③养老机构层面：重视并完善健康管理服务，规范健康管理流程；做好照护者继续培训工作，提升其服务能力；利用养老机构优势，积极开展中医药保健等特色服务；重视老年人心理变化，增进机构的精神文化服务。

第二节　养老机构老年人日常生活照护

中华人民共和国民政部于 2013 年颁发了《养老机构管理办法》。该管理办法规定了养老机构必须开展的服务内容，主要包括：①养老机构按照服务协议为收住的老年人提供生活照料、康复护理、

精神慰藉、文化娱乐等服务。②养老机构应提供满足老年人日常生活需求的吃饭、穿衣、如厕、洗澡、室内外活动等服务。养老机构提供的饮食应当符合卫生要求、有利于老年人营养平衡、符合民族风俗习惯。③养老机构应当开展适合老年人的文化、体育、娱乐活动，丰富老年人的精神文化生活，并在此过程中应当为老年人提供必要的安全防护措施。本章节将重点介绍养老机构情境下老年人群的膳食、洗涤、休闲娱乐及陪同就医等照护技术。

一、膳食照护

养老机构老年人的膳食照护包括膳食服务内容及原则。

（一）养老机构老年人群膳食服务内容

综合各省市颁发的《养老机构服务规范》，养老机构膳食服务的内容一般包括食物的采购、处理、储存、烹饪、供应过程，以及提供适宜的就餐环境和为老年人提供膳食及食品的卫生监控管理。

（二）养老机构老年人群膳食服务原则

养老机构老年人群膳食照护的原则除遵循平衡膳食、食物多样化、少量多餐等原则外，还应遵循：

1. 充分尊重老年人个体饮食习惯。老年病人采取在保证食品品种的基础上个性化定制。其数量由营养专业人员控制，以达到既保证营养需求又符合病人个体饮食习惯的原则。

2. 老年人群膳食制作方法需要根据其自身健康情况进行特殊制作，养老机构中特殊老年人包括如下情况：

（1）咀嚼、消化吸收功能低下者：蔬菜要切细，肉类最好制成肉末，烹制方法采用煮或炖，尽量使食物变软而易于消化。但由于易咀嚼的食物对肠道的刺激作减弱用，往往很容易引起便秘，因此，应选用富含纤维素的蔬菜类，如青菜、根菜类等烹调后食用。饮食宜清淡少盐，健康老年人每日摄入量应在10g以内，以减少高血压、心脏病的发病率。

（2）吞咽功能低下者：不要吃圆形、滑溜或者带黏性或难咽的食物（例如果冻、汤丸、芋头），食物宜先去骨、切细块和煮软。大粒的药丸要先磨成粉末，如果有吞咽困难，可以将食物打成糊状进食。

（3）味觉、嗅觉等感觉功能低下者：食物的色、香、味能够刺激食欲，因此，味觉、嗅觉等感觉功能低下的老年人喜欢吃味道浓重的饮食，特别是盐和糖，而盐、糖食用太多对健康不利，使用时应注意用量。有时老年人进餐时因感到食物味道太淡而没有胃口，烹调时可用醋、姜、蒜等调料来刺激食欲。

（三）养老机构老年人群膳食服务过程中存在的问题

随着养老服务的兴起，养老机构的管理水平得到提升，但一些养老机构对老年人膳食营养和膳食管理的重视不足，仍然存在一些共性问题，包括：①对老年人的膳食营养不够重视，营养不够丰富、搭配不合理；②对不同老年慢性病病人缺乏有针对性的膳食供应和营养干预治疗；③养老机构营养专业人员严重不足；④食物营养卫生监督不到位；⑤养老机构膳食管理尚未引起足够的重视，缺乏相应的膳食服务规范和标准。

二、清洁与洗涤照护

养老机构老年人清洁照护主要包括个人清洁卫生、皮肤清洁、口腔清洁等内容，因此，部分内容在前面章节陈述，本章重点阐述养老机构中的洗涤照护。清洁洗涤服务，是养老机构运营过程中一个非常重要但又容易被忽视的环节，尤其是老年人的床上用品、日常衣物的清洁、洗涤、消毒问题。由于身体功能不同程度的退化，老年人容易将饭菜汤汁撒在身上；同时，一些身患疾病的老年人，可能出现大小便失禁的状况，污染衣物、床单等，所以老年人的卫生情况更难维持。

目前针对养老机构的洗涤或是洗衣照护的服务要求仍缺乏国家层面的规范。个别养老机构或养老产业运营商为了提高机构服务品质及推销养老产品，已制定出养老机构中的洗涤流程及要求，如2018年广东佛山永爱养老产业有限公司制定的《养老机构洗衣规范》（图6-1），本章节依据此规范进行介绍，在国家层面规范颁布以前，以期为养老机构的照护服务提供借鉴。

养老机构洗衣流程运营服务细节：

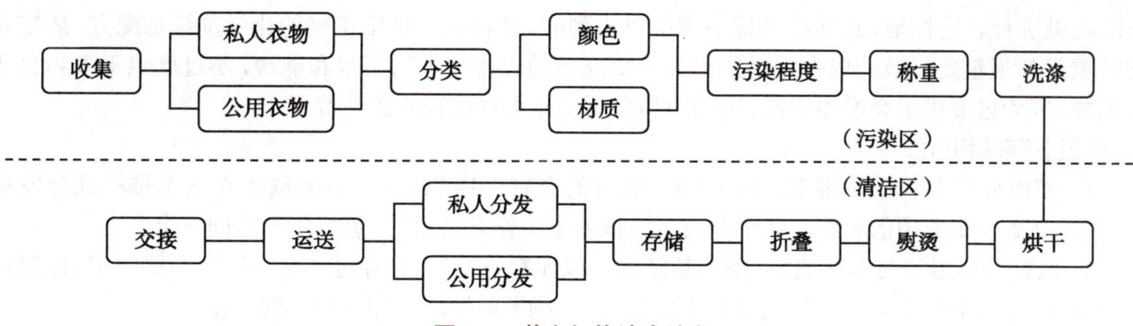

图 6-1　养老机构洗衣流程

（一）衣物贴标

对老年人的衣物进行贴标或编号：如果个人物品没有明确的标识，可能会造成丢失，导致老年人对服务不满意，并且导致老年人出现情绪问题。同时个人衣物贴标对于分类洗涤以及洗涤后的分发也很重要，贴标流程可以提升洗涤的效率和流程，提高衣物派送的准时性和准确性。衣物贴标的步骤：

1. 用标签系统输入老年人名字；
2. 输入衣物的材质；
3. 用热压转印机打印标签；
4. 将标签熨烫到衣物上，或者缝在老年人衣服上。

（二）收集

1. 用收集袋、衣物篮、洗衣篮或收集车从老年人房间收集脏的床单（每张床更换床单时应把脏的床单收集起来，并在每个房间放一个新的洗衣袋）；

2. 收集点应便于老年人放置衣物及方便工作人员收集（衣物的收集可覆盖整个机构或房间，这个收集流程在每个机构中都会有所不同，取决于房间的布局）；

3. 收集车避免塞入过多的衣物，否则会出现以下问题：

（1）搬运装载过满过重的洗衣袋会增加工作人员的受伤风险；

（2）损坏衣物；

（3）感染控制欠佳；

（4）及时处理弄脏的床单等衣物，收集后放置不应超过 24h 处理，特别是遇水时会产生有害的细菌的滋生。

（三）分类

1. 把个人衣物和公用用品分开；
2. 把脏的和被污染的衣物分开；
3. 把不同色系的衣物分开；
4. 把不同材质和布料的衣物分开；
5. 把分好类的衣物一并放在集中的洗衣点；

不同类衣物使用不同的化学洗涤配方加强感染控制，以延长公用用品（如床单）的使用寿命，节约机构运营成本；同时，对老年人而言，可最大限度减少衣物的损坏，增加老年人的满意度；洗衣人员要与合格的洗涤用品供应商保持紧密联系，每月至少检查一次配方和设备，以确保配方混合比例正确，分液器正常运行，减少洗涤设备的维护成本；在分拣过程中，将衣物放进洗衣机或脱水机前对其进行称重，原因是：①减少化学洗涤剂、水和能源的使用，减少劳动成本并提高效率；②提高感染控制——洗衣机里的衣物过多，将无法保证足够的空间达到彻底清洗的目的；③维护衣物及床单的寿命——洗衣机衣物过多会导致衣物损坏；④维护洗衣设备的寿命——适当放入衣物可以提高整体的设备投资回报率。

（四）洗涤

用洗衣机、脱水机和干衣机去清洗、消毒和烘干衣物。一旦衣物进行了收集分拣，大部分工作会

由洗衣机进行。同样地，正如在分拣步骤中所提到的，在机构中使用正确的化学洗涤剂配方，清楚衣物的重量都很重要。节约成本主要依靠购买更高效的设备来节约用水和能源，不过度烘干衣物也非常重要，因为过度烘干会增加能耗、劳动力和公用用品重复购置的额外费用。

（五）存储和分发

1. 使用分发车和床单推车分发衣物　所有的衣物洗净晾干后，折叠放置在床单推车或分发车上，并运送到一个集中的衣橱。床单分发点应该便于工作人员使用，最好每个房间一个。

2. 做好公用用品的库存预警（不应超过库存或库存不足）　库存过多会占用不必要的空间，增加预付成本；库存不足会降低工作人员的工作效率，且频繁的清洗会缩短床单的寿命。

规范的洗衣流程和操作，对养老机构运营的重要性不言而喻。不仅可以大幅提升清洁效率，降低人工和能耗，也能满足老年人健康安适的生活需求。

三、休闲娱乐照护

休闲娱乐活动（entertainment）指在轻松状态下进行的娱乐活动，其形式多种多样。休闲娱乐作为老年人日常生活的主要组成部分，它对养老机构中的老年人健康发挥重要的作用。

（一）休闲娱乐活动的作用

休闲活动可以促进人体的新陈代谢，增强和改善各系统器官功能，提高抗病能力，延缓衰老，促进心身健康。

1. 神经系统　休闲娱乐活动是一种良好的休息。积极性的休息是遵循同时性负诱导的规律，使支配疲劳肌群的神经中枢加深抑制，疲劳因此得以迅速消除。休闲娱乐活动可以提高中枢神经系统兴奋与抑制过程的调节作用，增强脑内多种神经递质的活力，从而活跃各个系统器官功能，使个体的思维活动加快，抗病能力增强，并促进睡眠。

2. 心血管系统　休闲娱乐活动可以促进血液循环，使血流速度加快，心输出量增加，心肌收缩能力增强，改善心肌缺氧状况，促进冠状动脉侧支循环，增加血管弹性，提高血液中纤维溶解蛋白的活性。同时，可以稳定血压，降低血脂，缓解动脉粥样硬化，控制体重，减轻冠心病的危险因素。

3. 呼吸系统　休闲娱乐活动可以提高胸廓活动度，增加肺活量，改善呼吸系统的活动功能，促进气体交换，保证脏器和组织的需氧量。

4. 消化系统　休闲娱乐活动可以促进胃肠蠕动，增强消化液的分泌，改善肝、肾功能。此外，休闲娱乐活动还可以减少体内的脂肪，促进体内糖和脂肪的新陈代谢。

5. 肌肉骨骼系统　经常进行休闲娱乐活动可以增强骨质代谢，预防骨质疏松，保持肌张力，延缓肌肉和骨骼的萎缩和退行性改变，保持韧带的弹性和关节的灵活性，从而减少骨、关节、肌肉、韧带等的损伤和废用性退化。

（二）养老机构老年人适宜休闲娱乐活动

1. 有氧运动　有氧运动指运动时肌肉活动的耗氧量与血液的供氧量基本平衡，以有氧氧化功能为主，而非无氧酵解供能的一类体育运动的总称。其特点是强度低到中等、有节奏、持续时间长。同爆发性的非有氧运动相比较，有氧运动是一种恒常运动。适合养老机构中的老年人进行的活动有散步、慢跑、太极拳、跳舞等。

（1）散步：散步作为一项休闲娱乐活动，可以改善心肺功能，预防和延迟心血管疾病和肺部疾病的发生，起到抗病、延缓衰老的作用。散步的强度视老年人的身体状况进行调整。60岁以上的健康老年人步行速度应力求达到每分钟100步左右，一天总量达6000步左右。

（2）慢跑：慢跑可锻炼心肺功能，使心脏收缩力增强，改善心脏的泵血功能，扩张冠状动脉，增加心脏的血液供应，防止或减少心绞痛发作；调节血管收缩和舒张功能，使血管弹性增加，有利于血压的稳定。慢跑时脚步应轻快，双臂摆动自然，通过鼻吸气，口呼气，呼吸需深长、细缓有节奏，以自身无不适感、无气促为宜。慢跑结束后，应缓慢步行或原地踏步进行放松活动，逐渐恢复到安静状态。

（3）太极拳：太极拳是我国传统的健身项目，太极拳可以自我保护、自我保健，是老年人提高自身免疫力达到心身健康的有效手段之一。打太极拳时全神贯注，注意力高度集中，有利于大脑的休息；有利于保持和改善关节运动的灵活性；太极拳动作缓慢柔和，柔中有刚，肌肉有节奏地舒缩，对调节

大脑皮层和自主神经系统功能具有独特的作用；对多种慢性疾病如高血压、神经衰弱、溃疡病、肺结核、骨关节病有辅助治疗作用。太极拳种类繁多，包括24式简化太极拳、42式太极拳、48式太极拳、太极调息操等多种拳种。其中简化24式太极拳是应用最多的拳种，养老机构可以开展24式简化太极拳运动项目，更有利于老年人掌握。

视频：24式简化太极拳

（4）健身气功八段锦："新编健身气功八段锦"由北京体育大学导引养生中心整理编创，其动作柔和缓慢、松紧结合。练习者练功过程中的平均最大心率为120次/min，整个练习过程中的平均心率为100次/min，属于中等强度的有氧运动。八段锦共包括两手托天理三焦、左右开弓似射雕、调理脾胃臂单举、五劳七伤往后瞧、摇头摆尾去心火、两手攀足固肾腰、攒拳怒目增气力、背后七填面病消等八套系列运动。

图片：八段锦示意图

健身气功八段锦通过人体自身的姿势调整、呼吸锻炼、意念控制，使身心融为一体，达到增强人体各部分功能，诱导和启发人体内在潜力，达到防病、治病、益智、延年的作用。

（5）五禽戏：现代医学研究发现，五禽戏是一种行之有效的锻炼方式，它包括虎戏、鹿戏、熊戏、猿戏及鸟戏等（图6-2）。五禽戏有利于神经细胞的修复和再生，提高神经系统功能。此外，它还能够提高肺功能、促进肠胃蠕动以及分泌功能，促进消化吸收。五禽戏并非一套简单的体操，而是一套高级的保健气功。通过肢体的运动和呼吸吐纳有机地结合在一起，通过气功引导使体内逆乱的气血恢复到正常状态，以促进健康。

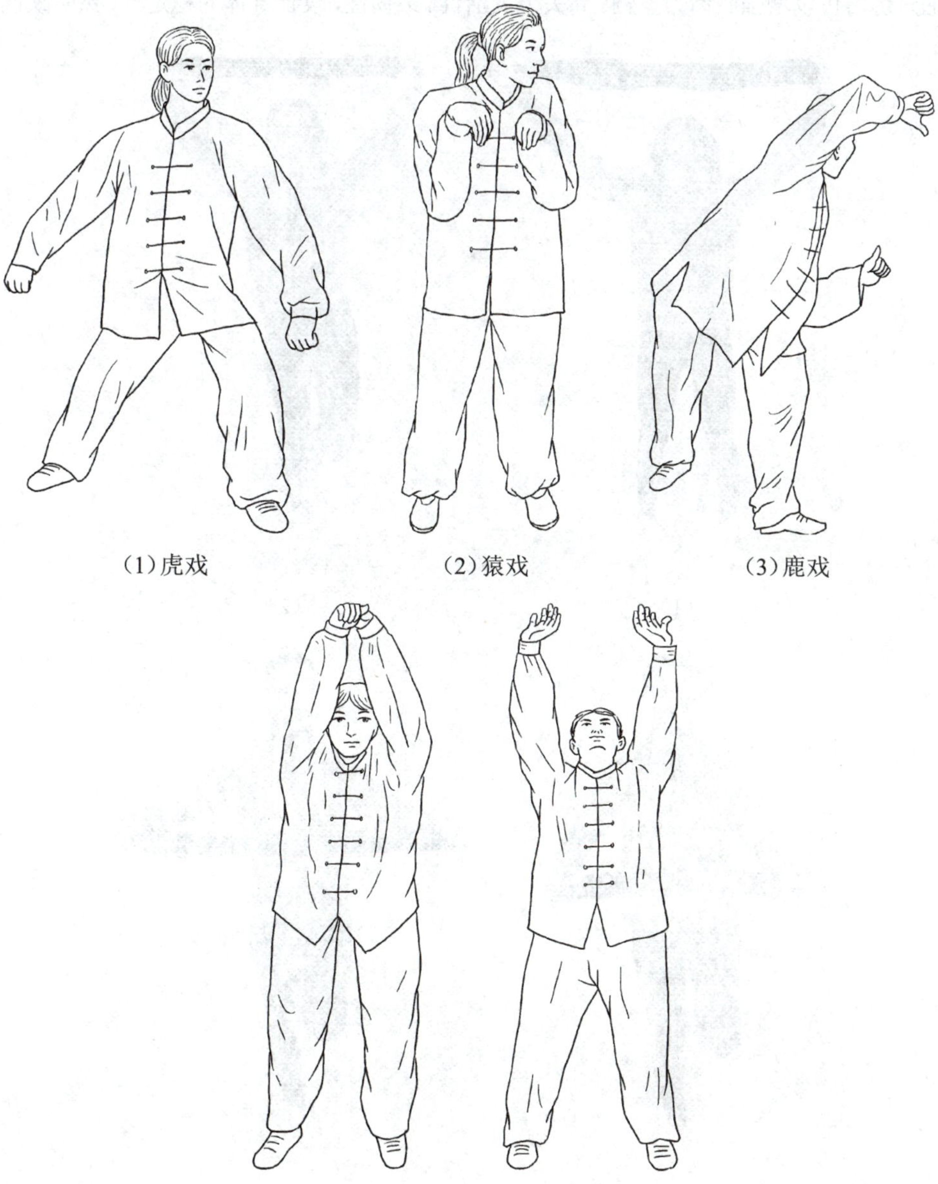

文档：八段锦指导说明

（1）虎戏　（2）猿戏　（3）鹿戏

（4）鸟戏　（5）熊戏

图6-2　五禽戏

（6）集体舞蹈：跳舞是一种有益于老年人心身健康的文化娱乐活动，也是一种适宜的体育锻炼。在欢快、悠扬动听的音乐旋律中运动，会使人精神愉快，消除抑郁、焦虑情绪。跳舞亦是一种集体性娱乐活动，可以使老年人在人际交往中获得精神上的支持和满足；同时，跳舞也是一种全身肌肉骨骼参与的活动，对防治冠心病、高血压、骨关节病、肥胖症、便秘等均有一定的益处。但过度活动对机体产生的消极影响，跳舞时间过长可促使机体释放大量激素进行蛋白分解，以补充过度运动的能量需要，进而加速器官衰老。若超出心脏负荷能力，将对心脏功能产生不同程度的影响。老年人跳舞总时间以不超过 60min 为宜，60min 需要合理分配，跳舞之前应先做 5～10min 简单的拉伸肌肉和韧带的热身运动；中间最多跳 40min，强度以脉搏 120～140 次 /min 或轻度出汗为准；跳完舞蹈后原地休息 10min 左右，略做动作缓慢、放松运动，可提高个体脑部氧气的补充和静脉血流，使血压降低。

（7）健身操：长期参加有氧健身操运动可以改善老年人的体态及心肺功能，延缓机体衰老，增强机体的抗病能力，对老年人的心理健康有积极的促进作用。同时，健身操有利于延缓老年人平衡功能的衰退，对老年人有维持平衡，降低跌倒风险的作用。适合养老机构老年人进行的健身操有“毛巾操”和“椅子操”，具有简单易学，取材方便等特点。

毛巾操是利用毛巾进行练习的健身操，共有 9 个动作，专门为中老年人设计，难度适中。毛巾柔软，易于操作。通过练习可以增强肌肉力量，提高关节灵活性、柔韧性，改善身体的稳定性，预防跌倒（图 6-3）。

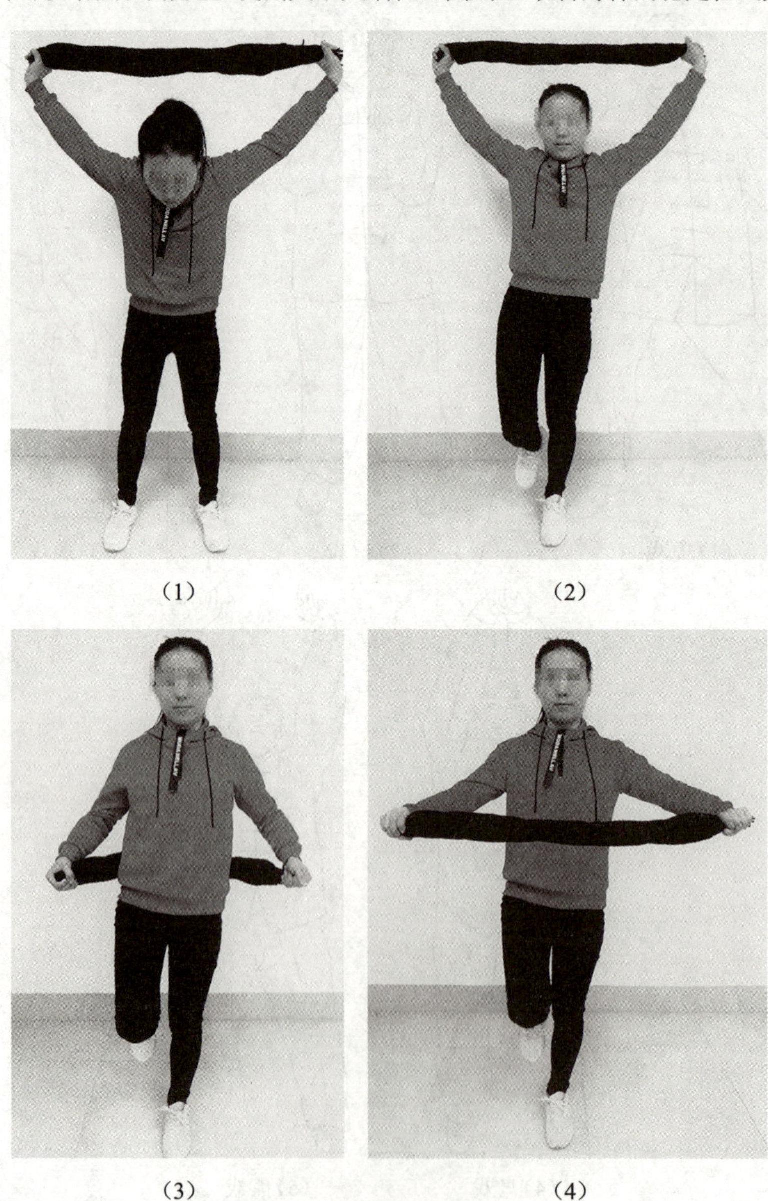

（1）　（2）　（3）　（4）

图 6-3　毛巾操

笔记

健身椅子操是利用普通的椅子进行练习的健身操，共有9个动作，是专门为提高老年人抗跌倒能力而编排的，特别适合于刚刚开始进行体育锻炼的中老年人群。在练习过程中由椅子做支撑，可以减少练习难度，防止运动过程中出现意外。经常练习可以提高肌肉力量、改善机体柔韧性，增强平衡能力，有效地预防跌倒（图6-4）。

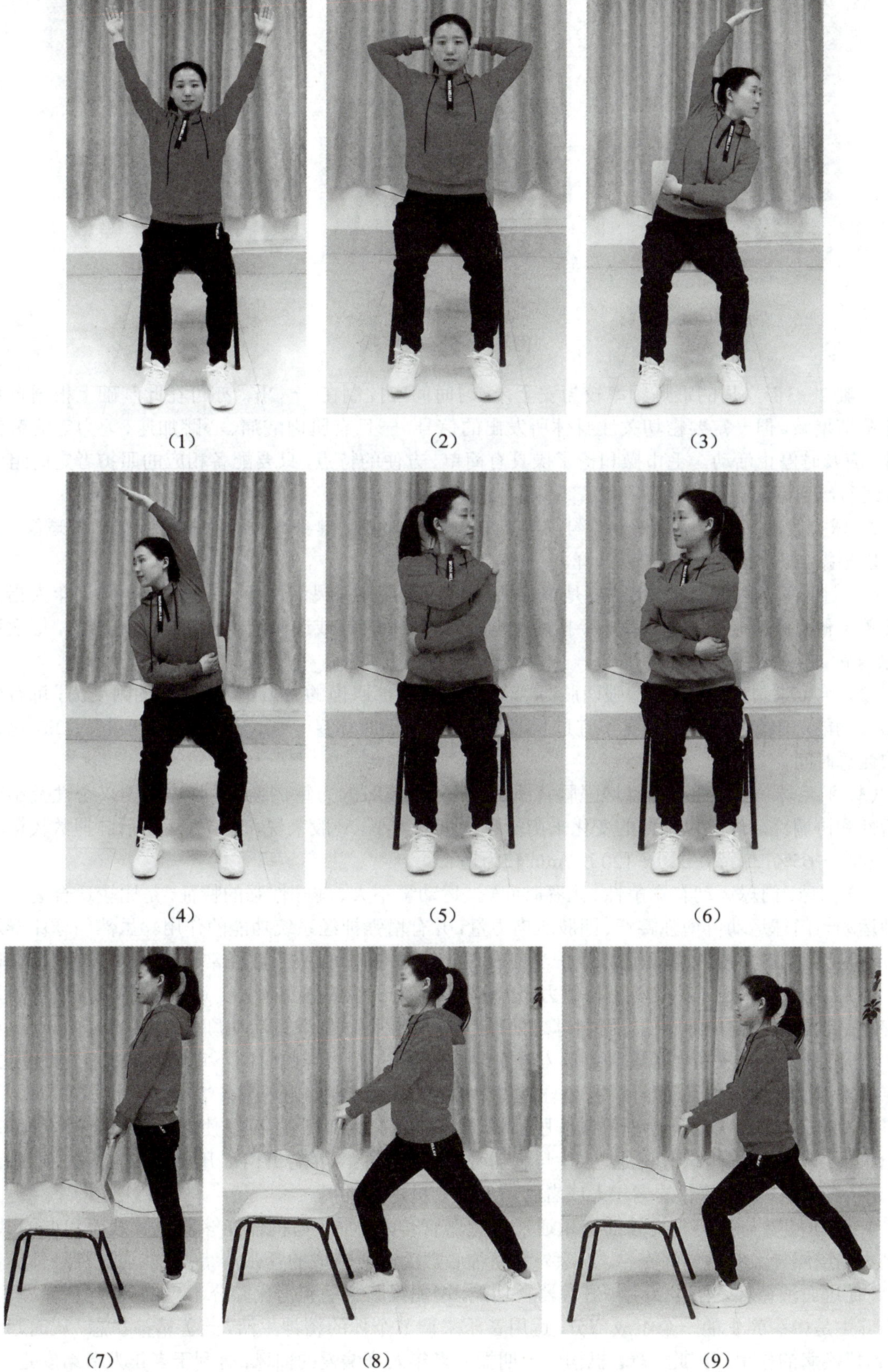

（1）　（2）　（3）

（4）　（5）　（6）

（7）　（8）　（9）

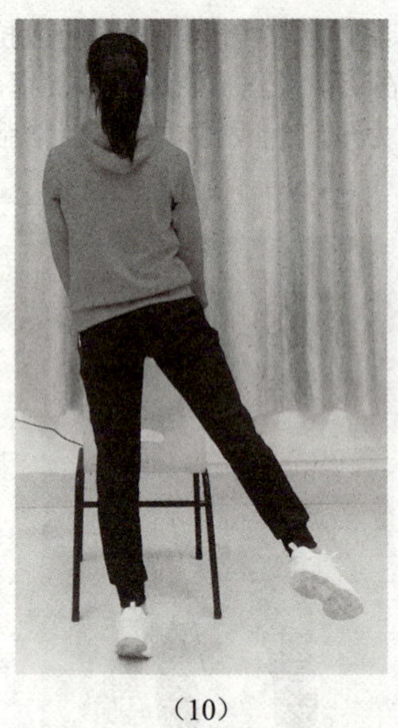
（10）

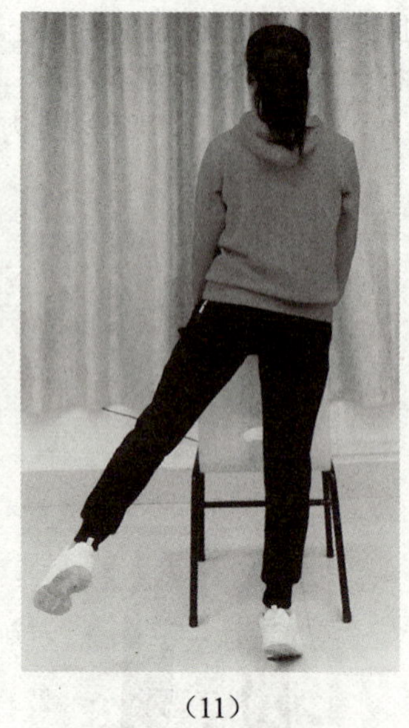
（11）

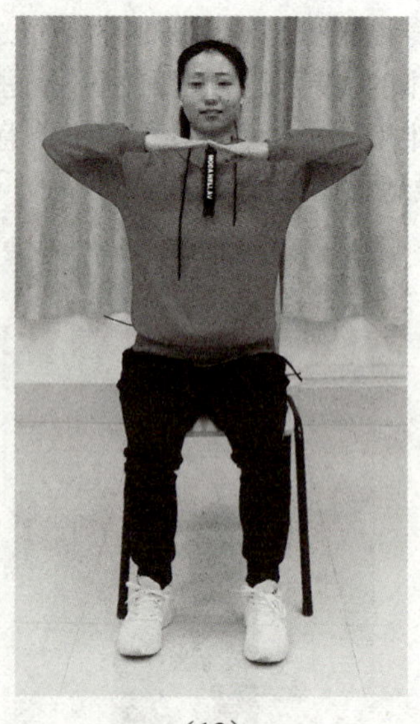
（12）

图 6-4　健身椅子操

一般 2～3 次 / 周的锻炼频率较为安全，练习时间应控制在 1～2h。亦可在此基础上根据自身的情况酌情增减，但一定要密切关注身体所发出的信号，一旦有肌肉酸痛、心跳加速、乏力等疲劳信号出现，应及时停止活动。毛巾操和椅子操具有简单、方便的特点，只要配备相应的照护者定时组织老年人进行练习即可。

2. 球类运动　适合养老机构老年人进行的球类运动有：健身球、乒乓球、羽毛球、门球等，老年人可以根据自己的兴趣爱好加以选择。

（1）健身球：健身球的作用主要是增强指、腕关节的韧性、灵活性和协调性，对预防老年人指关节和腕关节僵直颇有益处。锻炼时，手持两个健身球，沿顺时针或逆时针方向有节奏地转动，每次可练 10 余分钟，每天可练习数次。

（2）乒乓球：打乒乓球可增强四肢、腰部、背部和胸部肌肉的力量，提高机体的耐受力，可有效增强心肺功能，延缓衰老。但时间不宜过长，运动每隔半小时休息一次，最好每天不要超过 2h，包括中间的休息时间。

（3）羽毛球：打羽毛球可以增强腰背肌、腹肌和四肢肌的力量，提高大脑皮层的兴奋性及小脑的灵活性和协调性。一般以脉搏的变化来衡量运动量的大小，一般来说，老年人运动后脉搏数较运动前增加 60%～65%，保持在 110～120 次 /min 较为适合。

（4）门球：门球运动有竞争性、比赛时间短、运动量不大、趣味性强的特征，是比较适合老年人的一种运动。门球运动可增强腰背、四肢肌肉力量，并有增强神经系统功能的作用。虽然门球比赛运动量较小，但打门球极易入迷，因此，照护者应合理安排运动时间，更不要经常早起，影响老年人睡眠。

（5）台球：台球是一种集智力与体力、运动与娱乐为一体的健身项目。通过动脑、动眼、动手及脚步移动来达到强身健体的目的。打台球之前，老年人应提前做好准备活动，时间为 10～15min，比如环桌体绕行，活动各个关节。考虑到老年人骨质疏松的存在，打台球的时间不宜过长，最好不要超过 1h。养老机构可购置台球类运动器械，打台球过程中应有专人看护，如出现意外情况，及时进行处理。

3. 书法、绘画　书法、绘画可以解脱郁闷，平复情绪。练习书法可以使老年人调整精神状态，使意念集中。书法与太极拳有相通之处，与气功有相同的效能。养老机构可开设专门的书法、绘画活动室，邀请有书法、绘画特长的老年人或者聘请专业人员进行讲授。

4. 音乐欣赏与弹奏　美妙的音乐通过听觉器官传入体内，与机体能够发生微妙而和谐的共振，提高大脑皮层神经细胞的兴奋性，消除外界精神心理因素所造成的紧张情绪；还能通过神经体液调节机制，促进血液循环，增强心、脑、肝等器官功能，增加胃肠蠕动和消化腺分泌，加强新陈代谢。同时，音乐养生是中医养生的一个组成部分，运用音乐来调节个体的精神生活，改善精神状态，从而起到预防、治疗疾病的作用。因此，养老机构中定期播放老年人群偏爱的曲风，有利于老年人情绪安定。

弹奏乐器是一种左右脑协调的复杂运动。在弹奏的过程中，不同方式的指头运动，对大脑、脊椎和四肢均是一种全面性的运动。指力落在指尖处，指端加重、加压，促进末梢血液微循环与体循环同步，使指尖段均匀受力并反射刺激神经细胞，对老年人心身健康状态的整体提升具有较好的促进作用。

5. 阅读　现代医学研究认为，书中的语言文字作为一种信息刺激，可调节个体的免疫功能，经常读书也会使个体身心陶醉在平和、清雅、愉悦的文字中。同时，阅读也是一种积极的社会活动，能够激发老年人保持进取、充实的心态。养老院可构建公共图书馆，应做好对到馆老年人的阅读档案管理，了解老年人的到馆时间、主要阅读倾向、喜好阅读的材料和内容、易于接受的阅读形式等，以不断调整图书馆服务，满足老年人合理的阅读需求。

6. 棋牌娱乐　下棋、打牌可以消除郁闷，愉悦心情，提高记忆力，灵活大脑，延缓智力下降，缓解孤独感，预防认知症。但是，要注意不要过于劳神费力，从容面对输赢结果。

7. 网上冲浪　网络可以开阔老年人的视野，加强老年人的沟通、交流能力，也可通过网络发展和培养自己的兴趣爱好，丰富老年人的日常生活。

（三）养老机构老年人休闲娱乐活动时的注意事项

1. 老年人在锻炼前，需要进行全面的身体检查。通过检查可以了解自身健康状况，多器官的功能水平，为合理选择适宜的运动项目和运动量提供依据。

2. 老年人一般应选择全身参与活动的运动项目，避免出现某一肢体或器官负荷过重的动作。由于老年人全身各器官，尤其是运动器官已经开始萎缩，肌肉、韧带的弹性和伸展性减弱，骨骼中有机物和无机物逐年减少，关节活动范围受到限制，进行负重锻炼时，容易发生骨、关节、肌肉和韧带的损伤。

3. 老年人活动时呼吸自然，注意发展腹式呼吸，尽量避免憋气动作。由于老年人的呼吸肌力量减弱，肺的结缔组织增多，肺泡的弹性降低，如果在体育活动时用力屏气，易发生呼吸肌及肺部损伤，导致肺部毛细血管破裂而引起咯血，甚至引发自发性气胸等现象。

4. 对于多数老年人，运动量的增加应是波浪式前进。增加运动量的方法一般选择延长运动时间，不宜强调快速运动。由于老年人的心肌收缩力减弱，血管壁弹性下降，管腔狭窄，血流阻力增大，势必使心脏负担加大。再由于呼吸系统功能减弱，肺活量和通气量减少，从而导致供氧不足。而且快速运动时耗氧量加大，极易导致晕厥，尤其是患有心脏病和高血压病者，快速运动将促使脉搏和血压骤然升高而发生意外。

5. 一般不提倡老年人参加激烈的比赛或对抗性较强的运动项目。竞赛和对抗活动可引起神经兴奋性提高，同时对抗运动可能产生强烈的获胜心，这种情况会使老年人在生理和心理上产生一定压力，甚至发生其他意外。

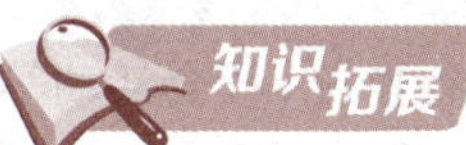

WHO推荐的65岁以上老年人运动指南

至少每周150min的中等强度的有氧活动，或者最少每周75min的高强度的有氧运动，或者每周相等量的中等强度和高强度的活动。

1. 平衡能力训练　运动灵活性较低的高龄老年人，应该进行每周3次以上的身体活动，以加强平衡能力训练，预防平衡能力的下降。

2. 肌肉强度训练　应进行主要肌群的肌肉强度活动，每周2次以上。

当老年人因为身体状况不能完成推荐的活动剂量时，他们应该在身体条件允许的情况下进行身体活动。

四、陪同就医与实施医疗保健过程的照护

目前，国内少数养老机构仅提供养护服务，因此，在医养结合养老机构兴起之前，陪同就医照护服务是养老机构服务质量基本规范中的一项内容。自从居民医疗保险入住养老机构之后，为了全面、安全及便捷照护老年人以及扩大养老机构经济效益，多数养老机构拓展了医疗功能，因此，医疗护理

照护亦是养老机构中老年健康照护与促进的一项重要内容。

（一）陪同就医照护

陪同就医照护适用于有陪同就医需求的老年人，主要由当班照护者负责提供服务，具体的服务流程如下（图6-5）：

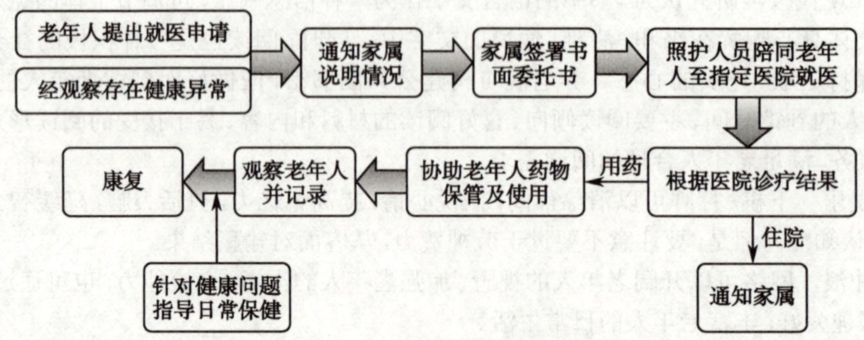

图6-5　养老机构陪同就医流程图

（二）医疗保健照护

医养结合养老机构中医疗护理保健服务包括康复照护服务、健康教育服务、健康管理服务和疾病诊治服务等。

1. 康复照护服务　由医护人员采用专门的康复及护理理论、技能和措施，使老年病、伤、残者的功能得到最大限度的恢复，预防继发残疾的发生。康复照护服务的内容包括：

（1）指导和协助老年人正确服用药物，使用拐杖、步行器、支架、轮椅等助行器具。

（2）评估老年人功能障碍情况，预防并发症和残疾的发生。

（3）为有需要的老年人提供功能训练、步态训练、言语听力训练、肢体训练、智力训练、技能训练等方面的康复指导。

（4）针对老年人失能情况，提供运动治疗、物理治疗、作业治疗、认知语言治疗和传统康复治疗服务。

2. 健康教育服务　为老年人提供疾病预防、营养指导、康复护理、养生保健等方面的健康知识普及和专业健康咨询服务。健康教育服务的内容包括：

（1）健康知识普及

1）统一制作和发放健康教育宣传资料，如健康教育折页、健康教育处方和健康手册等。健康教育资料的内容包括合理膳食、适量运动、戒烟限酒、康复护理、中医药常识、慢性病防治等基本健康知识以及老年人常见疾病的预防保健知识。

2）在健康教育室、老年人活动室设置健康教育宣传栏，并根据季节、疾病流行情况、社会活动等及时更新。

3）在老年人活动室或健康教育室循环播放健康教育音像材料。

（2）健康咨询服务：在各种卫生宣传日、健康主题日、重阳节、节假日，开展特定主题的健康教育宣传活动和老年人健康咨询活动，由相关专业人士为老年人开展疾病预防、康复护理、老年期营养、心理健康指导等方面的信息咨询。

3. 健康管理服务　为老年人建立健康档案，制定健康跟踪计划，提供健康评估、健康督导等服务。健康管理工作的具体内容包括：

（1）健康档案管理

1）为入住老年人建立电子健康档案，采集老年人生活习惯、病史、常见健康指标等方面的数据。

2）及时更新老年人周期性体检健康档案信息内容。

（2）健康跟踪计划

1）通过健康档案信息与健康体检数据所采集的相关信息，制定健康跟踪计划。健康跟踪计划包括医疗跟踪和生活跟踪，其中医疗跟踪包含健康医疗情况的评估、调整、优化及复查、复诊等，生活跟踪包含运动跟踪、营养跟踪、心理跟踪、环境跟踪等。

2）通过多种方式监测计划的执行状况，掌握老年人的身体变化和健康状况，定期督导、复查和评估，以不断调整和修订计划，使老年人身体得到有效的健康管理。

4. 疾病诊治服务 由执业医师和护士为老年人提供常见病、慢性病等疾病的诊治、预防服务和急救服务。

（1）疾病治疗服务

1）为老年人提供一般常见病、多发病诊疗和慢性病治疗服务。

2）根据老年人护理级别定时巡视并有记录，监护患病老年人情况，巡视频次至少为2次/d。

3）协助老年人用药，以免误服、漏服。护士和养老护理员要仔细观察老年人服药后的反应，及时报告医生，以便及时调整给药方案。

4）针对老年人常见病提供相关专科医疗服务。

（2）疾病预防服务

1）为老年人开展年度体检，并针对老年人实际情况提供个性化体检。

2）对医疗用物和公共场所定时消毒。

3）适当采取预防性措施，监测及控制传染病的暴发流行。

（3）急救服务

1）为老年人提供急症救护服务，对需紧急抢救的危重老年人开通绿色通道。

2）针对无能力处理的急危重症疾病，遵循就近转诊原则，立即拨打120或电话通知上级医院派救护车接老年人到医院抢救，并通知家属。在救护车到达之前，现场医护人员根据患者病情进行必要的处理措施。

第三节 养老机构“医养结合”健康照护与促进

《养老机构管理办法》第十三条规定，养老机构应当建立入院评估制度，做好老年人健康状况评估，并根据服务协议和老年人的生活自理能力，实施分级分类服务。养老机构应当为老年人建立健康档案，组织定期体检，做好疾病预防工作。养老机构可以通过设立医疗机构或者采取与周边医疗机构合作的方式，为老年人提供医疗服务。在养老机构中开展“医养结合”，可以让一些有医疗护理需求的老年人根据健康情况和自身条件在医养结合的养老机构中接受服务，逐步建立起“治疗在大医院，康复和护理在医养结合机构或养老机构”的综合连续的服务模式，以实现养老机构在老年人疾病诊治、卫生保健和健康照护与促进的综合性、一体化功能。

一、养老机构“医养结合”模式下的医疗服务项目

内设医疗机构的养老机构一般在健康管理、慢性病干预、康复护理、上门巡诊、药物管理、急救、转诊等方面为入住老年人提供具体、实用的医疗服务。不同级别及性质的养老机构医疗服务水平不尽相同。因此，养老机构医疗项目服务规范及细则仍需要国家相关部门进行细化。

二、养老机构“医养结合”模式下提高医疗服务水平的举措

1. 养老机构中设置医疗机构

（1）设立护理院：根据养老机构规模，如500张床位以上，内部应设置护理院，达到《护理院基本标准（2011版）》，有条件的可以设置康复医院等医疗机构。

（2）设置医务室：如养老机构床位为150～500张，内部应设置医务室，达到《诊所基本标准》，有条件的可以设置护理院，或是与综合医院、社区卫生服务中心（站、所）建立医疗联合体。

（3）设置巡诊室：如规模在150张床位以下的养老机构，内部要设置巡诊室，面积不低于$20m^2$，配备1名卫生保健员，有条件的可设置医务室。

2. 养老机构与医疗机构融合发展 鼓励部分有条件的医疗机构发挥专业技术和人才优势，通过转型、增设等方式，建设老年人护理院、康复院，转型为养老机构，实现医养融合发展。统筹做好新建医疗机构和养老机构规划衔接，鼓励近距离规划、签订合作协议或通过将社区卫生机构设在养老机构

内部的方式，形成医疗机构与养老机构互补、互助、互动、互融的发展格局。

3. 建立医疗巡诊服务制度　没有设置护理院、医务室的养老机构要主动与周边医疗机构合作，签订医疗巡诊服务协议。由养老机构中的卫生保健员，每天向合作的医疗机构报告老年人身体健康状况，确定需要重点巡视的老年人名单，医疗机构要根据养老机构需求，每天安排 1 名医护理人员，有针对性地为养老机构慢性病病人、残障老年人等特殊群体提供巡诊服务。

4. 完善医养结合联动机制　一是建立合作协议机制。所有养老机构均要根据机构规模大小、入住老年人实际医疗服务需求，与相应邻近的医疗机构签订合作协议，尤其是开通绿色通道，确保发生意外时实现“入院转诊、急诊转运”，保障老年人得到及时有效的医疗救治。二是建立健康管理机制。基层医疗机构要突出加强老年人健康管理，坚持主动服务、上门巡诊，开展慢性病管理，为老年人提供基本公共卫生、基本医疗和个性化服务；要推进全科医生团队家庭签约式服务，将基本公共卫生服务网络覆盖所有养老机构。

5. 开展中医药保健康复服务　充分发挥中医药特色优势，支持有条件的中医院举办康复型、护理型养老服务机构或转型为中医康复医院。开展中医药与老年人养生相结合的服务模式，开发以老年人为主要服务对象的中医药预防保健服务项目，鼓励有资质的中医师在养老机构提供保健咨询、调理服务。

（王丽娜）

第四节　养老机构老年人康复照护与促进

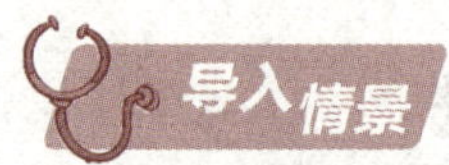

情景描述：

谢某，男，75 岁，有“脑栓塞”病史。无明显诱因的情况下忽然出现神志不清，失语，右侧肢体偏瘫，无法自行站立，伴有头晕、恶心。经住院积极治疗后，现神志清楚，生命体征稳定，但言语仍不清楚，右侧肢体肌力下降明显。

请问：

1. 该老年人现在的主要护理问题是什么？

2. 针对该老年人的症状，我们应该给予什么样的照护措施？

一、康复指导目的及方法

（一）目的

康复（rehabilitation）是指综合、协调应用医学、教育、社会、职业的各种方法，使病、伤、残者（包括先天性残）已经丧失的功能尽快地、最大可能地得到恢复和重建。康复指导的目的在于使病、伤、残者在生理、心理、社会、职业和经济能力等各方面达到最佳功能状态，以提高生存质量，重返社会。老年人的康复指导的主要目的是改善老年人各种功能障碍，最大限度地恢复其生活自理能力。

（二）常用内容与方法

1. 日常生活活动能力训练　通过日常生活功能评定，指导日常生活活动能力障碍的老年人进行床上活动、就餐、洗漱、更衣、移动体位等训练，建立规律的生活习惯，帮助其恢复日常生活活动能力。常用的训练方法如下：

（1）饮食动作训练：老年人常因进食不能自理而直接影响营养的补充，对意识清楚、全身状况稳定的老年人进行饮食动作训练，对促进其身体康复、提高生活活动能力具有重要意义。包括进食动作训练、饮水训练、咀嚼和吞咽训练等。

（2）穿脱衣服训练：衣服穿脱是日常生活活动中不可缺少的活动。部分老年人出现衣服穿脱困难，只要能保持坐位平衡，有一定的协调性和准确性，通过进行穿脱衣服功能训练，大多数老年人最终可独立完成穿脱衣服的行为。

（3）清洁卫生训练：老年人生活不能自理，大多表现为不能解决个人卫生问题，当老年人能保持坐位30min以上时，尽快进行个人卫生训练，可达到良好效果。

（4）体位转移训练：体位转移也称体位转换，是指通过一定方式改变身体的姿势或位置的过程。定时体位转换可以促进血液循环，预防压疮、肌肉萎缩、坠积性肺炎、关节变形等并发症的发生。老年人因某种功能减退引起移动障碍时，尽早、尽快地通过借助手杖、拐杖等学会独立完成日常生活的活动，可达到防止废用，恢复患肢功能的目的。

（5）心理支持：通过与老年人及家属的交谈和观察，掌握老年人的心理状态，对已发生或可能发生的心理障碍和异常行为，及时给予心理支持，消除老年人顾虑，适时鼓励老年人主动参与康复治疗。

2. 常用康复治疗技术

（1）物理疗法（physiotherapy，PT）：是指应用天然或人工物理因子作用于人体，通过人体神经、体液、内分泌和免疫等生理调节机制，达到保健、预防、治疗和康复目的的一种方法。该方法操作简单、无创伤、无痛苦、老年人易接受，是康复治疗一种最基本和重要的手段。包括根据疾病特点和病人的功能状况，运用生物力学原理，借助治疗器械或治疗者的手法操作以及病人自身的参与，通过主动或被动的方式来改善人体局部或全身功能的运动疗法；利用电、光、声、磁、水和温度等物理因子治疗，以缓解疼痛等症状的物理因子治疗。

（2）作业疗法（occupational therapy，OT）：是指应用有目的的、经过选择的作业活动，对由于身体上、精神上、发育上有功能障碍或残疾，以致不同程度地丧失生活自理和劳动能力的病人，进行评价、治疗和训练的一种康复治疗方法。主要方法是为恢复病人的生活、工作能力，有目的、有选择性地从日常生活活动，职业劳动和认知活动中选择一些作业形式对患者进行训练，以缓解症状，改善或增强其躯体、心理和社会功能，使病人达到最大的生活自理，提高其生活质量，帮助其重返社会。常用的作业疗法有功能性作业疗法、日常生活能力训练、感知和认知障碍的训练、假肢、矫形器及特殊轮椅的操纵和使用训练、自助具的制作等。

（3）言语治疗（speech therapy，ST）：是针对脑外伤、脑卒中等引起的语言交流障碍的病人进行语言功能评定和矫治的方法。通过评定被照护者的语言障碍原因如听觉障碍、各种失语症、言语失用、构音障碍等，给予针对性的练习包括发音器官和构音结构练习、单音刺激、物品命名练习等方法，以期恢复和改善病人言语交流能力。

（4）中国传统治疗（traditional Chinese medicine，TCM）：是在中医学理论指导下对病人进行康复治疗的方法，是指通过中药、针灸、针刀、推拿按摩、气功、武术等手段，调整机体整体功能，对机体的疼痛处理与控制、身体平衡和协调功能改善、运动养生和饮食养生等方面具有独特的作用。

75岁及以上稳定性冠心病患者运动康复

中国专家共识

高龄冠心病患者的主动运动康复应制订个性化的运动处方，主要包括：

1. 运动形式　应根据患者的个人兴趣、训练条件和康复目的选择相应的运动。以有氧训练、肌力训练和平衡协调训练为主。

2. 运动时间　有氧运动时间应循序渐进，由初始的较短逐渐延长至20～60min/次，不宜超过90min/次。运动前应有5～10min的热身活动，运动后有至少5min的放松活动。患者训练稳定后，运动中靶心率的保持时间必须达到至少10～30min。

3. 运动频率　一般隔天1次较为适宜，各项训练可以利用间歇穿插进行，两次相隔不应超过3d，一周运动不宜低于3次。如果每次运动量较小且患者身体允许，每天坚持运动一次也最为理想。

4. 注意事项　在运动过程中应特别重视预防心血管事件、跌倒、过度疲劳、运动损伤等意外的发生。

来源：中华医学会老年医学分会．75岁及以上稳定性冠心病患者运动康复中国专家共识．中国综合临床，2018，34（2）：97-104.

老年人在做运动前要做热身运动，可采取散步、小跑及体操等全身性活动形式，时间可根据季节气候而定，一般为10～20min，以身体微出汗为宜。热身运动后应休息几分钟再训练。在运动过程中，照护者应密切观察老年人的身体状况，若出现呼吸困难、胸痛、头晕、脸色苍白及大量出汗，则应停止。

二、躯体功能康复训练

当老年人因某些疾病如脑卒中、失智症等出现一侧肢体功能障碍时，照护者可以指导老年人进行翻身、坐起、坐位、站起、立位、上下楼梯和步行等训练，促进患侧肢体的功能恢复，使老年人能够部分或者独立完成日常生活活动。

（一）方法与技术

1. 翻身　翻身训练适用于一侧肢体偏瘫的老年人，通过练习，可以防止压疮的发生，有利于肢体功能的恢复，为进一步坐起做准备。具体训练方法为：指导老年人偏瘫侧翻身呈患侧卧位时，双手手指交叉握在一起，置于胸前，伸肘、肩前屈90°，健侧下肢屈膝、屈髋、足踩在床面上，头转向偏瘫侧，健侧上肢带动偏瘫侧上肢向偏瘫侧转动，并带动躯干向偏瘫侧转，同时健侧足踏在床面上用力使得骨盆和下肢转向偏瘫侧，如指导向健侧翻身呈健侧卧位时，动作要领同前，但照护者应帮助偏瘫侧下肢的起始位。进行训练时，照护者应站在翻身侧，做好保护，防止老年人坠床（图6-6，图6-7）。

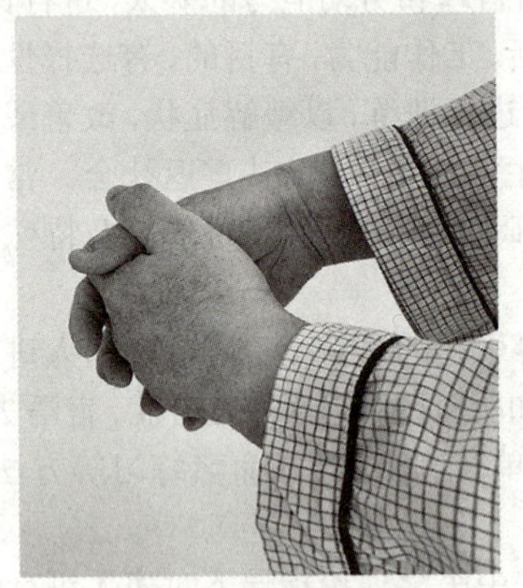

图6-6　双手交叉

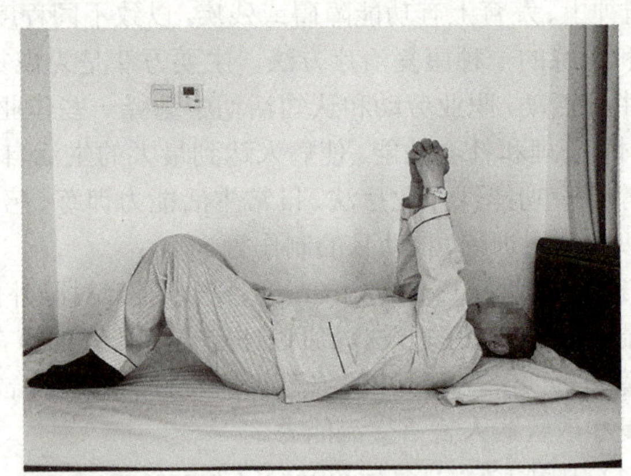

图6-7　床上翻身

2. 坐起　坐起训练一般每日2次，每次30min。刚开始训练时将床头摇起30°，如无不良反应，则每天将床头升高15°，逐渐增加至90°，并持续训练。具体操作如下：让老年人翻身至患侧卧位，嘱老年人用健侧下肢将患侧下肢带到床边，并保持膝关节屈曲，将健手置于患侧腋下支撑床，用健手将自己推起来成坐位（图6-8）。如果老年人健侧上肢肌力不足者，则照护者可将老年人移到床边，指导其将健侧下肢插到患侧下肢下方，健手用力推床，照护者将老年人患手搭在肩上，双手放在病人肩下，同时用力，帮助老年人坐起（图6-9）。

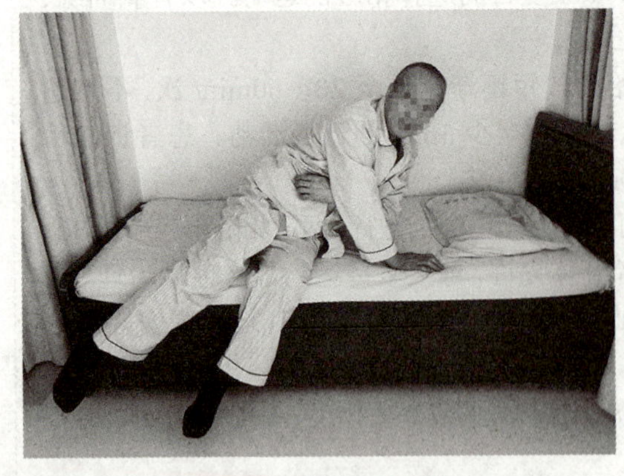

图6-8　卧位到坐位

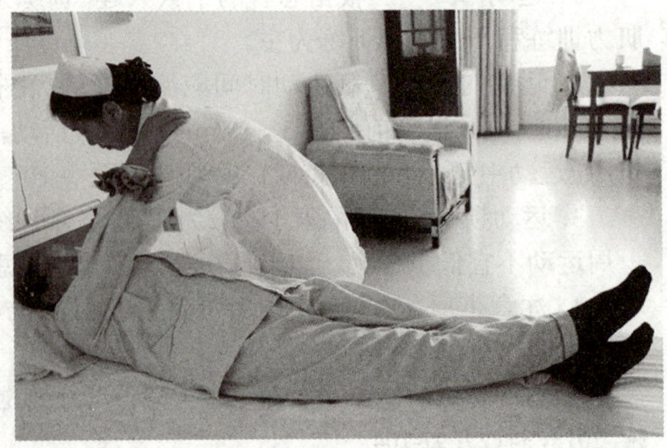

图6-9　坐起训练

3. 坐位　坐位训练主要通过坐平衡训练、患侧上肢负重训练、上下肢功能活动等协助老年人的功能恢复。具体操作如下：

（1）坐平衡训练：通过重心转移（前、后、左、右）转移进行坐位躯干运动控制能力训练，训练开始时应在照护者的指导帮助下完成，逐渐减少支持并逐步过渡到日常生活活动。

（2）患侧上肢负重训练：患侧上肢与体侧伸肘、腕背伸 90°、伸指、重心稍偏向患侧，可用健侧手辅助维持伸肘姿势。

（3）上下肢功能活动：主要是指双侧上下肢或患侧上下肢关节功能活动，包括肩、肘、髋、膝及踝关节活动，肩胛骨前伸运动和足踝的背伸运动等。

4. 站起　老年人经过坐起训练后无直立性低血压等不良反应即可考虑用起立床进行站起训练。在站起训练之前先进行足跟踏地活动，即照护者用一只手保持偏瘫足和足趾的背屈，将另一只手放在偏瘫膝上，先把偏瘫足从地面举起，然后向下按压膝部，使足跟触及地面，这时踝部完全处于背屈状态，不能让跖趾关节底部触及地面，反复进行。站起训练有扶持站立和主动站立两种方式。具体操作如下：

（1）扶持站立：初始由照护者扶持老年人站起，逐渐过渡到老年人自行扶着床栏、门、椅子等练习站起，适用于身体条件尚好，没有活动禁忌者。

（2）主动站起：站起练习时，老年人双足平踏地面，足跟不能离地，偏瘫足与健足平行或稍后一些；接着双手十字交叉相握前举，肘关节伸直，躯干前倾，抬头、颈，脊柱伸展，髋关节自然弯曲，膝关节前移并弯曲；最后头部超越双足，伸展髋、膝关节后站起。

5. 立位　立位训练主要通过站平衡训练、患侧下肢负重训练、上下台阶运动训练等协助老年人的站立功能恢复。具体操作如下：

（1）站平衡训练：当老年人能较好站起后，指导老年人双上肢置于身体两侧，照护者逐渐除去扶持，让病人独自站稳，完成站平衡训练。

（2）患侧下肢负重训练：当老年人能较好完成上述动作后，让老年人将重心逐渐向患侧转移，训练患腿负重能力，并同时让老年人双上肢或健侧上肢伸向各个方向，并相应摆动，训练动态平衡。同时，可逐渐抬起健腿，训练单腿站立及平衡能力。初始也可让病人用健手抓住一固定把手，或照护者在旁扶持，然后再逐渐放开，从有支持过渡到无支持，直至完成训练。

（3）上下台阶运动：面对台阶，用健侧手扶住扶手，患侧足踏在台阶上。健侧足踩在台阶下，将健侧腿抬起，使健侧足与患侧足在同一台阶上，站稳后再将健侧腿回到起始位。根据老年人的身体状况酌情增加训练时间和次数。

6. 上下楼梯　上下楼梯训练的原则是上楼梯时健腿先上，下楼梯时患腿先下，反复进行，照护者可在患侧给予适当的指导与帮助。

7. 步行　在步行训练之前，首先要进行患侧的屈膝训练，避免出现划圈步态。可先在俯卧位进行患腿屈膝训练，但要注意防止骨盆上提。具体操作如下：

（1）减重步行训练：通过支持部分体重使下肢减轻负重，又使患肢尽早负重，为双下肢提供对称的重量转移，重复进行完整的步行周期训练，同时增加训练的安全性。

（2）步行双杠内练习步行：当上述训练完成后，可在步行双杠内练习步行，照护者在旁监护或给予指导，避免患侧伸髋不充分、膝过伸或膝软，若患侧踝背伸不充分，可穿戴踝足矫形器，预防可能出现的偏瘫步态。移动时，要按先伸出健手扶住同侧杠前方，再迈患足，然后迈健足的顺序进行。训练中，如患侧上肢妨碍步行，可用三角巾吊起（图 6-10）。

（3）室内行走和户外活动：上述训练如能较好完成后，可练习扶杖步行（四足手杖→三足手杖→单足手杖），最后达到用单足手杖或徒手步行。此期的步行训练若不能进行，则不必勉强，可待恢复期再作训练。如能步行并获得成功，可进一步进行稳定性、协调性、步态及耐力训练，最后进行复杂步行如绕圈、转换方向、越过障碍及上下楼梯训练。以上训练完成较好的情况下便可行户外活动训练，开始时照护者应陪同在侧，活动的距离做到循序渐进。

（二）注意事项

1. 躯体功能锻炼应选择适当的时机进行，太早容易失败，使老年人失去信心，太晚则因依赖而失去动力。

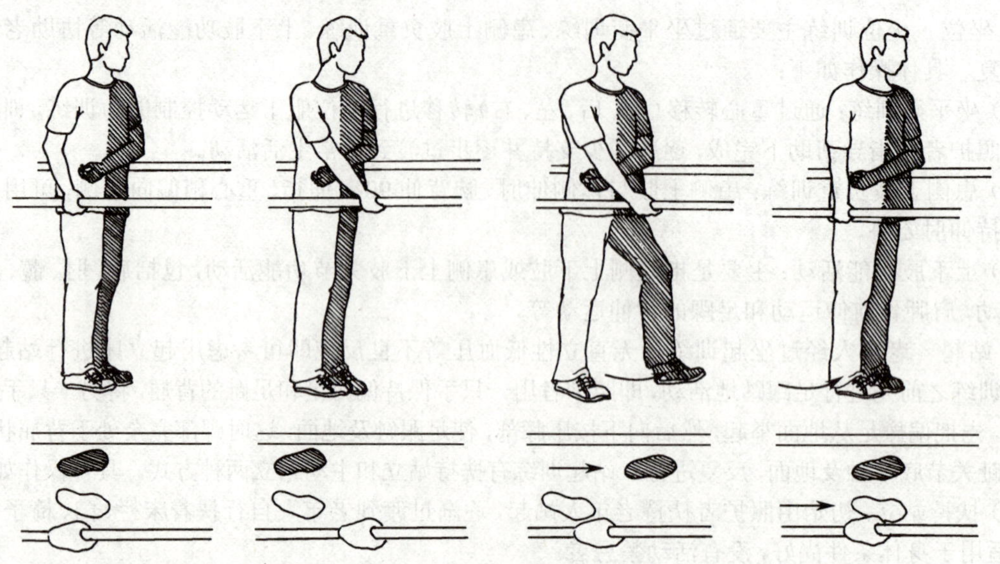

图 6-10　双杠内步行

2. 训练前，应尽量取得老年人的配合，并嘱其排空大小便。

3. 训练时，应选择有一定硬度的床垫和椅面进行。照护者穿防滑鞋子，在训练过程中，做好老年人的安全照护，尽量避免被家具、轮椅等碰伤肢体；密切关注老年人是否有不正常的动作，防止意外发生。

4. 照护者应随时评估老年人的肢体功能恢复情况，逐渐减少帮助。

（三）辅助器具的使用

辅助器具是为身体有残障或因疾病、高龄等行动不便的老年人提供保持身体平衡的措施，辅助其活动，保障安全。临床上常用的辅助器具有手杖、腋杖、助行架和轮椅等。

1. 助行器

【操作目的】

协助一侧下肢无力或功能障碍的老年人离床活动。

【环境准备】

安静、舒适、温暖；地面干燥、无可移动的障碍物。

【照护者准备】

衣帽整洁，洗手，修剪指甲，戴口罩。

【用物准备】

手杖、腋杖、助行架等。

【操作步骤】

视频：手杖使用方法

视频：腋杖使用方法

(1) 准备助行器调整所需助行器的高度，方便老年人使用。

1）手杖：指导老年人手握手柄时感觉舒适，肘部在负重时能稍微弯曲，调整手杖高度为弯曲部于髋部同高。

2）腋杖：指导老年人双肩放松，身体挺直站立，腋窝与腋杖腋垫间相距 2～3cm，握紧把手时手肘弯曲 25°～30°，调整至合适高度，腋杖底端离该侧足跟 15～20cm。

(2) 使用助行器平地步行：照护者在一旁指导，必要时协助，保证老年人安全。

1）手杖：手杖置健侧上肢，重心在健侧下肢，手杖向前拄出一步，患侧向前迈出一步，重心转移到患侧与手杖上，健侧跟上。遵循“手杖、患侧、健侧”的顺序前行。

2）腋杖

①患脚不着地的方法：双侧腋杖同时放前一步，患脚腾空，健脚跟上。

②患脚可着地的方法：a. 四步法：右拐前移，迈左脚，移左拐，右脚跟上。b. 三步法：两侧腋杖向

前，迈患脚，健脚跟上。c. 二步法：右腋杖与左脚同时移动向前，左腋杖与右脚同时移动跟上。

3）助行架

①无轮助行架：举起助行架放前约 15cm，放稳，患脚前行，健脚跟上。

②有轮助行架：推动助行架向前约 15cm，放稳，患脚前行，健脚跟上。

（3）使用拐杖上、下楼梯

1）手杖：上楼梯时，手杖放在上一个台阶上，健脚先上，患脚跟上；下楼梯时，手杖先放在下一个台阶上，患脚先下，再下健脚。

视频：助行架使用方法

2）腋杖：上楼梯时，健脚先上，然后患脚与左右腋杖同时上。下楼梯时，两腋杖同时先下，患脚下移，健脚跟上。

（4）整理：嘱老年人卧床，必要时协助，整理好床单位。将助行器整理好，置于床边易取处。

【注意事项】

（1）使用前应检查助行器有无损坏和故障，与地面摩擦力是否足够大。

（2）操作时，老年人穿安全防滑的平底鞋，鞋子合脚，衣服宽松合适。

（3）带轮助行架虽移动方便，但稳定性差，要注意陪护，最好使用带刹车的助行架，防止意外。无轮助行架在举起前行时，要注意预防老年人站立不稳而跌倒。

（4）未熟练使用前，陪护人员应扶持或陪伴，防止跌倒。

（5）按康复计划进行训练，避免老年人疲劳。

2. 轮椅

【操作目的】

帮助能坐起但不能行走的老年人，协助其外出活动，以促进血液循环及体力恢复，同时满足老年人社交和户外活动需要。

【环境准备】

安静、舒适、温暖。

【照护者准备】

衣帽整洁，洗手，修剪指甲，戴口罩。

【用物准备】

轮椅、外衣、毛毯等。

【操作步骤】

（1）操作前准备：检查并准备轮椅，向老年人解释，协助老年人平稳坐在轮椅上，并用约束带固定，必要时盖好毛毯。

（2）推轮椅

1）平地推行：老年人端坐于轮椅，匀速平稳向前推行。

2）上、下斜坡：上斜坡时，老年人靠后坐稳，推轮椅前行；下斜坡时，调转轮椅倒退下行，照护者随时观察身后情况。

3）上、下台阶：上台阶时，先将前轮正对台阶，下踩后倾杆使轮椅后倾，顺势使前轮上台阶，再将后轮推上台阶；下台阶时，调转轮椅方向，先下后轮，后下前轮。

（3）整理：使用完毕，将轮椅折叠好，置于床尾易取用处。

【注意事项】

（1）根据老年人情况选择合适的轮椅，使用前检查轮椅各部件，检查轮胎、车闸、脚踏板和安全带是否完好。

（2）上、下轮椅时应先拉车闸以固定轮椅，轮椅推行轻稳，严防老年人跌出轮椅。

（3）上下台阶及上下坡推行时应注意安全，如老年人较重，道路坡度较大，应请人帮助，合力推动轮椅。

（4）长时间坐轮椅者，垫气垫，每隔 1h，指导老年人用双手支撑身体，使双臀部离开片刻，防压疮。

（5）扶老年人坐立，站立，动作宜慢，预防直立性低血压。

3. 床与轮椅间转移

(1) 照护者推轮椅至床旁，使轮椅与床成 40° 左右或椅背和床尾平齐，拉起车闸，固定轮椅。

(2) 协助老年人卧于床边，屈膝。照护者一手置颈肩部，一手置老年人远侧膝外侧，扶老年人坐起。协助穿鞋。

(3) 让老年人双手搭在照护者肩上，照护者双手扶住老年人腰部，双脚和双膝抵住老年人双脚、双膝的外侧或一脚伸入老年人双膝之间，协助老年人站立，旋转身体，坐于轮椅上。

(4) 调整坐姿，翻下踏脚板，系好安全带，必要时盖上毛毯。

(5) 松刹车，推轮椅。

三、言语功能康复训练

失语症分为运动性失语、感觉性失语、传导性失语、命名性失语和完全性失语（混合性失语）。早期言语功能康复训练对病情稳定后的失语症老年人的语言康复有着积极作用。语言康复训练的作用原理主要是通过运动发声器官、发音训练、视听训练等刺激大脑皮层和语言中枢神经，促进语言功能的恢复。主要包括口腔发音器官训练、发音训练和视听训练。

（一）方法

训练时提供安静的环境，可适当应用录音机、呼吸训练器、镜子、秒表、压舌板、识字卡、图片以及与文字配套的物品等器材提高训练效果。

1. 口腔发音器官（下颌、舌、唇）训练　指导老年病人做空咀嚼动作进行下颌功能训练；鼓励老年病人伸、缩、弯曲舌头，将舌头上下左右移动；指导运动腮部和口腔肌力，如鼓励老年人张大嘴巴，运动嘴唇，对照图片用力做发简单音节、字母或闭口、吹气、深呼吸等口型（图 6-11、图 6-12、图 6-13、图 6-14）。

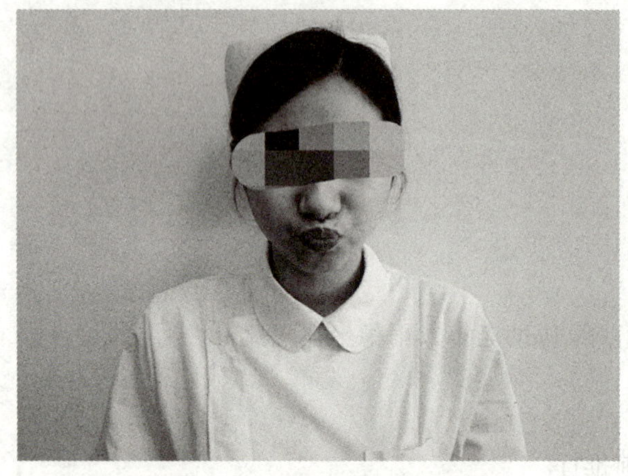

图 6-11　唇舌运动训练 - 噘嘴

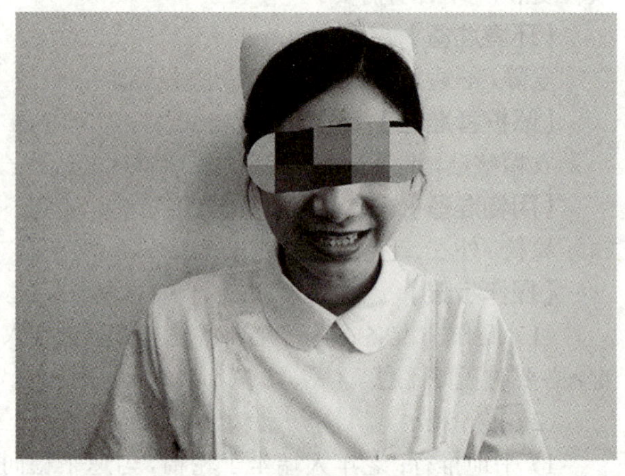

图 6-12　唇舌运动训练 - 叩齿

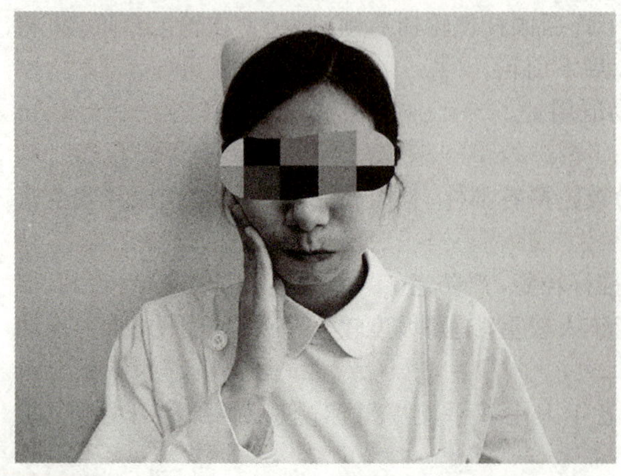

图 6-13　唇舌运动训练 - 鼓腮

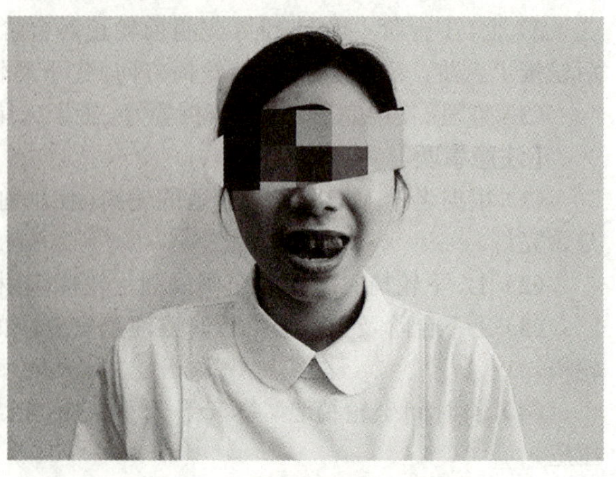

图 6-14　唇舌运动训练 - 卷舌

2. 发音训练　对轻、中度失语老年人，在掌握词语的基础上，从句子和复杂词语开始训练，告诉老年人正确的发音，让其跟读、复述。可以用小卡片写出、播放器重复播放等加深记忆。鼓励老年病人的准确表达以增强信心，对错误表达及时纠正；对重度失语者训练时，照护者应有足够的耐心，训练时从单个简单的字开始，然后到词，最后到句子，让老年病人逐个掌握，不断重复强化记忆。如先教病人学习“a、o、e”到“ang、eng、ing”“1、2、3”到“98、99、100”等。在发音的基础上，对老年人进行构音训练，对容易混淆的词语进行区分。与老年人交流时，注意语言速度要与其相仿。如老年人喜欢使用计算机，可安装语言训练软件进行练习。

3. 视听训练　在语言训练的同时，可以通过电视节目、音乐、报纸等方式为老年病人提供学习机会，可以采用图片结合语言的训练方法，也可以结合动作训练，如给老年病人做蹲下、吃饭、喝水等动作示范配合练习。

（二）技术

不同类型失语症制定不同的训练方法。

1. 运动性失语　以表达训练和文字训练为主。给予实物、画册等进行联想、回答问题、描写等训练。照护者先对老年病人进行构音训练，从口型和发音练起，如用嘴吹纸片的方式诱导发音，从单个字到词，再到成语和短句，坚持每天练习，有助于语言功能的恢复。

2. 感觉性失语　以听理解训练为主。主要包括听语指物、执行指令等；训练时应利用表情 - 手势 - 语言三方面结合与老年病人进行交流，训练时一边说一边做手势，鼓励其进行口型模仿练习。

3. 传导性失语　以阅读及复述为主。训练时，指导老年病人依次复述字、词、短语和句子等，由简到难练习。

4. 命名性失语　以口头和文字称呼为主。鼓励老年病人大声说出自己的想法，采取手势、表情、图片等多种形式进行指导。

（三）注意事项

1. 康复训练开始得越早，效果越好。一般在老年人意识清楚，病情稳定，能够耐受集中训练30min时就可以开始进行。

2. 训练前、中、后均应对老年人进行全面的言语功能评估，了解治疗效果，及时制定出有针对性训练方案，必要时调整。

3. 言语训练过程应遵循由简单到复杂循序渐进的原则。

4. 训练内容及时间的安排应恰当，要根据老年人反应及时调整。一般白天练习，开始每天1～2次，上、下午分别进行，以后逐渐增加4～6次 /d。

5. 训练时应由“一对一”训练到老年人自主训练，逐渐过渡到集体训练或家庭训练。

四、吞咽功能康复训练

吞咽功能康复训练是为了防止咽下肌群发生失用性萎缩，提高吞咽反射的灵活性，改善对不同食物的吞咽能力，减少呛噎，避免食物误吸，减少吸入性肺炎、窒息、营养不良等并发症发生。

（一）方法

吞咽训练分为基础训练和摄食训练。基础训练是针对与吞咽活动有关的器官进行功能训练，摄食训练则是实际进食练习，具体方法如下：

1. 基础训练　适用于所有吞咽障碍的老年人。

（1）口腔、颜面肌、颈部屈肌的张力控制和肌力强化、下颌关节活动度训练及舌部运动训练。

1）口唇闭锁训练：指导老年病人面对镜子进行缩唇、展唇、噘嘴、抿嘴等动作的训练。

2）颊肌运动训练：指导进行鼓腮练习，并同时用适当阻力挤压两腮，随后轻呼气。

3）下颌运动及咀嚼训练：指导进行主被动的张口、闭口，然后松弛及下颌向两侧运动的练习。

4）舌部运动训练：舌体不可自主运动时，照护者可用压舌板轻压舌背，促进舌体前伸或用纱布包住病人舌尖轻轻向前牵拉及左右摆动等；舌体可自主运动者，则指导其进行舌体的各个方向运动训练。

（2）屏气-发声运动、构音训练、呼吸训练、咳嗽训练。

（3）咽部冷刺激与空吞咽训练：使用冰冻的棉棒，轻轻刺激软腭、舌根和咽后壁，然后嘱病人做空吞咽动作。寒冷刺激能有效地强化吞咽反射，反复训练可使之易诱发而且吞咽有力。

（4）门德尔松（Mendelsohn）手法：吞咽时以舌部抵住硬腭、屏住呼吸，保持数秒，同时让老年人将示指置于甲状软骨上方，置于环状软骨上感受喉部上抬。喉部上抬无力者照护者可按摩颈部、上推其喉部促进吞咽。

2. 摄食训练　适用于意识清醒，能产生吞咽反射、少量误咽能通过随意咳嗽咳出的老年人。

（1）体位：以端坐位为最佳，进食时指导老年病人取端坐位，头部向前，颈部弯曲，全身放松。无法端坐位者，则取30°半坐卧位，头部前屈，如偏瘫则侧肩部以枕垫起，头歪向健侧。这种体位食物不易从口中漏出、有利于食物运送到舌根，可以减少向鼻腔逆流及误咽的危险。照护者位于老年病人健侧，将食物送进口腔健侧。

（2）摄食：根据老年人饮食特点及吞咽障碍的程度，选择糊状饮食的黏稠度，少量多餐，小口多餐，小口慢咽，将食物充分咀嚼成团，吞到舌根部时屏住气，再将食物咽下并坚持做几次吞咽动作，以使食物全部通过咽部。吞下一口食物清理口腔1次。吞咽后指导老年病人咳嗽，以咳出残留在咽部的食物残渣。

（3）带胃管期间摄食训练：用小汤匙把2～3ml温度适中、适当黏度的米粉糊、蛋白粉糊等流食倒于健侧颊部，嘱病人用健侧带动患侧把食物送到咽部，慢慢吞下，无呛咳时逐渐增加喂食量。当病人每餐能分次吞下200ml以上的流食，且连续2d无呛咳及腹部不舒时，即可拔除胃管。进行下一步吞咽功能训练。

（二）技术

吞咽康复训练操是根据老年人特点，针对口唇闭锁、进餐姿势的保持、舌的运动、吞咽等弱项。指导老年人于餐前进行训练，每个动作3～5次/组，每天3组。包括基础操，面部肌肉运动，软腭及喉肌运动和舌肌运动四部分。

1. 基础操——针对进餐姿势保持而设计

（1）深呼吸：保持正确姿势如仰卧位或放松坐位，用鼻吸气，用口呼出（图6-15）。

（2）空咀嚼，空吞咽：闭上嘴，做细嚼慢咽的动作（图6-16）。

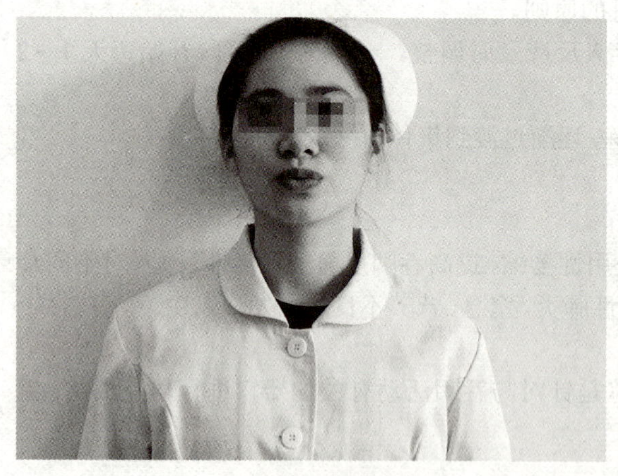

图6-15　深呼吸

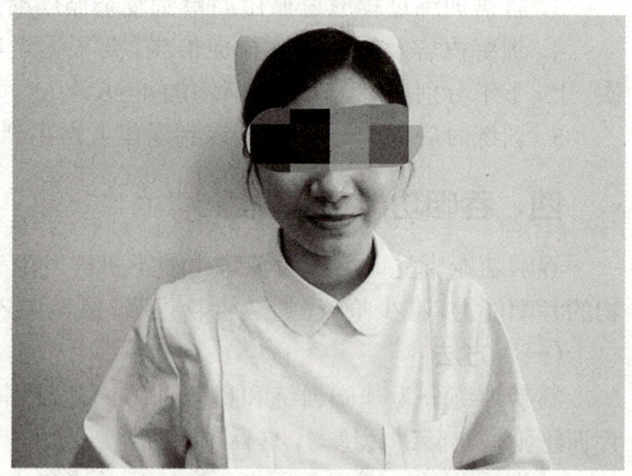

图6-16　空咀嚼、空吞咽

（3）头部运动：头部慢慢地向四个方向活动（图6-17）。

（4）双手上举：双手相扣尽可能上举（图6-18）。

（5）双臂外展：双臂向前合拢，向左右外展（图6-19）。

2. 面部肌肉运动

（1）睁眼，闭眼。

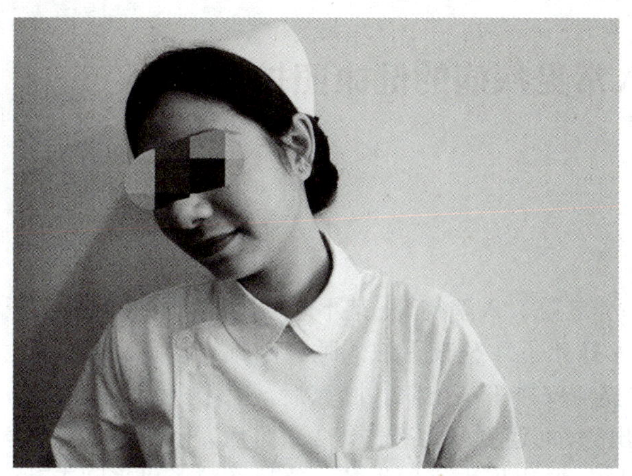
图 6-17　头部运动

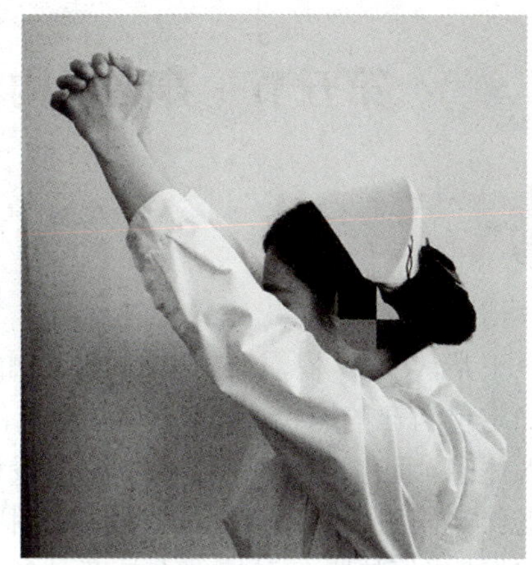
图 6-18　双手上举

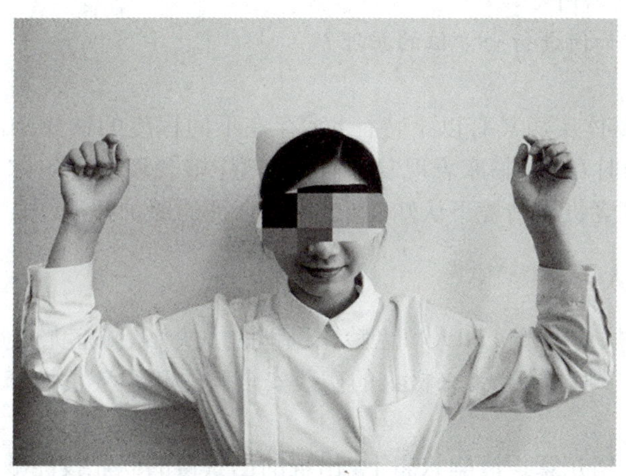
图 6-19　双臂外展

（2）微笑。
（3）噘嘴。
（4）叩齿。
（5）左右鼓腮。
3．软腭及喉肌运动
（1）发音“a、o、e”。
（2）仿咳嗽（清嗓子）。
（3）持续发音 a。
4．舌肌运动
（1）张口，舌头向前伸出舔上唇，舔下唇。
（2）舌头向口角做左右摆动。
（3）卷舌：舌尖抬起至门牙背面，维持 5s，放松，再贴上腭向后卷。

（三）注意事项

1．训练前评估老年人的认知功能、活动能力、配合程度。
2．根据老年人的身体状况，选择适宜的训练项目和时间。
3．照护者要积极陪同和督促老年人坚持每天训练。
4．严重心功能不全、哮喘者不能训练。

（邹立琴）

第五节 养老机构老年人常见疾病的健康照护与促进

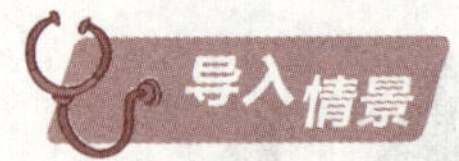

情景描述:

王某,男,67岁,诊断为血管性认知症,入住养老院。入院初,王某不断吵闹要求回家。白天无法准确定位自己的床位,坚持认为"儿子、媳妇被人打死了",整夜无法入睡。因频繁吵闹,影响其他老年人休息,且存在其他老年人或家属投诉,院方提前安排王某出院。回家后,王某子女请了保姆与王某老伴共同照顾其生活起居。因保姆限制王某出行,而遭到暴力袭击。2个月后,王某再次入住养老院,情绪极度烦躁。对护理人员亦是多次拳打脚踢,并出现大小便失禁。终日在院子里来回走动,夜间不睡。

请问:

1. 该老年人出现了什么问题?
2. 针对该老年人,该如何进行全方位的护理?

养老机构老年人群躯体疾病具有以下特征:①存在不同程度的认知功能损害,多表现为失智症状;②多种脏器疾病常同时存在,临床表现复杂且不典型,多表现为老年综合征状态;③容易发生并发症。本节将重点介绍养老机构情境下认知症、老年综合征的照护技能。

一、认知症老年人照护

随着经济的发展、疾病谱的改变和人口老龄化进程的加快,认知症尤其是阿尔茨海默病的患病率显著增高,对病人本人及家庭、社会带来极大的病残安全问题和经济负担,认知症已逐渐成为社会各领域关注的重要问题。

认知症(dementia)是指在意识清醒状态下,出现的已获得的职业技能减退和社会活动障碍,认知功能减弱,记忆力减退和丧失,视空间技能损害,定向力、计算力、判断力等丧失,相继出现人格、情感和行为改变等障碍,且呈进行性加重过程。既往该病命名为痴呆症,为减少疾病名称歧视的色彩,很多学者建议更名为认知症。

(一)认知症健康评估

1. 健康史

(1)中枢神经系统变性疾病:如阿尔茨海默病、额-颞叶痴呆、克-雅病(Creutzfeldt-Jakob disease, CJD)、路易体痴呆、帕金森病和亨廷顿病等。

(2)脑部其他疾病:包括脑血管病变,如血管性痴呆;占位性病变,如肿瘤、慢性硬膜下血肿和慢性脑脓肿等;感染,如脑炎、脑膜脑炎、神经梅毒和艾滋病等;创伤,如脑外伤等。

(3)代谢障碍和内分泌障碍:包括内分泌障碍,如艾迪生病、库欣综合征、高胰岛素血症、甲状腺功能低下、垂体功能减退、甲状旁腺功能亢进和甲状旁腺功能减退等;脏器功能衰竭,如肝功能衰竭、肾衰竭和呼吸功能衰竭等;维生素缺乏如维生素 B_1、烟酸、叶酸和维生素 B_1 等缺乏;其他,如慢性电解质紊乱、血卟啉病和肝豆状核变性等。

(4)中毒、缺氧:如酒精、重金属、一氧化碳和药物等导致的中毒和缺氧等。

产生类认知症症状的可能情况

以下情况可以产生类似认知症的症状,不同于老年痴呆症,这些疾病中有些是可以治愈的。

1. 酗酒
2. 药物相互作用

5. 感染
6. 代谢性疾病

3. 情绪问题/抑郁	7. 营养不良或脱水
4. 内分泌失调	8. 心理或生理创伤

来源：卓安•科埃尼格•考斯特. 老年痴呆症的人性化康护理念和实践——老年痴呆症的希望之光[M]. 杭州：浙江大学出版社，2015.

2. 身体状况　因导致认知症病因的不同，其表现各异，且不同时期的症状亦有不同。主要的临床表现如下：

（1）记忆力减退：是必有且早发的症状。早期出现近期记忆障碍，学习新事物的能力明显减退，严重者甚至迷失归家方向。随着病情的进一步发展，远期记忆随即受损，严重的病人常以虚构的事物来弥补记忆方面的缺损。

（2）思维缓慢、贫乏：对一般事物的理解力和判断力日益减退，注意力日渐受损，可出现时间、地点和人物的定向障碍。

（3）人格改变：通常表现兴趣减少、主动性变差和社会功能减退，但亦可表现为脱抑制行为，如冲动和行为幼稚等。

（4）情绪症状：包括焦虑、易激惹、抑郁和情绪不稳等，有时表现为情感淡漠，或出现"灾难反应"，即当病人对问题不能做出响应或不能完成相应工作时，可能出现突然放声大哭或愤怒的反应。有些病人会出现坐立不安、行踪不定、尖叫和不恰当的甚至是攻击性行为，也可出现妄想和幻觉。

（5）社会功能受损：对自己熟悉的工作不能完成，晚期生活不能自理，运动功能逐渐丧失，甚至穿衣、洗澡、进食以及大小便均需他人协助完成。

上述诸多症状在某一特定病人身上可以部分出现，也可以随病情演变次第出现，临床一般将认知症分成3期。每个时期短则一年，长则十年，而且个体差异较大（表6-2）。

（1）遗忘期（早期）：主要表现为记忆障碍。此期的记忆改变常因病人及其家属误认为是老年人常见的退行性改变而被忽视，因此，需与年龄相关记忆障碍，与"良性记忆障碍"相鉴别，后者的记忆减退主要表现为机械记忆能力下降，而理解记忆能力尚可，回忆能力下降，而再认功能则相对保留。

文档：MoCA认知能力测评量表

（2）紊乱期（中期）：除记忆障碍继续加重外，还会出现思维和判断力障碍、性格改变和情感障碍，病人工作、学习（掌握新知识）和社会接触能力减退，甚至出现人格改变，还会出现局灶性脑部和性格失态、失语或肢体活动不便等。

（3）痴呆期（晚期）：病人上述各项症状日益加重，以致不能完成简单的日常生活事件，如穿衣、进食等。病人终日卧床不起，与亲友及外界的接触能力逐渐丧失，四肢强直或屈曲瘫痪，括约肌功能障碍，最终可因出现全身各系统的并发症而死亡，如因肺部和尿路感染、压疮及全身各器官衰竭而死亡。

文档：Mattis痴呆等级评定量表

3. 认知症老年人的认知评估工具　养老机构对于认知症老年人的认知功能筛查，常用的临床初步筛查工具为简易智能精神状态检查（mini-mental status examination，MMSE），其次为蒙特利尔认知评估量表（Montreal cognitive assessment，MoCA）及中国版Mattis痴呆评定量表（chinese dementia rating scale，CDRS）。MMSE产生并发展于19世纪70年代初，现已成为许多国家和地区广泛应用的认知测试量表，但由于MMSE量表缺乏完整认知领域层面的评估，且过于简单，因而对认知症早期改变的检测并不敏感，也不能用于认知症的鉴别诊断。即便如此，MMSE量表仍被养老机构，甚至是临床广泛应用，而且是目前用于评估认知症老年人是否采用抗阿尔茨海默病药物治疗的主要工具。

文档：MMSE简易智能精神状态检查量表

（二）认知症健康照护与促进

本节将根据养老机构认知症老年人病情轻、中、重度来说明其照护的技巧与重点，包括认知症老年人总体康护计划、日常生活照护、沟通方式、居住环境照护等。

1. 认知症老年人总体康护计划　养老机构中的老年人一旦明确存在认知症，且排除不可治愈的情况，照护者应为老年人制定一份个性化的康护计划，计划中应考虑老年人以下几个方面的需求：

表 6-2 认知症老年人各阶段行为变化情况

行为变化	可能阶段	行为变化	可能阶段
不能记住约会	早期	不能做出决定或选择	中早期
不能识别曾经熟悉的面孔		难以集中注意力	
记不住时间		易指责他人或行为偏执	
不能储存过期的信息和事件		不能区别事实与虚构	
走失		不能把想法变成动力	
找到合适的词有困难		误解所言	
误放所需物品		误判	
退缩，挫折感或动怒	晚早期	丧失细微活动能力（如系纽扣）	早中期
不能排序工作		日常生活更加困难	
言辞漫无目的		不能识别曾经能识别的物品	
错用常用词		不能理解书面语言	
书写困难		对性行为表现更多的兴趣	
日常活动需要帮助			
计算能力障碍		不能自制	晚中期
反应比较迟钝		多数情况不能理解	
		经常表现向下盯视	
不断重复所言所行	中中期	不能区别或识别声音	
有幻觉			
遵守社会行为礼节有困难		失去语言能力	晚期或终期
视觉认知有变化		失去行为能力（坐，行走）	
情绪经常变化		吞食困难	
集中注意力的时间短暂		需要全面护理	
对事情反应强烈			

来源：卓安•科埃尼格•考斯特. 老年痴呆症的人性化康护理念和实践——老年痴呆症的希望之光[M]. 杭州：浙江大学出版社，2015.

（1）生理方面：认知症老年人生理功能状况；是否可以维持自我清洁、穿衣活动；进食是否规律，睡眠质量是否良好，性生活是否正常。

（2）社会方面：认知症老年人是否拥有足够的社会接触；是否存在社会退缩表现；是否存在不悦情绪或是过激情绪；通过改变社会关系是否改变其不良行为。

（3）情绪方面：认知症老年人情绪是否正常；老年人对爱、亲密关系、舒适度、独立性、偏执情绪的改善等方面的需求是否得到满足。

（4）宗教信仰方面：认知症老年人是否存在足够机会满足自身宗教信仰方面的需求。

基于以上四个方面的需求分析，认知症老年人康复计划应包含 5 个要素：

（1）发挥环境作用：简化环境，通过清除干扰来弥补病人观察力的不足。

（2）展开有效交流：病人虽然表达困难，但其情感远比其所要表达内容更重要，虽然此病会导致老年人失去诸多能力，但仍然具有不可忽视的情感活动。

（3）挖掘尚存技能：注重认知症老年人尚存的技能，协助老年人以替代其失去的能力，但同时又不能引起其注意。

（4）实施灵性护理：走进认知症老年人的精神世界，与其一起享受时光。永远不要质疑、谴责老年人，也不要和老年人进行无休的争论。

（5）丰富生活内容：尽量营造成功的机会，排除失败的可能，并不失时机地给其以诚恳的称赞，只要情况允许，尽量寻找幽默。

可以激发认知症老年人尚存技能的活动

语言和视觉记忆	运动技能
1. 观看和讨论过去的电视剧和电影；	1. 给卡片分类；
2. 讨论人生中的第一次；	2. 传球；
3. 观看孩子表演或读书给孩子听；	3. 养花除草；
4. 听报纸或杂志文章的朗读；	4. 剪纸；
5. 谈论重要历史事件。	5. 剥坚果皮或捡豆子。

来源：卓安·科埃尼格·考斯特. 老年痴呆症的人性化康护理念和实践——老年痴呆症的希望之光[M]. 杭州：浙江大学出版社，2015.

2. 轻度认知症老年人的照护　应帮助轻度认知症老年人维持最好的精神状态，确诊后应将老年人的病情告知其家属和养老机构的照护者，高度重视，确保老年人的居住及外出安全。

（1）日常生活照护：均衡饮食与及时补充水分，维持口腔卫生及身体清洁；房间内摆放其熟悉的家人照片、时钟和日历、家具，播放其熟悉的音乐。与其交谈时注意强调季节和地点等，应经常陪其聊天，鼓励其看书、读报和看新闻，以改善和维持认知症老年人的认知功能。鼓励认知症老年人尽可能的参加户外活动或社交活动，使其与周围环境有一定的接触。培养其对生活的兴趣，使其情绪活跃，以减缓精神衰退。生活中应鼓励老年人自己完成其力所能及的自理活动，训练尚存在的能力，训练生活自理能力，以延缓肌力减退。

（2）沟通技巧：当老年人重复同样的话，照顾人员应避免说“你已经重复很多次了”之类的话，照护者只要倾听就好，并可以用其他具有吸引力的活动转移老年人的注意力。应给认知症老年人足够的时间，认真地倾听，让其说出内心的想法与感受。避免否定或指责认知症老年人，老年人出现记忆困难时，要给予理解和鼓励，使其保持积极的生活态度，应维持痴呆老年人的尊严，避免与其争辩，不宜让认知症老年人承认自身的机体功能退化或错误。

（3）居住环境照护：减少家中容易导致认知症老年人跌倒受伤的环境，如光滑或反光的地板、容易滑动的小地毯，家具的锐角等。

3. 中度认知症老年人的照护　进入疾病中期以后，认知症老年人逐渐从健忘进入到混乱状态，相对于早期有截然不同的表现。照护者可以通过一些实用的方法来帮助认知症老年人弥补认知上的缺陷。

（1）日常生活照护

1）穿衣：穿衣件数不宜太多，衣服宜简单、宽松和合适，并按顺序摆放；避免纽扣过多，最好选用拉链设计；袜子成双放在一起，这样不容易混穿；鞋子大小应合适，不宜穿系带鞋。选择样式时不宜与老年人发生争执，老年人出现错误时不要责备，否则会增加认知症老年人的不安或焦虑，增加其异常行为，甚至攻击行为的危险。

2）如厕：如厕途中要有明显的引路标记，应经常强化老年人的记忆，帮助其认识标记。认知症老年人随着病情进展，开始出现大小便失禁时，应根据老年人的习惯引导其按时去厕所。发生大小便失禁时不要责备老年人，记录发生时间，以避免再次发生。为避免夜间大小便失禁的发生，最好限制老年人晚上饮用咖啡饮品，带老年人外出应提前做好准备。

3）洗脸：照护认知症老年人洗脸时，应从后面或旁边进行帮助，因面对面会使老年人感到强迫而

拒绝帮助或不合作。如老年人不肯刷牙，可用棉棒沾盐水擦洗牙齿，每日应检查义齿和牙槽是否吻合，餐后均需清洗义齿。

4）头发：认知症老年人头发应剪短，以便于清洁。

5）指甲：认知症老年人指甲应剪短，避免其伤人伤己。

6）洗澡：认知症老年人洗澡时要有专人陪伴，不能让其单独洗澡，应养成固定时间洗澡的习惯。不要使用泡沫丰富的洗浴用品，应尽量使用洗澡椅，以免滑倒。当老年人拒绝洗澡或不能洗澡时，可分部进行清洗或行床上擦浴。

7）服药：认知症老年人服药时必须设有专人陪伴，以协助老年人将药物按医嘱要求服下，避免其遗忘或错服。伴有抑郁症、幻觉和自杀倾向的认知症老年人，照护者一定要帮其将药物放置妥当。当老年人拒绝服药时，要耐心劝说，并坚持执行“发药到手，看药到口，用水咽下，看后再走”的药物护理原则。还可将药物拌在饭中让老年人服下；卧床、吞咽困难的老年人可将药片研碎后溶于水中让其服下。

8）饮食照护：认知症老年人一日三餐应定时定量，每次的量及品种不要太多，三餐间可以加水果、酸奶或点心，切忌吃的过饱，应尽量保持老年人以往的饮食习惯，不要使用刀叉进食。吃饭弄脏衣物时，不应该责备老年人，应给老年人足够的时间进餐，食物要简单，可切成小块，应多给老年人吃一些容易咀嚼和清淡易消化的食物，软滑的食物较受欢迎，应避免同食固体及液体食物，以免发生窒息。认知症老年人拒绝进食时，不要强迫，不可大声呵斥，更不可将食物用强制的手段喂给老年人，可以在转移其注意力后再试着让其进食。对少数食欲亢进、暴饮暴食的老年人，应适当限制其食量，可以将食物分成几份，分份让老年人进食。

（2）沟通技巧

1）针对不同情况的认知症老年人，应选择不同的表达方式：谈话时使用的语调、语速、声音强度、流畅性及抑扬顿挫感等，都会影响表达的效果。为了让认知症老年人理解，与其说话时的语速应缓慢而委婉。

2）使用关怀性语言：尽量使用认知症老年人常用的习惯性用语或乡音。照护者应特别注意在老年人急躁、情绪激进时，说话音调要柔和，速度要缓慢。

3）避免忌讳性语言：应关注尊重认知症老年人，不应旁若无人地议论老年人，不能说伤害其自尊或诱发其自卑的话语，如不能说笨、傻等词语。

4）采用转移性语言：认知症老年人带着愤怒情绪拒绝照护者的合理建议时，照护者不能使用顺应性语言和等待的方式。此时，照护者可以转移老年人的注意力，使其放弃坚持要做的事情。

5）使用简单、直接和正面性语言：与认知症老年人的交流内容最好只需要其回答是或不是，避免让其做选择性的回答，以免造成回答困难。

6）使用重复、分解性语言：一段略复杂的事，要分段讲解，给认知症老年人足够的时间去思考和回答问题，必要时应给予提示，以减轻其挫败感。

7）使用形象化语言：认知症老年人的形象思维能力强于抽象思维，语言加图片更易使其理解。

8）使用鼓励、赞赏、肯定性语言：可激发认知症老年人的正面情绪，建立其自信心。

9）使用引导性语言：引导认知症老年人谈论自己感兴趣的事情，诱发其语言连贯，以锻炼其思维能力。

（3）居住环境

1）预防认知症老年人误用药物及食用过期食物或其他异物：照护者应协助认知症老年人用药，并进行药物管理；清洁剂宜放在不可及之处；应定期清除过期食物，饼干盒中的干燥剂也应预先清除。

2）预防认知症老年人跌倒：地板应防滑，避免使用小地毯；楼梯走廊明亮，颜色应对比鲜明；家具要固定，应将其尖锐角包起来；楼道、走廊、卫生间等应有扶手，门槛应打平，走道上不宜堆积杂物。

3）预防认知症老年人走失：卧室房门应加装较复杂的门锁，并用画或窗帘加以遮盖，门上可加装风铃或感应式门铃。为认知症老年人特别定制写有其一般个人信息及监护人联系方式的卡片，放置

于认知症老年人口袋中，防止其外出走失无法联络的情况发生。

4. 重度认知症老年人的照护　重度认知症老年人不仅认知功能严重退化，而且其行为能力也逐渐退化，大部分的日常生活都需要他人帮助，语言表达也逐渐减少。

（1）日常生活照顾：重度认知症老年人各方面的能力均下降，如穿衣、进食、服药等均无法自理，移动困难，失去认知、理解和语言能力，多卧床接受长期照护。长期卧床或大小便失禁，容易引发多种并发症，如泌尿系统感染、肺炎和压疮等，这些并发症是导致认知症老年人死亡的主要原因。对病情较重的重度认知症老年人，应给予全面细心的照护，应充分考虑其饮食营养、衣着冷暖和个人卫生，严防并发症的发生。

1）饮食照护：重度认知症老年人对进食过程亦会遗忘，喂饭时可轻压其舌头或嘴唇提醒其吞咽，喂食一定要在其清醒时进行，应抬高床头或让老年人坐起接受喂食，食物应切成小块，不要食入黏性食物，不要汤与饭同喂，一次不宜喂太多，速度不宜过快。

2）皮肤照护：预防压疮的发生，为认知症老年人勤翻身、勤按摩、勤整理、勤更换衣被。不能活动的老年人可使用气垫床或海绵垫以达到整体减压的目的。还可在卧床老年人的髋关节、双膝关节之间、脚踝处垫软枕，其侧卧时后背可垫楔形背枕，以减轻压力。

3）口腔照护：每天早晚应用温盐水或漱口液为老年人清洁口腔。照护者应洗净双手，让老年人侧卧面向自己，用镊子夹住湿度适宜的纱布，轻擦老年人牙齿的外面、内面、咬面、舌的上下面及两颊，清洁后清点纱布，避免将纱布遗留在老年人的口腔中。

（2）沟通技巧：即使重度认知症老年人丧失语言功能，照护者也应关心和尊重老年人，在为老年人做任何操作或照护时，都应事先告知，以增加其安全感。老年人发脾气时，应以温和的口气安抚，利用其健忘的特性，稍后再做处理。多赞美老年人以增进其配合度、减少抗拒。传达信息时，应简单明了，最好少于十个字，可搭配肢体语言、图片或实物做辅助。说话的声调应温和、友善。

（3）居住环境：应使用行动辅助用具，避免跌倒。为避免老年人下床时发生危险，可在其床边加装床栏杆、离床警示器或红外线感应器。老年人活动与休息的空间，应避免有令其不安的噪音干扰。墙壁和地面，应避免有令人眼花缭乱的图样。

10条“黄金规则”预防“认知障碍症”

目前，英国斯特灵大学“认知障碍症治疗发展中心”的科学家指出，老年人要预防“认知症”，应遵照执行10条“黄金规则”。

1. 适量服用维生素B_6和维生素E；
2. 适量服用鱼油；
3. 常喝绿茶；
4. 常饮红葡萄酒；
5. 不过量饮酒；
6. 每天快走；
7. 享受美好的生活环境；
8. 多动脑；
9. 常跳舞；
10. 不过分忧虑。

来源：陈抗美. 10条“黄金规则”预防“认知障碍症”[J]. 祝您健康（文摘版），2016，3：17.

（王丽娜）

二、老年综合征

老年综合征是指由多种疾病或多种原因引起的同一临床表现。老年综合征会严重影响到老年人心身健康，在增加医疗费用负担的同时也增加了照护者的负担及费用，严重影响老年人、照护者及家

属的生活质量。为提高老年人的健康水平和生存质量，需对老年人进行综合评估后，照护者针对性地提供个体化的照护服务。常见的老年综合征有肌少症、尿失禁、口腔问题、视力障碍、听力障碍、孤独、多重用药、吞咽障碍等。

（一）肌少症

肌少症（sarcopenia）一词源于希腊语，“sarx”指肌肉（flesh），“-penia”指丢失（loss），1988 年由 Irwin 首次提出用于描述老年人的肌肉量的减少及其功能的衰减。老年人是肌少症的高发人群，60～70 岁人群肌少症的患病率在 5%～13%，80 岁以上人群的患病率在 11%～50%。目前，全世界肌少症病人约为 50 万，2050 年将达到或超过 200 万。肌少症常伴随躯体功能减退、衰弱及不同程度的失能，也可增加跌倒风险，并与死亡率增高有关。肌少症作为一种新的老年综合征，越来越受到人们的重视。

1. 健康评估

（1）健康史：肌少症的发生机制还不十分明确，可能与下列因素有关：

1）疾病因素：恶性肿瘤、炎症、糖尿病、认知功能损伤、心力衰竭、肾功能衰竭、骨质疏松症等。

2）年龄相关因素：肌少症发生与老年人体合成睾酮、雌激素、生长激素、胰岛素样生长因子 - I 减少有关。同时，由于老年人常存在食欲减退、消化及吸收功能下降，导致蛋白质及维生素 D 摄入减少，使体内合成蛋白质减少，继发出现骨骼肌量的衰减和功能下降。老年人活动减少、活动能力下降也是引发肌少症发生的重要因素。

（2）身体状况

1）肌力减退，活动能力下降。日常动作如行走、坐立等完成困难，甚至导致平衡障碍、易跌倒等。

2）肌肉数量减少，平衡能力下降。易发生跌倒、骨质疏松或骨折。

图片：AWGS 推荐的肌少症诊断流程

（3）评估方法：目前，肌少症的诊断标准未达成一致。1998 年，Baumgatner 等提出将通过双能 X 线吸收法（Dual-energy X-ray Absorptiometry，DXA）得到的四肢骨骼肌量，除以身高（m）的平方得到相对骨骼肌量指数，这是目前应用最多的反映骨骼肌量的指标。2014 年，亚洲肌少症工作组（Asian Working Group for Sarcopenia，AWGS）也推荐使用相对骨骼肌量指数作为肌量的指标，男性 <7.0kg/m^2，女性 <5.4kg/m^2（根据 DAX 测评的结果）或男性 <7.0kg/m^2，女性 <5.7kg/m^2（根据生物电阻抗法测评的结果）为异常；此外，还建议男性握力 <26kg，女性握力 <18kg 为异常；步速 <0.8m/s 为异常。

图片：EWGSOP 推荐的肌少症诊断流程

另外，欧洲肌少症工作组（European Working Group on Sarcopenia，EWGSOP）建议老年相关性肌少症的诊断程序是：①先测试步速，若 <0.8m/s，则要进一步测评肌量；步速 >0.8m/s 时，则要进一步测评肌力。②若肌力正常，则排除肌少症；若肌力低于正常，则要进一步测评肌量。③若肌量正常，则排除肌少症；若肌量低于正常，则为肌少症。AWGS 推荐的诊断程序也与之基本一致。

（4）心理社会状况：肌少症老年人因肌力下降致步速减慢，常表现出焦虑，害怕跌倒的发生。

2. 健康照护与促进

（1）饮食照护：增加膳食蛋白质摄入，协助老年人每日补充蛋白质 1～1.2g/kg。协助照护对象向专业营养师咨询，学习食物的构成、分量的控制、烹调方式及优选的食材的知识。照护者制订饮食计划要与老年人的种族和文化背景相适应。考虑到老年人病种普遍较多，在制订营养食谱时要充分考虑老年人已患疾病的需要，如高血压、糖尿病、冠心病、肾病等。此外，补充维生素 D 与骨骼健康有关，有益于预防和缓解肌少症。补充 VitB$_{12}$ 和叶酸能够纠正老年人的高同型半胱氨酸水平，从而增加肌力。

（2）运动照护：帮助老年人定期进行耐力和抗阻力肌力锻炼，根据老年人的病情制订个体化的运动计划，做到循序渐进，从低、中强度开始，并长期坚持。抗阻训练方案是依靠自身力量克服外界阻力的运动。对于肌少症者，四肢骨骼肌参与的抗阻力运动不仅可以增加肌肉合成，也可以延缓肌肉衰减的速度，同时对心肺功能的要求较低。阻力可来自物体、自身重力、专门器械，如举重物、俯卧撑、哑铃、弹力带等，是增加肌肉力量和耐力的主要手段。骑自行车、游泳、使用健身器械也有利于增强老年人的肌肉功能。照护者在运动前协助老年人做好准备工作，并在运动中做好安全防护。

单纯补充蛋白质可以提高肌肉功能，但不增加肌量，而蛋白质补充与抗阻力运动联合则可以同时

增加肌量。老年人在进行抗阻力训练 1h 后给予必需氨基酸，其蛋白质合成达到年轻人水平。因此，营养与运动联合照护更有利于肌少症的预防和管理。

（二）视力障碍

视力障碍是指视觉功能受到一定程度的损害，即丧失了部分视力，主要包括视觉敏锐度降低及视野受损。老年人视力障碍的主要症状有视力下降，视物模糊、眼前黑影飘动、视物变形、视野缩小、复视等。视力障碍可由眼球结构生理性老化导致，但各种眼科疾病是常见病因。导致老年人视力障碍最常见的眼部疾病有白内障、青光眼、老视、糖尿病视网膜病变等。

1. 健康评估

（1）健康史

1）视力改变：询问老年人近半年内是否出现视力改变或下降，头痛或眼部不适症状以及症状发作的程度、部位、时间与特点。

2）疾病：询问是否有全身性疾病如糖尿病、高血压等，眼部疾病如角膜炎、结膜炎、缺血性视神经病变等影响视力的因素。

（2）身体状况：老年人视力障碍常见的表现有眼干、视力下降、视物模糊、视物变形、视物遮挡、黑矇、闪光感等。导致老年人视力障碍最常见的眼部疾病有白内障、青光眼、老视和糖尿病视网膜病变等（表 6-3）。

（3）心理社会状况：视力障碍容易引起老年人恐惧、紧张等，当视力下降严重影响到老年人的自我照顾能力时，可导致老年人的自尊和价值感低下，出现悲观、抑郁等心理。老年人常表现为依赖行为增强、躲避社会活动、人际关系敏感等。

（4）评估方法

1）常规视力检查：采用国际统一的标准对数视力表检查视力。裂隙灯检查眼部前段，强光源检眼镜检查眼底，裸眼视力<1.0 为视力减退。

2）视力损害检查：应用 Dandona 视力损害定义标准，通过日常生活视力（Presenting Visual Acuity，PVA）判断是否发生视力损害。PVA≥6/12 伴视野无异常者为视力正常，PVA<6/12～6/18 为轻度视力损害，PVA<6/18～6/60 为中度视力损害，PVA<6/60 为重度视力损害。

3）视功能检查：采用印度 Aravind 眼科医院临床验证所使用的视功能（Visual Function-11，VF-11）问卷进行测定，该问卷主要包括主观视觉、周边视野、视觉适应、立体视觉 4 个指标。

表 6-3 常见的眼部疾病的区别

常见疾病	原因	概况
白内障	晶状体蛋白变性	最常见，老年人感知眼前有固定不动的黑点，呈渐进性、无痛性视力减退。以手术治疗为主
青光眼	眼内压高	视神经损害和视野缺损。以手术治疗为主，辅以降压药控制眼压
老视	年龄	晶状体退化，弹性下降，睫状肌功能减退，导致眼的调节功能减弱，近点后移。戴框架眼镜
糖尿病视网膜病变	糖尿病	视网膜缺血和增殖性变化而引起视网膜结构和功能的改变，是糖尿病引起失明的最主要并发症。控制血糖，手术治疗

2. 健康照护与促进

（1）日常生活照护：保持室内空气流通，减少空调使用。避免长时间用眼，调整坐姿，保持良好的视觉姿势。合理饮食，多吃豆制品、鱼、牛奶等富含蛋白质饮食，多吃含维生素 A、B、C、E 较多的食物。外出戴太阳镜，避免强光直射。

（2）围手术期照护：眼部手术后多卧床休息，避免重体力劳动和剧烈运动，避免弯腰提重物，勿用手揉眼睛，洗澡洗脸时，防止污水进入眼内，注意保暖，饮食合理。日常生活中避免促发因素，生活有规律，避免过度疲劳，学会控制情绪，保持心情舒畅。合理饮食避免辛辣刺激不宜用咖啡和农药浓茶。饮水建议少量多次，每次不超过 300ml，睡眠充足，枕头不宜过高，可采取仰卧位或侧卧位休息，避免俯卧位休息，避免在暗室内看电视、电影，服饰上衣领、腰带不要过紧。

(3) 用药照护：由白内障、青光眼、视网膜等眼部疾病引起的老年视力障碍往往需要使合眼药水局部治疗。照护者应充分了解常用眼药水的作用及副作用。在使用前应核对药物种类和有效期，并检查眼药水的有效性如有无混浊、沉淀等。滴眼药水时，将滴眼剂滴入到结膜囊内，避开角膜，使用完毕，应轻提上眼睑，嘱老年人闭眼休息。如同时使用两种以上的滴眼液时，应间隔五分钟。

(4) 安全照护：视力障碍老年人的安全问题包括跌倒、坠床、暗室环境碰撞等。老年人照护环境安全，如浴室、卧室及卫生间放置防滑地垫及安全扶手，夜间照明开关触手可及，生活所需日常用品定位放置。外出活动时，照护者在旁搀扶，以防跌倒，注意安全。

(5) 眼部自我保健操

1) 运目法：将双眼睁大，使眼球不停运动，先从右向左十次，再从左向右十次，然后停止放松，重复上述动作 3 次。

0613
视频：眼部自我保健操

2) 熨目法：每日晨起，先将双手互相摩擦使双手温热后，用一手掌熨帖双眼，重复 3 次以后，再用示指、中指轻轻按压眼球或按压眼球四周。

(6) 心理照护：指导老年人使用视力障碍辅助工具，强化其触觉、感知觉，使老年人在心理和行为方面逐渐适应生活上的不便。鼓励视力障碍老年人多参与文娱活动，使他们心情舒畅。

（三）听力障碍

老年性听力障碍是指主要由于内耳的退行性变引起的自然的听力损失。是老年人群中第三个常见的慢性病。一般来说，随着年龄的增长，听力都有不同程度的缓慢减退。65～75 岁的老年人中，发病率可高达 60% 左右。耳聋对老年人的生活质量、情感、社交能力均可产生不良影响。老年性耳聋者，由于家人及朋友言语沟通困难。相处可产生误会或不和谐，往往有可能导致耳聋老年人产生一定的心理障碍，如心情郁闷，沉默寡言，离群独处，多疑猜忌，烦躁易怒等，使这些老年人愈发感到孤独寂寞，还会降低老年人的独立生活能力。

1. 健康评估

(1) 健康史：老年性耳聋的听力损失是随着时间进展，受遗传因素与环境的综合影响导致的。主要的危险因素如下：

1) 衰老：老年人全身组织趋于退化，听神经及听觉相关组织细胞发生退行性改变。

2) 遗传因素：老年性耳聋的发病年龄，发展速度等方面很大程度上取决于遗传因素。遗传易感者对环境危险因素如噪声、耳毒性药物等敏感，使得同样的环境因素发生耳聋的年龄提前，听力下降程度加重等。

3) 疾病因素：高血压、高血脂等是影响耳聋性的重要致病因素之一。动脉硬化可引起神经组织变性和内耳血液循环障碍，导致听神经缺乏营养物质。高血脂时，血液处于高凝状态，血小板聚集增加，以及小的脂肪栓塞等均可造成内耳缺氧，使其缺乏营养而受损。

4) 噪声因素：强噪声刺激可引起内耳毛细胞损伤，产生的感音神经性耳聋。老年人需避免长时间暴露于喧哗的街道、机场等噪声大的场所。

5) 耳毒性药物：氨基糖苷类药物，抗肿瘤药物等可致使老年人听力损失、耳鸣和眩晕等，称为耳毒性药物。老年人肝肾功能减退，药物代谢功能下降，更易发生耳毒性作用。应尽量减少或避免使用此类药物。

(2) 身体状况：老年性耳聋起病隐袭，进展缓慢，并逐渐加重。一般双耳同时受累，亦可一侧较重。主要特征是不明原因的双耳对称性、缓慢进行性听力减退，在噪声环境中言语交流困难。老年人常表述为：对低声听不清，对高声又耐受不了，若讲话速度快或环境噪声较强，会感知到理解困难，常伴有高调耳鸣。

(3) 心理社会状况：老年性耳聋者，与家人及朋友言语沟通困难，相处时可产生误会或不和谐，使其产生郁闷、沉默寡言、独处、多疑猜忌等心理，而这些使老年人愈发感到孤独寂寞。

(4) 评估工具：临床听力学检查，如纯音听阈、言语测听、声导抗测试、耳声发射以及听觉诱发电位等。

2. 健康照护与促进

(1) 生活照护：老年人应吃富含维生素和蛋白质的食物，如蔬菜、水果、豆制品和鱼类（特别是青鱼）。限制脂肪和高糖的摄入，戒烟禁酒，禁食浓茶、咖啡和辛辣刺激的食物。保持居住环境安静，养成良好的睡眠习惯。避免长时间暴露于厂房、机场、鞭炮声等噪声大的环境。如环境不可避免时，尽量使用耳塞、耳罩等隔音设备。指导进行适度的体育锻炼，如气功、健身操等，做到长期坚持，但避免过度劳累。

（2）疾病照护：听力损失合并高血压和糖尿病者，要控制血压和血糖，尽量维持正常水平。积极预防和治疗心血管疾病，定期体检，检测血压，血脂和血糖等。

（3）药物照护：老年人避免使用耳毒性药物，如氨基糖苷类抗生素、髓袢利尿药、抗肿瘤药等。使用耳毒性药物者，应及时观测其听力水平，酌情调整药量。

（4）心理照护：指导家属与老年人正确沟通，提供安静的沟通环境，与听力受损老年人交谈时，做到吐字清楚，速度稍缓，不高声喊叫。可使用眼神或身体语言，如说话时倾身向前以表示对老年人的话题感兴趣，激发其交谈的欲望。交谈时可触摸老年人手掌表示热情和关爱。帮助老年人接受听力减退的现实，指导耳聋老年人用视觉、唇读法、手势等，与助听器互补，改善交流，加强社会交往。

（5）使用助听器的照护

1）适应证：中重度感音神经性耳聋，语言分辨率较高的老年人适合配戴助听器。

2）佩戴时间及调整：指导老年人熟悉助听器的使用，使其顺利度过适应期，一般为 3～5 个月。初始，每天佩戴 1～2h，上、下午分开；适应后逐渐延长佩戴时间，待完全适应后可整天配戴。

3）训练：开始时，嘱老年人在安静的环境中训练听自己的声音，逐渐过渡为听电视或收音机，适应后开始对话训练。对话训练时，开始应在安静环境下一对一地进行，适应后则可进入较多人的环境中进行练习，最后练习在嘈杂环境中与多人说话。

（6）指导老年人进行听力下降预防保健操。在操作前，如天气寒冷，指导老年人双手掌面相对搓热后进行。

视频：听力下降预防保健操

1）耳郭按摩法：双手拇指与示指相对，沿耳郭从耳根部一直捏至耳垂，反复进行 15～20 次，至耳郭微微发红、发热为止。

2）振耳法：双手掌面轻轻捂住外耳，使听到的声音越来越小，直至听不见任何声音，然后放开，再捂住，反复进行 15～20 次。

（四）孤独

孤独是指老年人不与周围的人、环境进行有意义的思想和情感交流，表现为喜好独处、不主动与人交谈等。主要与环境陌生、远离家人朋友、缺少亲人陪伴等有关。

1．健康评估

（1）健康史：询问、观察老年人有无孤独的行为表现，如经常独处、感觉无聊乏味、度日如年，不愿参与任何活动等。

（2）心理状况

1）认知：老年人自我感知无用，毫无价值，在人际交往过程中对微小问题过于敏感，对他人和自己的评价都较为消极，对他人的行为和意图常持怀疑或否定的态度。

2）情感：老年人常常表现出精神不佳，内心十分脆弱，情绪持续低落或容易激动。睹物思归，多愁善感的现象在他们身上经常出现，他们总感到自己是孤立的、无望的、不幸福的。

3）行为交往：老年人不主动与人交往，且在交往中也容易受到他人的影响和控制。他们对周围事物兴趣索然，很少参与社会活动，严重者连户外活动也不愿意进行。

4）思维：存在孤独心理的老年人对非语言信号的理解性变差，在内心的需求得不到满足时，会产生非理性信念，有些老年心理孤独者甚至会把消除孤独建立在给别人制造麻烦上，思维缺乏逻辑性。

2．健康照护与促进

（1）帮助老年人正确认知孤独，让老年人认识到，孤独在老年人中是普遍现象，自己并非特殊或是独立的个体。减轻老年人对孤独的恐惧，使他们正视孤独，增加适应和调节能力。

（2）为老年人的兴趣、交往提供一些机会，开展老年人活动，推动老年志愿活动工作及老年大学教育文化活动，鼓励老年人积极参与，使老年人的晚年生活丰富精彩。

笔记

(3) 帮助老年人学习有意义的新知识，协助其从手机、报纸、杂志、新闻广播、网络中吸取新知识，研究新问题，活跃新思维。

(4) 孤独心理严重者，如有的老年人因孤独认为生活无意义甚至表现出自杀行为，照护者应及时发现，并帮助老年人接受心理咨询及志愿者帮助，使他们走出孤独。

(5) 教导子女对老年人不仅要确保物质赡养，更需进行生活照料和精神赡养，和谐美满的家庭氛围对预防或降低老年人孤独感具有重要意义。如子女应接受并督促丧偶老年人再婚，降低其孤独感水平。

(五) 多重用药

多重用药一般是指持续或同时用药达到 5 种以上，如超过 10 种则称为超多重用药。老年人平均患有 6 种疾病，平均用药达 9.1 种，多者达 36 种。过多使用药物不仅增加经济负担，减少依从性，同时还增加药物相互作用。联合用药品种愈多，药物不良反应发生的可能性愈高。因此，照护者应指导老年人合理、安全用药，避免多重用药。

1. 健康评估

(1) 用药史：评估老年人的用药史，建立完整的用药记录，包括既往和现在的用药记录、药物的过敏史、引起不良反应的药物，以及老年人对药物的了解情况。

(2) 各系统老化程度：评估老年各脏器的功能情况，如肝、肾功能的生化指标。以对药物使用的合理性进行监督。

(3) 服药能力评估：评估老年人的智力状态包括阅读能力、理解能力、记忆力等；日常生活能力包括视力、听力、吞咽能力、获取药物的能力等。通过对老年人服药能力的评估，便于及时辅助老年人用药和观察用药后病情变化。

(4) 心理、社会状况：了解老年人的文化程度、饮食习惯、家庭经济状况，对当前治疗方案和护理计划的了解、认识程度和满意度，家庭的支持情况，对药物有无依赖、期望、恐惧等心理，以有针对性地实施心理护理和社会支持。

2. 健康照护与促进

(1) 照护者应熟悉并指导老年人掌握用药五大原则，主要包括：

1) 受益原则：是指给老年人用药时应权衡利弊，当用药的受益 / 风险比值>1 时，认为用药对病人有益则可用。反之，如果受益 / 风险比值<1 者，则不用药，同时选择疗效确切而毒副作用小的药物。

2) 五种药物原则：是指老年人同时用药不能超过 5 种，这主要是考虑到用药数目与药物不良反应发生率的关系。据统计 5 种以下药物的药物不良反应发生率为 4%，而 6～10 种为 10%，用药品种应少，尽量控制在 5 种以下。

3) 小剂量原则：老年人用药要遵循从小剂量开始逐渐达到适宜于个体的最佳剂量。中国药典规定老年人用药量为成人量的 3/4；临床上，一般开始用成人量的 1/4～1/3，然后根据临床反应调整剂量，直至出现满意疗效而无不良反应则为最佳剂量。

4) 择时原则：是指应用时辰药理学的相关理论，选择最佳时间服药，以提高疗效和减少不良反应。主要根据疾病的发作、药代动力学和药效学的昼夜节律变化来确定最佳用药时间。

5) 暂停用药原则：老年人在用药期间，应密切观察，一旦出现新的症状，应考虑为药物的不良反应或是病情进展。前者应停药，后者则应加药。对于服药的老年人出现新的症状，停药受益可能多于加药受益。

(2) 密切关注老年人用药情况：照护者对老年人用药进行提醒、监督，关注是否有药物漏服、错服、忘服的情况，同时加强老年人用药知识，提高用药依从性。

(3) 了解老年人生活习惯对药物疗效的影响：如会影响药物疗效，服药期间应改为适宜的饮食及生活方式。例如磺胺类药物、阿司匹林、维生素 B_2 等不宜与果汁、维生素 C 或其他抗氧化剂药物合用；使用一些抗生素，包括头孢哌酮、头孢曲松等不能饮酒，否则会出现胸闷气短、面部潮红、头痛、恶心等症状。

(4) 鼓励老年人首选非药物性措施：指导老年人如果能以其他方式缓解症状的，暂时不要用药，

如失眠、便秘和疼痛等，应先采用非药物性的措施解决问题，将药物中毒的危险性降至最低。

(5) 密切关注老年人用药后的异常情况，照护者应详细记录：服药后是否有感觉肠胃不适、头晕、口干、心跳加速、冒冷汗、失眠、便秘、排尿困难等不适症状的出现，有不适症状及时就医，防止严重不良反应出现或药物相互作用的结果。

（六）吞咽障碍

吞咽障碍是指由于口腔、咽、食管括约肌或食管功能受损，不能安全有效将食物从口腔送至胃内的进食困难。包括由中枢神经系统或周围神经系统损伤、肌病等引起的功能性吞咽障碍或口、咽、喉、食管等的解剖结构异常引起的器质性吞咽障碍。老年人伴随年龄增长，吞咽能力逐步下降，使老年人经口进食存在一定的风险，如发生误吸，严重时发生窒息，导致死亡。照护者应指导老年人进行有效的吞咽康复训练，以保证其营养的摄取。

1. 健康评估

(1) 健康史：引起老年人发生吞咽障碍的常见原因如下：

1) 老化：老年人的喉腔黏膜萎缩、变薄，神经末梢感受器的反射功能渐渐迟钝，咽及食管的蠕动能力减弱，并且参与吞咽的肌群和神经协调性变差，运动和感觉功能下降、牙齿的缺失等均可引起吞咽障碍。

2) 疾病因素：脑血管病、老年期痴呆、帕金森病、食管肿物等均可导致吞咽功能障碍。

3) 药物因素：长期服用氨茶碱、精神类、抑酸类、镇静催眠类药物等。

4) 进食因素：进食时如持续仰卧或平卧，床头抬高角度过低等体位不佳；吃饭过急，一口量过大，选择的食物太滑、太稀、太硬等均可导致。

5) 其他因素：吞咽障碍与老年人自理能力低有关，自理能力高的老年人，其吞咽障碍发生风险降低。精神心理因素如抑郁症、癔病、神经性厌食症；牙列不齐或缺齿、口腔溃疡、口腔干燥；气管插管或切开等。

(2) 身体状况：老年吞咽障碍者常表现为流涎，低头时明显，饮水呛咳，食物咽下困难，咽部有异物感，自主咳嗽能力减弱，老年人咀嚼时间延长，进食费力，进食量减少，食物从口中洒落，食物在口中残留，进食后呕吐，甚至有口、鼻反流等。

(3) 心理社会状况：吞咽障碍老年人多同时伴有不同程度的肢体瘫痪、失语或语言不清等，易出现烦躁、易怒和抑郁情绪，有的甚至拒绝进食。

(4) 评估工具

1) 才藤吞咽障碍七级评价法：由日本学者才藤结合康复锻炼方法制定的，将症状与康复治疗的手段结合，对临床指导价值较大（表 6-4）。

表 6-4　才藤吞咽障碍 7 级评价法

分级	要点及说明
7 级正常范围	摄食咽下没有困难，没有康复训练的必要，摄食时有必要改变事物形态，口腔残留少，不误咽
6 级轻度问题	吞咽时，口腔有中度或重度障碍，改变咀嚼形态，吃饭时间延长，口腔内残留食物增多，摄食吞咽时他人提示则没有误咽，这种程度是吞咽训练的适应证
5 级口腔问题	用一般方法摄食吞咽有误咽，但经过调整姿势或进食一口量后可充分防止误咽，此时需要积极进行吞咽训练
4 级机会误咽	有水的误咽，使用误咽防止法也不能控制，改变食物形态有一定的效果，只吃饭只能咽下食物，但摄取的能量不充分，可以尝试进行吞咽训练
3 级水的误咽	有水的误咽，使用误咽防止法也不能控制，改变食物形态有一定的效果，只吃饭只能咽下食物，但摄取的能量不充分，可以尝试进行吞咽训练
2 级食物误咽	有误咽，改变食物形态没有效果，水和营养基本上有静脉和鼻饲供给，这种情况随时可行间接训练，直接训练要在专门设施进行
1 级唾液误咽	唾液产生误咽，有必要进行持续静脉营养，不宜行直接训练

2）洼田饮水试验：由日本人洼田俊夫于1982年设计，通过让病人坐位，饮用30ml温开水后观察其吞咽所需的时间和呛咳情况来筛查病人有无吞咽障碍，并可反映其严重程度，安全快捷（表6-5）。

表6-5 洼田饮水试验

分级	方法
1级为吞咽功能正常	5s内30ml温水一饮而尽，无呛咳
2级为可疑吞咽异常	5s以上完成吞咽，一次或分多次饮尽无呛咳
3级为轻度吞咽功能障碍	5s内30ml温水一饮而尽，有呛咳
4级为中度吞咽功能障碍	5～10s内分2次以上饮完，有呛咳
5级为重度吞咽功能障碍	呛咳多次发生，10s内不能饮完

2. 健康照护与促进　照护者通过改变进餐环境、食物选择、进餐姿势等方式，尽量让吞咽障碍老年人进餐时吞咽的障碍程度有所缓解，改善或消除误吸症状，以满足其肠内营养的需要。

（1）经口进食老年人的照护

1）餐前准备：提供安静、舒适的就餐环境。协助洗手，有义齿者将义齿洗净后佩戴好；对于刚睡醒的病人，给予适当的刺激，使其在良好的觉醒状态下进餐。洼田饮水试验3级以上者慎重选择食物：给予有适当的黏性、容易搓成团快且不易松散的食物，以半流质为宜，如鸡蛋羹、烂面、水果泥等，不宜食用的食物包括易干噎、易松散、不易咀嚼、黏性高、有骨刺、汤汁较多、块头较大、辛辣刺激的食物等。制作食物时，应顾及食物的色、香、味，荤素菜分类搅拌、分别盛放，尽可能保持食物的原有口味。选择光滑无尖角的安全餐具，避免使用刀、叉等，饮水禁用吸管，勺子宜选用边缘钝厚长柄型。

2）餐时照护：进餐前先予30～50ml冰水饮用，然后进食。控制食物温度为37～42℃，把握好摄入食物一口量，吞咽障碍的老年病人宜从5～10ml开始，酌情递增；选择恰当的进食体位，原则上是能坐起来就不要躺着，能在餐桌边就不要在床上进食；嘱老年人进餐时注意力集中，细嚼慢咽，前一口完全吞咽后再吃下一口；对于偏瘫老年人，照顾人员可位于其健侧喂食，食物不易从口中漏出，减少反流和误咽。

3）餐后处理：协助用温开水漱口，整理物品。

（2）注意事项

1）尽量为老年人创造安静的进餐环境，进餐时避免做其他分散其注意力的事情。

2）尊重老年人意愿，选择其喜欢的餐具和食物。

3）进餐过程中如发现老年人意识模糊、倦怠或不配合时缓慢进餐。

4）痰多老年人应先清理呼吸道再进食，禁用吸管饮水以免发生误吸。

5）餐后协助病人清洁口腔，必要时进行口腔护理，保持舒适坐位或半坐卧位安静休息30～60min。

（3）指导老年人进行吞咽障碍康复训练。操作方法见本章节相关部分。

（邹立琴）

思考与练习

1. 李某，男性，76岁，丧偶，退休工人，3个月前突发脑卒中后，现病情逐渐稳定，可下地行走，言语吐字不清，可以自行进食，但进食时会出现呛咳。

请问：

（1）李某可能存在哪些健康问题？

（2）我们应该为李某提供哪些照护措施？

2. 张某，男，72岁，既往从未有过脑卒中发作。近2年来逐渐出现记忆力减退，起初表现为新近发生的事容易遗忘，如经常遗落物品，经常找不到刚用过的东西，看书读报后不能回忆其中

的内容等，症状持续加重，近半年来表现为出门不知归家，忘记自己亲属的名字，把自己的媳妇当作女儿。言语功能障碍明显。言语功能障碍明显，讲话无序，不能叫出家中某些常用物品的名字。个人生活不能自理，有情绪不稳和吵闹行为。体格检查未发现神经系统定位征，CT 检查提示轻度脑萎缩。

请问：

（1）张某最可能的诊断是什么？有何依据？

（2）应如何对此病人进行生活照护？

思路解析

扫一扫，测一测

笔记

第七章　老年人常见疾病的健康照护与促进

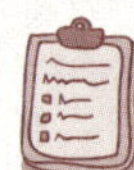

1. 掌握老年人常见疾病（老年慢性阻塞性肺疾病、老年性高血压、老年冠状动脉粥样硬化性心脏病、老年性糖尿病、老年性脑血管疾病、老年性帕金森综合征、老年性恶性肿瘤）的健康照护与促进措施。

2. 熟悉老年人常见疾病（老年慢性阻塞性肺疾病、老年性高血压、老年冠状动脉粥样硬化性心脏病、老年性糖尿病、老年性脑血管疾病、老年性帕金森综合征、老年性恶性肿瘤）的危险因素与身体状况。

3. 熟悉老年人常见疾病特点。

4. 了解老年人生理功能变化。

老年疾病是指由于衰老引起的一系列与增龄相关的疾病，这类疾病带有老年人的特征，是人体在老化过程中，由于老年人的机体功能衰退和障碍而发生的疾病，包括衰老相关问题，长期疾病引起的问题，神经退变引起的心理健康相关问题。老年疾病的产生存在个体间的高度异质性，与遗传、生活方式及环境因素密切相关。

第一节　概　　述

在生命的过程中，每个人都经历着从出生、发育、成熟、衰老直至死亡的必然进程。随着年龄的增长，人体各系统、器官、组织和细胞逐渐发生形态、功能和代谢等一系列退行性变化，严重影响了老年人的心身健康。了解老年人生理变化特点，对有效维护和促进老年人的心身健康具有重要的意义。

一、老年人生理功能变化

（一）感觉器官的生理老化

随着年龄增长，老年人皮脂腺和汗腺分泌减少，皮下脂肪、弹力纤维及胶原纤维减少，长期卧床易发生压疮；皮肤黑色素代偿性增生，暴露部位出现色素斑，即老年斑。眼周围皮肤脂肪变薄、弹性降低及腺体分泌减少，出现眼球内陷及眼干燥症；角膜干燥，边缘部位毛细血管硬化与闭塞，出现环形混浊带，称为老年环；晶状体调节功能和聚焦功能减退，晶状体混浊，出现远视和老年白内障；玻璃体液化出现“飞蚊症”。耳郭软骨和软骨膜弹性纤维减少，中耳听骨链钙化，内耳、耳蜗及听觉中枢

的退行性变，导致老年性耳聋；前庭系统功能衰退，易发生老年性眩晕及平衡障碍等。老年人味觉和嗅觉功能减退，可引起食欲下降。本体觉功能减退，可使老年人对躯体部位的认知能力、立体判断能力、位置觉的分辨能力下降，易造成摔伤。

（二）呼吸系统

老年人由于鼻黏膜变薄，嗅觉功能减退，腺体萎缩、分泌减少，使鼻窦炎及呼吸道感染的发病率增高；咽黏膜、淋巴组织及腭扁桃体萎缩；神经反射减弱，容易发生呼吸道感染；喉黏膜变薄，甲状软骨钙化，防御反射迟钝，致使老年人易患吸入性肺炎。气管和支气管软骨钙化、黏膜和黏液腺退行性变，易患支气管炎；细支气管黏膜萎缩，造成肺残气量增加，从而导致肺部感染和呼吸困难。肺组织萎缩，呼吸性细支气管和肺泡管扩张，肺泡毛细血管血流量减少，气体交换面积减少，残气量增多，导致肺气肿；肺动脉壁增厚，使肺动脉压力增高，容易发生右心功能衰竭。

（三）消化系统

老年人口腔唾液腺萎缩，唾液分泌减少，可导致口干和说话不畅，影响食物的吞咽。牙齿由于血管硬化，致牙周组织逐渐萎缩，牙根暴露，易发生龋齿。老年人食管黏膜及平滑肌逐渐萎缩，弹力纤维增加，易导致吞咽困难；食管下段扩张，非蠕动性收缩增强，易造成反流性食管炎，从而导致食管癌的发病率增高。老年人胃黏膜血流减少，黏液分泌减少，易诱发消化性溃疡；胃液分泌减少，影响营养物质的吸收，导致老年人出现营养不良、贫血等；胃蠕动减慢，代谢产物、毒素不能及时排出，容易发生慢性胃炎、便秘、胃溃疡、胃癌等。老年人由于肝功能减退，可出现白蛋白降低、球蛋白增高，引起高脂血症。老年人的胆囊排空功能降低，易发生胆囊炎、胆石症。老年人胰腺外分泌减少，严重影响淀粉、蛋白、脂肪等物质的消化吸收，易发生脂肪泻。老年人小肠和大肠血管硬化，肠液分泌减少，蠕动减弱，易发生营养不良和便秘。

（四）循环系统

随年龄增长，老年人心肌细胞纤维化，可出现心脏兴奋性降低、心脏传导功能下降、瓣膜狭窄与关闭不全、泵血功能降低等一系列心功能减退的表现，引起心脏瓣膜病、心力衰竭、心律失常等。老年人动脉内膜增厚，中层胶原纤维增加，造成大动脉扩张而屈曲；小动脉粥样硬化管腔变窄、扩张性受限、阻力增加，造成收缩压升高；血压增高造成组织器官的灌注量减少，致使老年人易患冠心病、脑血管意外等；老年人自主神经系统调节功能减退，易发生直立性低血压；末梢血管阻力增加，造成静脉回流受阻，导致静脉曲张。

（五）泌尿系统

老年人肾血流量减少，导致肾小球滤过率、内生肌酐和尿酸的清除率、肾脏的浓缩与稀释功能均下降，造成水钠潴留、代谢产物蓄积，易发生痛风、肾性高血压、肾功能减退等；肾脏分泌功能下降，影响红细胞的生成与钙磷代谢，致使老年人发生贫血和骨质疏松症。老年人输尿管收缩与松弛能力降低，推动尿液到膀胱的速度变慢，易致尿液反流而引起逆行感染，导致膀胱炎和肾盂肾炎的发生率增高。老年人膀胱缩小，容量减少，残余尿增多；同时，控制随意排尿能力下降，易造成尿液外溢、夜尿增多、感染、结石甚至诱发膀胱癌等。老年男性前列腺增生，前列腺液分泌减少，排尿不畅，引起尿潴留；老年女性因尿道粗短，腺体分泌减少，盆底肌肉松弛，常引起压力性尿失禁和尿路感染。

（六）内分泌系统

下丘脑是体内自主神经中枢。下丘脑功能衰退，使各种促释放激素和促抑制激素分泌减少或作用减低，接受下丘脑调节的垂体及下属靶腺的功能下降，引起中枢调控失常，由此导致老年人各方面功能的衰退，称老年人下丘脑为“老化钟”。垂体是体内重要的神经内分泌组织，是传递内外信息的中枢，由于垂体结缔组织增多，血液供应减少，引起垂体功能下降，使老年人的代谢、应激功能减退，衰老加速，垂体腺瘤的发生率增高，其中抗利尿激素减少，可导致多尿等现象。甲状腺和甲状旁腺功能减退，可引起老年人基础代谢率下降、整体性迟缓、怕冷、皮肤干燥、便秘、精神障碍、骨质疏松等表现。老年人肾上腺功能减退，醛固酮分泌减少，导致水和电解质平衡紊乱。老年人胰岛萎缩，血液供应量减少，分泌胰岛素减少，增加 2 型糖尿病的发病风险。胰高血糖素的基础分泌量、对刺激的反应性及血浆浓度不随年龄发生显著变化。

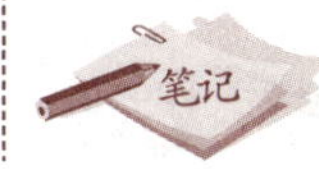

（七）运动系统

老年人骨骼由于生理性退化，骨吸收增加、形成减少，骨骼中的有机物质减少，造成骨密度减低，脆性增加，导致骨质疏松、骨软化、骨折、脊柱弯曲、变短、身高变矮等。老年人关节生理性退化以膝关节、腰关节和脊柱最明显；关节软骨、关节囊、椎间盘、腱膜及韧带等结构，因纤维化与钙化而僵硬；关节软骨受损形成“关节鼠”，导致老年人出现关节疼痛、背痛、颈椎病、腰椎病等。老年人的肌细胞水分减少，肌纤维变细，弹性下降，肌肉总量减少，肌韧带萎缩，肌力减弱，容易出现疲劳、腰酸腿痛等。

（八）神经系统

1. 老年人脑体积逐渐缩小，重量减轻，脑神经递质能力下降，易发生帕金森、脑萎缩等疾病；神经元变性、减少，引起老年人对外界反应迟钝，动作协调性差，注意力不集中，容易跌倒；自主神经变性及功能紊乱，导致血液循环、气体交换、物质吸收与排泄、生长发育和繁殖等功能失调。老年人脊髓生理性退化，导致神经反射减弱或消失，如腹壁反射、踝反射、膝跳反射、肱二头肌反射等。

2. 周围神经随着年龄增长，血管粥样硬化及狭窄，造成周围神经营养障碍，由此引起周围神经病变，如糖尿病性、癌性、尿毒症性、酒精性、维生素缺乏性及中毒性疾病等周围神经病变。

3. 脑血管老年人脑动脉血管粥样硬化和血-脑屏障退化，导致脑血液循环阻力增大，易导致脑血管破裂、脑梗死、神经系统感染等；脑血流量减少，供血不足，引起老年人记忆力减退、思维判断能力降低、反应迟钝等表现。

二、老年人常见疾病特点

老年人由于各器官组织生理功能减退，免疫功能下降，对疾病的易感性增加，对疾病的反应性出现不同程度的降低，即使是患同一种疾病，老年人与青年人的临床表现也不尽相同。掌握老年人常见疾病的特点，对疾病的早期预防、早期发现、早期诊断和早期治疗有重要的意义。

1. 多种疾病并存　人体有消化、呼吸、循环、泌尿、运动、生殖、内分泌和神经系统。这些系统在神经和内分泌系统调节下，互相联系、互相制约，共同完成整个机体的生命活动。老年人由于各系统功能衰退，在患病或应激状态下，抗病能力和代偿功能均有不同程度的降低，因此，易导致多脏器受损，尤其是心、脑、肾、肺等器官最易受累。

2. 症状不典型　老年人由于中枢神经系统和免疫系统的退化，感觉、体温、呼吸、咳嗽、呕吐等神经中枢的反应性降低，使一些老年疾病的临床症状不典型，主诉缺乏特异性。如患严重感染时体温不升或升高不明显；呼吸道受刺激时咳嗽反射减弱，加重肺部感染等。因此，容易延误诊断而错失最佳的治疗时机。

3. 病程长、康复慢　老年人由于多系统功能退化，代偿能力减退，受损组织器官功能的修复需要很长时间，导致病程迁延，康复缓慢。

4. 并发症多　老年人患病后常可发生多种并发症，如水、电解质和酸碱平衡紊乱、多脏器功能衰竭、感染、血栓和栓塞等。长期卧床的老年病人可发生下肢静脉血栓、肌肉失用性萎缩、骨质疏松症等，甚至出现压疮、坠积性肺炎、直立性低血压等。

5. 易发生意识障碍　老年人由于脑细胞数量减少、神经纤维变性及脑血管硬化等因素，使老年人在发生感染、发热、脱水、心律失常等疾病时，容易出现嗜睡、谵妄、神志不清甚至昏迷等症状。在分析老年人意识障碍时，必须排除医源性因素如服用安眠药、抗抑郁药物等，要正确鉴别，明确诊断，以免延误治疗。

6. 药物不良反应多　老年人因各系统生理功能退化，水溶性药物分布容积减少，脂溶性药物分布容积增多；与蛋白结合减少，游离部分增多；同时，老年人肝、肾功能减退，导致药物在体内的代谢与排泄减少，药物的半衰期延长，长期使用易引起蓄积中毒，造成药物不良反应增加。

7. 预后不良　老年人兼有多系统慢性疾病、脏器功能减退、免疫功能低下等状况，病情复杂、合并症多。在急性病或慢性病急性发作时，病情发展迅速，往往在短时间内出现多脏器功能衰竭，具有治愈率低和死亡率高的特点。

（何　敏）

第二节　老年人常见慢性病的健康照护与促进

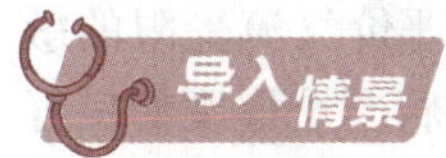

情景描述：

李某，男，80 岁。因出现活动后气短、咳嗽、咳痰 15 年，加重 1d 入院。查体：体温 36.7℃，脉搏 78 次 /min，呼吸 28 次 /min，血压 160/90mmHg。入院诊断为慢性阻塞性肺疾病。

请问：

1. 李某出现了什么情况？

2. 应如何对其进行照护？

一、老年性慢性阻塞性肺疾病

慢性阻塞性肺疾病（chronic obstructive pulmonary disease，COPD）是一种持续存在的不完全可逆的气流受限，并呈进行性发展的慢性肺部疾病。它与慢性支气管炎和肺气肿密切相关。COPD 主要累及肺部，并因呼吸功能不全而导致肺动脉高压，最终发展为慢性肺源性心脏病。

据 WHO 统计，COPD 居全球死亡原因的第四位，在我国居死亡原因的第三位，居农村死亡原因的首位。患病率调查显示，40 岁以上成年人中，近 1/4 有气道受阻症状；且随着年龄的增长，COPD 的患病率呈显著增高趋势，严重影响老年病人的劳动能力和生活质量，从而造成巨大的社会经济负担，已成为严重的公共卫生问题。

（一）健康评估

1. 健康史

(1) 危险因素：①内在因素：包括老年人支气管和肺组织功能减退、自主神经功能失调、肾上腺皮质功能减退、性腺功能减退、免疫球蛋白减少、单核巨噬细胞功能低下等。②外在因素：包括吸烟、感染、空气污染等，其中，吸烟是目前导致 COPD 最常见的危险因素，呼吸道感染是诱发和加重 COPD 的重要因素。③其他：年龄和性别，随年龄增长 COPD 的患病率和死亡率不断上升，且男性患病风险显著高于女性。

(2) 生活习惯：询问老年人有无长期吸烟史，有无慢性咳嗽、咳痰病史，发病是否与寒冷季节或气候变化有关；了解病人以往的职业性质和工作环境中有无接触职业粉尘和化学物质的情况。

2. 身体状况　①慢性咳嗽、咳痰逐渐加重。②老年人随着气道阻力的增加，呼吸困难更加突出，轻度活动即有胸闷和气促。③因老年人气道屏障功能和免疫功能减退，在急性感染时常表现为体温不升、皮肤黏膜发绀、食欲减退、尿少、精神萎靡等。④常并发肺源性心脏病、肺性脑病、呼吸性酸中毒、休克、电解质紊乱等。⑤体格检查精神萎靡，两肺呼吸音减弱，呼气时间延长，部分病人可闻及干性啰音和（或）湿性啰音。

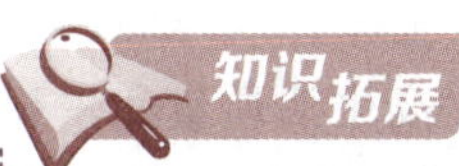

吸烟与慢性阻塞性肺疾病

吸烟是目前公认的 COPD 最重要的危险因素。吸烟者慢性支气管炎的患病率比不吸烟者高 2～8 倍，烟龄越长，吸烟量越大，COPD 患病率越高。对于已经患有 COPD 者，吸烟病人的死亡率明显高于不吸烟的病人。被动吸烟也可能导致呼吸道症状以及 COPD 的发生。但是，并不是所有吸烟者都会发生 COPD，提示个体易患性在 COPD 发病中具有十分重要的作用。

来源：林海英，朱启华. 内科护理学. 北京：人民卫生出版社，2015.

3. 心理社会状况　老年 COPD 病人因病程长、病情反复发作、疗效不显著并逐渐加重，加之部分家属对病人关心和支持不够，家庭经济负担较重以及医疗费用保障不足等因素，病人容易产生焦虑、

悲观及抑郁情绪。

4. 功能评估

(1) 肺功能评估

1) 第一秒用力呼气容积(FEV_1)占用力肺活量(FVC)百分比(FEV_1/FVC)是评价气流受限的敏感指标。第一秒用力呼气容积占预计值的百分比($FEV_1\%$)是评估慢性阻塞性肺疾病严重程度的良好指标。吸入支气管扩张剂后 $FEV_1<80\%$ 预计值,且 $FEV_1/FVC<70\%$ 时,可确定为不完全可逆的气流受限。肺总量(TLC)、功能残气量(FRC)和残气量(RV)增高,肺活量(VC)减低,表明肺过度充气。

2) 肺功能分级(表 7-1)。

表 7-1 COPD 临床严重程度的肺功能分级

级别	分级标准
Ⅰ级(轻度)	$FEV_1/FVC<70\%$,$FEV_1\geq80\%$ 预计值,有或无慢性咳嗽、咳痰症状
Ⅱ级(中度)	$FEV_1/FVC<70\%$,$50\%\leq FEV_1<80\%$ 预计值,有或无慢性咳嗽、咳痰症状
Ⅲ级(重度)	$FEV_1/FVC<70\%$,$30\%\leq FEV_1<50\%$ 预计值,有或无慢性咳嗽、咳痰、呼吸困难症状
Ⅳ级(极重度)	$FEV_1/FVC<70\%$,$FEV_1<30\%$ 预计值,伴有慢性呼吸衰竭

(2) 运动功能可通过运动负荷试验、定量行走试验、耐力运动试验及呼吸肌力量等指标评定病人的运动能力。

(3) 日常生活能力

0 级:病人虽存在肺气肿,但活动时无气短,对日常生活无影响。

1 级:一般劳动时出现气短。

2 级:平地行走无气短,速度较快或登楼、上坡时出现气短(同龄健康人无气短)。

3 级:慢走不足百步即有气短。

4 级:讲话、穿衣等轻微动作时即有气短。

5 级:安静时出现气短,无法平卧。

(二) 健康照护

健康照护的目的是改善老年病人呼吸功能;提高其生活自理能力;缓解或阻止肺功能进一步下降;减少急性发作和并发症的发生。COPD 的治疗在急性期为控制感染、改善症状;稳定期则以改善肺功能和预防感染为主。

1. 一般照护

(1) 休息与活动:环境安静,温、湿度适宜;避免光线刺激,居室要经常通风换气。中度以上老年 COPD 病人急性加重期应以卧床休息为主,协助其采取舒适体位,呼吸困难严重者,取半坐卧位或端坐位。稳定期老年病人活动量以不引起疲劳、不加重症状为宜。

(2) 饮食:给予高热量、高蛋白、高维生素、清淡易消化饮食;忌食辛辣刺激、腌制食物,少食产气食物如:汽水、啤酒、豆类、马铃薯和萝卜等。腹胀者应进软食,少食多餐,细嚼慢咽;对食欲不佳者可遵医嘱服用助消化的药物。

2. 呼吸功能锻炼

(1) 长期家庭氧疗:对老年 COPD 并发呼吸衰竭的病人,长期家庭氧疗可提高生活质量和生存率。一般采用鼻导管吸氧,氧流量 1～2L/min,吸氧时间 10～15h/d;避免吸入高浓度的氧气,以防呼吸中枢受到抑制,导致二氧化碳潴留。氧疗有效的指征为老年病人呼吸困难减轻、呼吸频率减慢、发绀减轻、心率减慢、活动耐力增加。

(2) 呼吸训练:指导老年病人掌握缩唇呼吸和腹式呼吸,加强膈肌呼吸运动,降低呼吸频率,协调呼吸运动,提高肺通气量,改善呼吸功能。

(3) 保持呼吸道通畅:对于痰多黏稠、咳嗽无力的病人,可酌情采用气道湿化、指导有效咳嗽、胸部叩击等方法,促进呼吸道分泌物排出。

3. 用药照护 遵医嘱给予解痉、镇咳、祛痰及抗感染药物。用药时应注意:①支气管扩张剂:首选 β 受体激动药,大剂量可引起心动过速、心律失常、肌肉震颤等。②糖皮质激素:对于重症老年

COPD 病人，遵医嘱吸入糖皮质激素与长效 β 受体激动药的联合制剂，可增加老年病人的运动耐量，减少急性发作频率，提高生活质量；但长期使用可引起老年高血压、白内障、糖尿病、骨质疏松等，故应慎用。③镇静、麻醉剂：重症呼吸衰竭老年病人应避免使用，以免抑制呼吸中枢。④呼吸兴奋剂：用量过大可引起恶心、呕吐、烦躁、面部潮红、皮肤瘙痒及肌肉震颤等不良反应。⑤祛痰药：盐酸氨溴索为润滑性祛痰药，不良反应轻。

4. 并发症照护

(1) 慢性呼吸衰竭：老年 COPD 病人，晚期常伴发慢性呼吸衰竭，以Ⅱ型呼吸衰竭多见。

1) 合理用氧：对Ⅱ型呼吸衰竭病人应给予低浓度 25%～29%、低流量 1～2L/min 鼻导管持续吸氧，以免缺氧纠正过快引起呼吸中枢抑制；若配合使用呼吸机和呼吸中枢兴奋剂时可稍提高给氧浓度。给氧过程中若老年病人呼吸困难缓解、心率减慢、发绀减轻，表示氧疗有效；若出现呼吸过缓或意识障碍加深，应警惕二氧化碳潴留。

2) 用药照护：①遵医嘱使用有效抗生素，控制呼吸道感染；②遵医嘱使用呼吸兴奋剂；③烦躁不安、失眠老年病人，慎用镇静剂，以防引起呼吸抑制。

3) 病情观察：密切观察老年病人有无生命体征及神志改变。皮肤潮红、多汗和浅静脉充盈，提示二氧化碳潴留；皮肤苍白、四肢末梢湿冷，可能是低血压，需及时通知医生处理；体温升高常是感染的表现；尿量代表心功能状态。

(2) 慢性肺源性心脏病：由于 COPD 引起缺氧及肺血管床减少，导致肺动脉痉挛、血管重塑，引起肺动脉高压、右心室肥大扩大，最终导致右心衰竭。照护：①持续低流量吸氧。②老年病人取半坐卧位，可减轻心脏负荷和减少肺灌注量。③根据病情限制输液量，控制输液速度，一般老年肺心病病人滴速为 30～40 滴 /min，严重心衰者滴速控制在 20 滴 /min 以下，以免加重心脏负担。④排钾利尿药可引起低钾、低氯性碱中毒而加重缺氧，使用时注意补钾。⑤老年 COPD 病人由于慢性缺氧，对洋地黄耐受性差，易发生中毒。其他照护措施同慢性呼吸衰竭。

(3) 自发性气胸：若老年 COPD 病人呼吸困难突然加重，并伴有明显的发绀、胸痛，患侧肺部叩诊为鼓音，听诊呼吸音减弱或消失，多提示自发性气胸。照护措施：①应立即安置老年病人卧床休息，血压平稳者取半坐卧位；②遵医嘱吸氧，维持其动脉血氧饱和度 90% 以上；③尽量避免咳嗽，必要时给止咳剂；④减少活动，保持排便通畅，避免用力屏气，必要时采取通便措施；⑤胸痛剧烈老年病人，可给予相应的镇痛药；⑥胸腔闭式引流时，按胸腔引流护理常规护理。

5. 心理照护　照护者应多与老年病人沟通，针对其心理问题，做好疏导和解释工作，以减轻老年病人紧张、恐惧心理；帮助其了解疾病的诱发因素，提高应对能力，树立战胜疾病的信心。

（三）健康促进的方法与措施

1. 早期识别　通过 COPD 的健康教育，提高老年人对 COPD 发病的危险因素及诱发因素的认识，教会老年人及家属学会避免 COPD 发作和加重的方法，学会识别 COPD 急性并发症如肺源性心脏病、肺性脑病、呼吸衰竭等并发症的先兆表现，一旦出现，应立即就医。

2. 举办社区大讲堂　社区内举办专业讲座，详细讲述老年人 COPD 的发病原因及预后，告知其适度锻炼、戒烟、长期家庭氧疗、预防呼吸道感染的重要性。

3. 提供康复指导　告知老年病人康复治疗的目的是减轻症状，缓解和阻止呼吸功能下降，改善其活动能力，提高其生活质量。宣传 COPD 进行长期防治的必要性、可行性，争取其配合和支持。

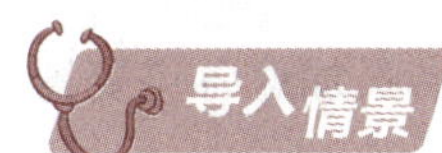

情景描述：

王某，男，62 岁。间断性头晕、头痛 2 年，加重 3d，遂入院检查。查体：体温 37.1℃，脉搏 67 次 /min，呼吸 18 次 /min，血压 160/90mmHg。

请问：

1. 王某出现了什么情况？

2. 应如何对其进行照护？

二、老年性高血压

高血压(hypertension)是以体循环动脉压增高为主要表现的临床综合征。老年性高血压是指年龄在60岁以上的老年人,在未使用抗高血压药物的情况下,血压持续或非同日3次以上收缩压≥140mmHg或(和)舒张压≥90mmHg者;若收缩压≥140mmHg,舒张压<90mmHg者,则定义为单纯收缩期高血压(isolated systolic hypertension,ISH)。高血压是我国心脑血管疾病的首要危险因素,它严重影响了心、脑、肾等重要器官的结构和功能,老年人缺血性心脏病、脑卒中、肾衰竭及外周血管疾病等发病率显著增加,是老年人致死和致残的主要原因之一。因此,普及老年人高血压防治知识,对提高老年人健康水平、改善老年人生活质量具有非常重要的意义。

(一)健康评估

1. 健康史 动脉粥样硬化是老年高血压发病机制中最主要的因素。

(1)危险因素:①内在因素:包括遗传因素、动脉粥样硬化、糖尿病、高脂血症、冠心病、脑卒中或肾脏疾病等病史;②外在因素:包括高脂肪饮食、高盐饮食、服用引起血压升高的药物等;③其他:精神紧张、激素反应性减低、压力感受器敏感性降低、超重、吸烟、体力活动缺乏等。

(2)生活习惯:了解老年人有无高血压家族史;有无摄盐过多、摄钙和摄钾过少,摄入高蛋白和过多饱和脂肪酸饮食;有无烟酒嗜好;了解老年病人的性格特征、职业、人际关系、有无肥胖、心脏病、肾脏疾病、糖尿病、高脂血症及痛风等病史及用药情况。

2. 身体状况

(1)收缩压升高:60岁以上高血压病人中,单纯收缩压升高为混合型的2倍。由于心脏射血时主动脉不能完全舒张,动脉内骤增的血容量得不到缓冲,导致收缩期血压增高,而舒张压相对较低;与舒张压相比,收缩压与心、脑、肾等重要脏器损害的关系更为密切。

(2)脉压增大:脉压是反映动脉血管弹性和损害程度的重要指标。脉压>40mmHg为脉压增大,它与脑卒中复发密切相关,脉压越大,脑卒中复发率越高。

(3)血压波动大:主要是收缩压波动性较大,24h内波动可达40mmHg。由于血管硬化,调节功能降低,使老年人的血压可随着情绪、活动、季节、体位及昼夜的变化而出现明显的波动,部分老年人甚至可发生餐后低血压。血压波动增大,可导致心、脑、肾等靶器官损害的危险性显著增加。

(4)易发生直立性低血压:所谓直立性低血压是指从卧位改变为直立体位时,收缩压下降≥20mmHg或舒张压下降≥10mmHg,同时伴有站立不稳、视物模糊、头晕目眩、软弱无力、大小便失禁等,严重时会发生晕厥。主要与老年人的压力感受器对血压调节的敏感性减退有关。因此,老年高血压病人变换体位时,动作应缓慢。

(5)并发症多:老年高血压病人常伴有冠心病、脑血管疾病、外周血管疾病、缺血性肾病、糖尿病、高脂血症、阿尔茨海默病等,其中冠心病、脑卒中为常见且严重的并发症,是老年高血压病人死亡的主要原因。

(6)昼夜节律异常:健康的成年人血压的规律是白天高,夜间低;老年高血压病人常伴有血压昼夜节律的异常,表现为夜间血压下降幅度<10%或>20%,甚至表现为夜间血压比白天高,使心、脑、肾等重要器官损害的危险性显著增加。因此,对老年高血压病人要进行个体化治疗。

(7)恶性高血压罕见:老年病人的高血压以良性高血压居多,恶性高血压极少。表现为起病缓慢、进展慢、症状不典型或无明显自觉症状,常在体检或并发脑血管疾病时被发现。

(8)病死率高:老年人各系统功能随年龄增长而逐渐下降,在此基础上血压升高又加速各重要器官的功能衰退,使其心血管疾病的死亡率显著高于同龄健康人。

3. 心理社会状况 老年高血压是慢性疾病,通常需要长期服药,加之并发症较多,给病人带来生活和精神方面的压力,常使老年病人产生紧张、烦躁、焦虑及抑郁等不良情绪。

4. 功能评估

(1)高血压的诊断标准:目前我国采用国际上统一的高血压诊断标准,即收缩压≥140mmHg或(和)舒张压≥90mmHg,且必须为非药物状态下非同日二次或二次以上重复测得的血压,即诊断为高血压。

（2）高血压分类（表 7-2）。

表 7-2　血压水平的分类和定义

分类	收缩压（mmHg）		舒张压（mmHg）
理想血压	<120	和	<80
正常高值	120～139	或（和）	80～89
高血压	≥140	或（和）	≥90
1 级高血压（轻度）	140～159	或（和）	90～99
2 级高血压（中度）	160～179	或（和）	100～109
3 级高血压（重度）	≥180	或（和）	≥110
单纯收缩期高血压	≥140	和	<90

注：当收缩压和舒张压分属不同级别时，以较高的级别作为标准

（3）心血管风险分层（表 7-3）。

表 7-3　高血压病人心血管风险水平分层

其他危险因素和病史	1 级高血压	2 级高血压	3 级高血压
无	低危	中危	高危
1～2 个危险因素	中危	中危	很高危
≥3 个危险因素或靶器官损害	高危	高危	很高危
伴临床疾患	很高危	很高危	很高危

血压测量的主要方式

1. 诊室血压　是目前临床诊断高血压和高血压分级的标准方法，由医护人员在标准条件下进行规范测量。

2. 家庭血压　对于评估血压水平及严重程度，评价降压效果，改善治疗依从性，增强治疗的主动参与，具有独特优点，且无白大褂效应。

3. 动态血压　在临床上可用于诊断隐蔽性高血压、顽固难治性高血压、发作性高血压或低血压，评估血压的严重程度及预后，但不能取代诊室血压测量。

来源：化前珍，胡秀英. 老年护理学. 北京：人民卫生出版社，2017.

（二）健康照护

1. 饮食照护　合理的饮食有利于控制或减少心血管疾病危险因素，是防治心血管疾病安全、有效的措施。多食新鲜蔬菜；减少钠盐摄入，每日食盐应以 6g 以下为宜；多食含钾、钙的食物；减少脂肪的摄入，控制体重；戒烟、限酒，对于老年高血压病人，大量饮酒、吸烟可使血压进一步升高，促进动脉粥样硬化形成，降低药物疗效，因此，要正确指导老年病人尽早戒烟、限酒，饮酒量每日不超过 50g 量。

2. 运动照护　体育锻炼作为有效控制血压的一项措施，具有自然、易行、费用低等特点。老年高血压病人应选择运动量适宜的有氧运动如快走、慢跑、打太极拳等；不宜参加剧烈活动如登高、提重物等。打太极拳能改善老年人神经系统的稳定性，值得推广。对血压较高、症状明显或伴有脏器功能

损害的老年病人应以休息为主。总之，老年高血压病人要坚持有度、有恒、有序的运动原则，采取个体化的运动方案，才能达到最佳疗效。

3. 用药照护　老年高血压病人的肝、肾功能均有不同程度的减退，药物治疗应从小剂量开始，根据老年病人年龄、危险因素分层、合并症、降压效果等采取个体化治疗方案。利尿药是预防心血管疾病并发症与降低病死率的一线降压药，无并发症的单纯收缩期高血压的老年病人，常选用噻嗪类利尿药与保钾利尿药，疗效明显；β受体阻滞药适用于老年高血压合并心绞痛且心率较快的病人，不适用于伴有糖耐量异常、传导阻滞、哮喘、慢性阻塞性肺气肿的病人；钙通道阻滞药，可明显降低老年高血压病人脑卒中的发生，主要不良反应为头痛、面部潮红、踝部水肿、心动过速等；血管紧张素转换酶抑制药可降低老年高血压病人心脏的前后负荷，不增加心率，作用平稳，常见不良反应为咳嗽、皮疹、味觉异常等，肾动脉狭窄者禁用；血管紧张素Ⅱ受体拮抗剂具有强效、长效、平稳降压的特点，不良反应少，极少发生咳嗽。

4. 并发症的照护

（1）直立性低血压：老年高血压病人较易出现直立性低血压，其中药物引起的直立性低血压较常见，主要表现为头晕目眩、站立不稳、视力模糊、软弱无力等，严重时会发生大小便失禁、出汗甚至晕厥。照护措施：①药物从小剂量开始，逐渐增加，不宜骤然降压；②服药后应卧床 0.5～1h，以防发生直立性低血压；③离床时体位改变应缓慢，尤其是夜间，以防血压突然下降引起昏厥而发生意外；④老年高血压病人应避免长时间站立、沐浴时水温过高、饮浓茶或饮酒、过度用力增加腹腔内压力等；⑤当直立性低血压发生时，指导老年病人立刻平卧，取头低脚高位（下肢抬高 30°），给予吸氧、保暖，监测生命体征变化，若出现异常情况，立即协助医生处理。

（2）高血压性心脏病：由于血压长期升高，使左心室后负荷加重，导致高血压性心脏病。早期老年病人仅在劳累时出现心悸、气急症状；晚期除出现上述症状外，还可出现水肿，呼吸困难等表现。对轻度心衰老年病人，适当休息，饮食与药物治疗同老年高血压病人；对严重心衰老年病人，遵医嘱强心、利尿、扩血管；并安置老年病人取半坐卧位，吸氧，严格控制静脉输液速度；密切观察病情变化，出现异常情况，立即协助医生处理。

（3）脑出血和脑血栓形成：老年高血压病人突然出现剧烈头痛、头晕、偏瘫失语、意识障碍等表现时，应立即通知医生并协助抢救：①取平卧位，头偏向一侧，吸氧；②维持或稳定老年病人生命体征，防止病情加重；③密切观察老年病人瞳孔及意识变化，一旦出现颅内压增高，应遵医嘱快速输注甘露醇，预防脑疝形成；④昏迷老年病人，每 2h 翻身一次，预防压疮形成；⑤预防感染；⑥保证营养供给；⑦病情稳定后，尽早进行康复训练，以促进老年病人肢体功能恢复。

（4）高血压肾病：早期无症状；晚期可出现夜尿增多、水肿、蛋白尿等，最终可导致肾功能衰竭。照护措施：①遵医嘱应用降压药，将血压控制在 130/80mmHg 以下；水肿老年病人应用利尿药，并准确记录出入量；②饮食宜清淡，注意钙和维生素的补充；严格限制钠盐、动物脂肪的摄入；适量摄入蛋白质和糖；③戒烟酒、控制体重、保证睡眠、保持大便通畅、进行有规律的有氧活动、减轻精神压力、保持心理平衡等。非药物治疗有助于降压、增强老年病人对降压药物的敏感性及减少降压药物的用量，以减轻靶器官的损害。

5. 心理照护　了解老年高血压病人的性格特征，指导病人学会自我调节压力和情绪，使用放松技术如心理训练、音乐治疗和缓慢呼吸等，减轻病人的精神压力，使其保持健康的心理状态。

（三）健康促进的方法与措施

1. 建立良好生活方式　告知老年人保持良好生活习惯的重要性，坚持适度锻炼、低盐低油饮食、规律睡眠、保持心情愉悦可减少高血压的发生。

2. 加强知识宣教　通过高血压知识的健康教育，提高老年人对高血压发病的危险因素及诱发因素的认识，教会老年人及家属识别高血压急性并发症如高血压急症、高血压脑病、急性肺水肿等并发症的先兆表现和照护措施，为医院抢救争取时间。

3. 提供康复指导　告知老年高血压病人康复治疗的目的是最大限度地降低心脑血管并发症的发生；宣传高血压长期药物治疗的重要性，提高患者康复治疗的依从性，降低心血管疾病的发病率与致残、致死率，促使其恢复生活与劳动能力，达到病而不残，残而不废。

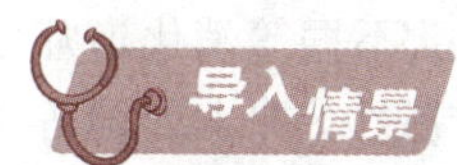

情景描述：

病人张某，男，65岁，患高血压10年。近一周因情绪激动，突然出现胸痛、胸闷两天，步行入院就诊。查体：体温37.1℃，脉搏90次/min，呼吸23次/min，血压175/98mmHg。入院诊断为冠心病。

请问：

1. 张某出现了什么情况？

2. 应如何对其进行照护？

三、老年冠状动脉粥样硬化性心脏病

冠状动脉粥样硬化性心脏病（coronary atherosclerotic heart disease）是指冠状动脉发生粥样硬化，引起血管腔狭窄或闭塞，造成心肌缺血、缺氧或坏死而导致的心脏病，简称冠心病（coronary heart disease，CHD），也称缺血性心脏病（ischemic heart disease）。冠心病常伴有高血压、糖尿病、脑梗死、外周血管病等，冠心病的发病率随年龄增加而明显升高，它作为老年人的常见病和多发病，严重危害了老年人的身体健康，已经成为老年人死亡的主要原因之一。

世界卫生组织将冠心病分为5大类：①无症状或隐匿性冠心病；②心绞痛；③心肌梗死；④缺血性心肌病；⑤猝死。近年趋向于根据发病特点和治疗原则不同将冠心病分为两大类：①慢性冠心病：包括稳定型心绞痛、缺血性心肌病、隐匿性冠心病；②急性冠状动脉综合征：包括不稳定型心绞痛、非ST段抬高型心肌梗死和ST段抬高型心肌梗死。

（一）健康评估

1. 健康史　本病病因尚未完全确定，主要的危险因素如下：

（1）危险因素：糖尿病和糖耐量异常是冠心病发展和再发的重要危险因素之一，糖尿病病人的冠心病发病率较非糖尿病病人高出数倍。长期高血压可造成血管痉挛、损伤、脂质物质沉积、微血栓的形成等，加速动脉粥样硬化的形成。血脂异常如总胆固醇（TC）、甘油三酯（TG）、低密度脂蛋白（LDL）或极低密度脂蛋白（VLDL）增高、高密度脂蛋白减低等造成冠状动脉狭窄，弹性降低。其他如吸烟、肥胖、A型性格等，均可促使动脉粥样硬化。

（2）生活习惯：了解老年人有无吸烟、饮酒、高热量、高胆固醇、高糖及高盐饮食、缺少体力活动、易激动、大便干结等不良生活习惯。其中吸烟可造成动脉壁氧合不足，促进冠状动脉粥样硬化的形成。吸烟者与不吸烟者比较，本病的发病率和病死率增高2～6倍。

2. 身体状况　老年冠心病临床症状不典型，并发症多，大部分老年病人最早出现和最突出的症状是心前区疼痛。

（1）疼痛的部位：①心绞痛：疼痛主要在胸骨体之后，可波及心前区，约有手掌大小范围，界限不清楚，常放射至左肩、左臂内侧至无名指与小指，或至颈、咽、下颌部；②心肌梗死：胸部疼痛与心绞痛相似，但程度更重；部分病例胸痛轻微，仅表现为牙痛、腹痛，或出现胸闷、恶心、休克、意识障碍等表现，容易被误诊。

（2）疼痛的性质：胸痛呈压榨性、窒息性，有闷胀感或烧灼感，偶有濒死感。

（3）疼痛诱发因素：①心绞痛：常在体力劳动或情绪激动时诱发，如饱餐、寒冷、吸烟、心动过速等；②心肌梗死：胸痛常无明显诱因，但部分病人发病前数日可有乏力、胸部不适、活动时心悸、心绞痛等先兆症状。

（4）疼痛持续时间：①心绞痛：胸痛一般持续3～5min，很少超过30min，在停止活动或舌下含服硝酸甘油后可在几分钟内迅速缓解；②心肌梗死：胸痛持续时间较长，可达数小时或更长，休息和含服硝酸甘油不能缓解。

（5）并发症：老年冠心病常伴有严重的并发症，如心律失常、心力衰竭、心室壁瘤、全身性血栓等，均可导致老年病人出现血流动力学障碍。

（6）其他表现：老年心肌梗死病人常于发病后的2～3d出现发热，一般在38℃左右，约持续一周，

很少超过 39℃，与坏死物质吸收有关；疼痛剧烈时常伴有恶心、呕吐、上腹胀痛、食欲不振等消化道症状；部分老年病人出现烦躁不安、面色苍白、皮肤湿冷、脉细而快、大汗淋漓、尿量减少、神志迟钝等低血压和休克表现，主要为心排血量急剧下降所致。

3．心理社会状况　心绞痛发作时，老年病人常有紧张或恐惧心理；反复发作或病情加重出现心肌梗死时，面对监护病房及一系列的检查、治疗和护理，老年病人易产生焦虑、烦躁及悲观情绪。

4．功能评估

（1）心功能分级：采用美国纽约心脏协会（NYHA）心功能分级标准。

Ⅰ级：心脏病患者日常活动不受限制，一般活动不引起疲乏、呼吸困难等心衰症状。

Ⅱ级：心脏病患者体力活动轻度受限，休息时无自觉症状，一般活动可出现心衰症状，为轻度心衰。

Ⅲ级：心脏病患者体力活动明显受限，低于平时一般活动量即可引起心衰症状，为中度心衰。

Ⅳ级：心脏病患者不能从事任何体力活动，休息状态仍存在心衰症状，活动后加重，为重度心衰。

（2）心脏超声：超声心动图不仅可直接观察心肌活动、心脏和大血管的结构，而且根据心脏收缩和舒张状况计算左心室射血分数，射血分数大于 50% 心功能属于正常范围。

（3）心电运动：亦称为心电图运动负荷试验，常用类型有平板运动、踏车运动及 Master 二级梯运动试验等。通过分级运动的方式，充分调动心脏的生理储备能力，诱发相应的生理和病理表现，以确定最大心脏负荷能力，了解老年病人运动训练的安全性，是制定康复方案的基础。运动试验应在训练有素的医务人员监护下进行，试验中需严密观察老年病人的反应，一旦发生不适，应立即终止试验。

知识拓展

三种临床表现的不稳定型心绞痛

1．静息型心绞痛　发作于休息时，持续时间通常>20min。

2．初发型心绞痛　通常在首发症状 1～2 个月内，很轻的体力活动可诱发。

3．恶化型心绞痛　在相对稳定的劳力性心绞痛基础上心绞痛逐渐增强（疼痛更剧烈、时间更长或更频繁）。

来源：林海英，朱启华．内科护理学．北京：人民卫生出版社，2015.

（二）健康照护

1．休息与活动照护

（1）心绞痛：心绞痛发作时应立即停止活动，就地休息；舌下含服硝酸甘油 0.5mg，必要时间隔 5min 再次含服；有条件者及时给予氧气吸入。

（2）心肌梗死：急性期 12h 内绝对卧床休息；保持病室安静、舒适，减少探视，避免不良刺激。若病情稳定无并发症，24h 内应鼓励老年病人在床上进行肢体活动，3d 后可下床活动；梗死后 4～5d，逐渐增加活动量，以不感疲劳为宜。最初几日持续或间断吸氧，氧流量为 2～5L/min，以减轻心肌缺氧和疼痛。

2．饮食照护　老年冠心病病人应进食低热量、低盐、低脂、低胆固醇、高维生素、易消化的清淡饮食。心肌梗死病人起病 12h 内给予流质饮食，以减轻胃扩张；之后逐渐过渡到正常饮食。饮食要规律，少食多餐，多食新鲜水果、蔬菜、豆制品等，食用瘦肉、鱼肉和蛋类等补充蛋白质。保持大便通畅，避免刺激性饮食。

3．用药照护　硝酸酯类药物可扩张冠状动脉，缓解心绞痛，其不良反应为头痛、头晕、面色潮红、心率反射性加快和低血压等，用药期间变换体位时动作要缓慢，以防晕厥。β 受体阻滞药除降低心肌耗氧量、改善心肌缺血、减少心绞痛发作和增加运动耐量外，老年冠心病病人长期应用，可显著降低心血管事件的死亡率，有严重心动过缓、高度房室传导阻滞及支气管哮喘病人禁用。抗血小板药物可预防老年冠心病，改善其预后，降低冠心病发病率和死亡率。吗啡或哌替啶，可减轻老年病人交感神经过度兴奋和濒死感，老年人对吗啡的耐受性降低，使用时应密切观察有无呼吸抑制、低血压等不良反应。溶栓药物在用药前应询问老年病人近期有无活动性出血、大手术或外伤史、消化性溃疡、严重

肝肾功能不全等溶栓禁忌证；协助医生做好溶栓前血常规、出凝血时间和血型等检查；用药后注意观察老年病人有无畏寒、发热、皮疹过敏、低血压及出血等现象。定期做心电图、心肌酶检查，并评估胸痛情况，以判断溶栓效果。

4. 并发症的照护

（1）心律失常：是老年冠心病最常见的并发症，尤以室性心律失常居多，是急性心肌梗死最常见的死亡原因。一旦发生心律失常，必须及时消除，如发生室性期前收缩、室速或室颤，应立即用利多卡因静脉注射，或尽快采用同步或非同步电除颤；对缓慢心律失常可用阿托品治疗，使用时应注意老年病人有无尿潴留和青光眼；对严重房室传导阻滞者，应尽早使用起搏治疗。

（2）心力衰竭：主要是治疗左心衰竭。利尿药、血管扩张剂可减轻心脏前、后负荷；血管紧张素转换酶抑制药可显著改善心功能、降低心力衰竭的发生率及死亡率；洋地黄制剂在急性心肌梗死发生24h内尽量避免使用。

（3）休克：急性心肌梗死的休克多由于心源性或剧烈胸痛引起，一旦发生，立即予补充血容量、纠正酸中毒、溶栓、升压药及血管扩张剂等治疗，对疼痛性休克，还要使用镇痛剂。

（4）栓塞：常发生在起病后1～2周，多为左心附壁血栓脱落致脑、肾、脾、四肢等动脉栓塞；下肢静脉血栓脱落易造成肺动脉栓塞。治疗包括溶栓、抗凝、抗血小板凝聚、血管扩张剂等，根据老年病人病情，选择个体化的治疗方案。

5. 心理照护　老年冠心病发作时应有专人陪伴，鼓励病人表达内心感受，并给予心理支持；向老年病人解释疾病过程，并取得治疗配合，帮助老年病人和家属提高对疾病的认识，说明不良情绪会增加心肌耗氧量，不利于疾病控制；耐心解答老年病人的疑问，消除其困惑，取得其信任。

（三）健康促进的方法与措施

1. 普及冠心病相关知识　通过冠心病知识的健康教育，提高老年人对冠心病发病危险因素及诱发因素的认识，教会老年人及家属学会识别冠心病的先兆表现，强调早发现、早住院及住院前就地处理的重要性，为医院抢救争取时间。

2. 改善不良生活方式　告知老年人不良生活方式对冠心病的影响，避免过度劳累，改变急躁易怒性格，保持心理平衡。

3. 提供康复指导　告知老年冠心病病人坚持合理饮食、适量运动及药物治疗的重要性，通过康复指导，进行循序渐进的训练，改善和提高心脏功能，提高生活质量。

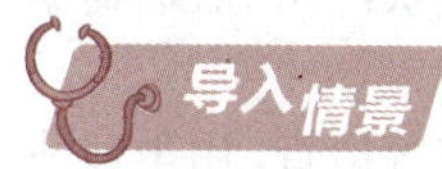

情景描述：

李某，女，68岁，多饮、多食、多尿、体重明显减轻3个月，于2016年10月12日9点步行入院。查体温36.5℃，脉搏70次/min，呼吸21次/min，血压150/82mmHg，空腹血糖12.1mmol/L。

请问：

1. 该老年病人出现了什么问题？

2. 针对该老年病人的症状，我们应该给予什么样的照护措施？

四、老年性糖尿病

糖尿病（diabetes mellitus，DM）是一组由多病因引起的以慢性高血糖为特征的代谢性疾病。老年糖尿病是指年龄在60岁以上的老年人，体内胰岛素分泌不足或胰岛素作用障碍，引起糖、蛋白质、脂肪、水和电解质等一系列物质代谢紊乱的疾病。临床以血糖增高为主要表现，可导致多系统损害。其发病与遗传和环境因素有关。WHO按病因将糖尿病分为四种类型：1型糖尿病、2型糖尿病、其他特殊类型糖尿病和妊娠糖尿病。

目前，糖尿病在我国已成为继心脑血管疾病和肿瘤之后的第三大死亡原因。老年人存在糖尿病患病率及死亡率高，知晓率、诊断率及治疗率低的现状，与老年糖尿病病人病情的复杂性、异质性、治疗依从性差及慢性病管理水平参差不齐等因素有关。因此，加强老年糖尿病病人的血糖管理，对提高

其生活质量，促进身体健康有重要意义。

（一）健康评估

1．健康史

（1）危险因素：老年糖尿病多为 2 型糖尿病，是由多基因遗传和环境因素共同作用所致。老年人体力活动逐渐减少，肌肉摄取葡萄糖的能力降低，对胰岛素敏感性降低；老年人膳食结构的变化，如纤维素摄入减少，脂类食物摄入增多，高热量低消耗易形成腹型肥胖，周围组织细胞膜上的胰岛素受体减少，胰岛素抵抗性增加等均可导致老年人糖耐量降低和血糖升高。

（2）生活习惯：了解老年糖尿病病人有无家族史，有无营养过剩、体力活动不足及不良生活方式等情况。有糖尿病家族史的病人患病率是正常人的 4～10 倍。

2．身体状况

（1）起病隐匿且症状不典型：老年糖尿病病人通常起病隐匿，常有疲乏、无力、轻度口渴、尿频、多汗、皮肤瘙痒等非特异性表现；而糖尿病的典型症状如烦渴、多饮、多尿、消瘦等症状多数老年病人不明显，部分老年病人常在健康体检时发现血糖增高；临床上若出现 2 种以上上述症状，应密切关注病人血糖变化，以防漏诊。

（2）多伴有神经精神症状：老年糖尿病病人的认知能力相对较差，抑郁症的发病率较高，容易出现嗜睡、晕厥、昏迷、躁动或精神错乱等表现。

（3）以并发症为首发症状：老年糖尿病病人急慢性并发症多，死亡率高。常以呼吸、泌尿、皮肤等多系统感染为首发症状。其周围神经病变和自主神经病变均随年龄增长而增加，白内障、视网膜病变和青光眼的发病率明显增多。慢性并发症多见于大小血管动脉粥样硬化病变，如高血压、冠心病、脑卒中、肾动脉硬化和肢体动脉硬化等。急性并发症多见于糖尿病酮症酸中毒、高渗性高血糖综合征和低血糖等。

（4）多种老年疾病并存：老年糖尿病病人常并存各种慢性非感染性疾病，如冠心病、高血压、白内障、缺血性肾病等。

3．心理社会状况　糖尿病为终身性疾病，病程漫长、严格的饮食控制、多器官、多组织结构功能障碍，易使病人产生焦虑、恐惧和抑郁等心理反应，对治疗缺乏信心，不能有效应对，治疗的依从性较差。

4．功能评估

（1）诊断标准：①空腹血糖≥7.0mmol/L；任意时间血糖≥11.1mmol/L+ 糖尿病症状；②口服葡萄糖耐量试验（OGTT）：OGTT 后 2h 血糖≥11.1mmol/L。均可诊断为糖尿病。

（2）其他检查：糖化血红蛋白和糖化血浆清蛋白测定、血浆胰岛素和 C- 肽测定等检查，用于评估血糖控制情况。

（3）运动耐力：可采用分级心电运动试验、6min 行走试验等，以确定心肺的储备功能。注意试验前后监测血糖，防止发生低血糖。

（二）健康照护

1．饮食照护　饮食疗法是老年糖尿病病人最根本的治疗措施。其目的是控制血糖、维持理想体重，最大限度减少或延缓各种并发症的发生。

（1）饮食照护原则：少量多餐，蔬菜为主，鱼肉适当；品种多样，搭配合理。合理的饮食有利于减轻体重，控制高血糖和防止低血糖。

（2）控制每日总热量：标准体重（kg）= 身高（cm）-105；根据标准体重和活动情况计算每日所需的总热量。休息状态下每日每千克理想体重给予热量 25～30kcal（105～126kJ）；轻体力劳动者 30～35kcal（126～146kJ）；中体力劳动者 35～40kcal（146～166kJ）；重体力劳动者 40kcal（166kJ）以上。对营养不良或伴有消耗性疾病的老年病人应酌情增加，肥胖者酌情减少，使机体逐渐恢复至理想体重。老年糖尿病病人运动量较少，应根据自己的活动强度参照以上标准，控制热量的摄入。

（3）糖、蛋白质和脂肪：①糖类占总热量的 55%～65%，建议用粗制米、面和杂粮；②蛋白质约占 15%～20%，老年糖尿病病人的蛋白质摄入量为每日每千克理想体重 0.6～1.0g，营养不良或伴有肾功能减退者适当增减摄入量；③脂肪占 20%～25%，以植物性脂肪为主。

（4）热量分配：根据老年病人的生活习惯、病情和药物治疗的需要进行安排，每日3餐分配为1/3、1/3、1/3或1/5、2/5、2/5，或每日四餐分配为1/7、2/7、2/7、2/7。

（5）饮食疗法的注意事项：①按时进食：对于使用降糖药物的病人尤应注意；②控制总热量：在保持总热量不变的情况下，可调整或交换食物，注意维生素和微量元素的供给，以保证饮食均衡；③严格限制各种甜食：如糖果、甜点心、饮料等，病人需甜食时，可用食用糖精、糖醇或其他代糖品；④保持大便通畅：多食含纤维素高的食物，如豆类、蔬菜、谷类、含糖分低的水果等，纤维素可加速食物在肠道的推进速度，有利于大便通畅，还可延迟和减少糖类食物的吸收；⑤注意定期监测体重和血糖变化，注意防止低血糖反应的发生。

2. 运动照护　适当的运动可以提高胰岛素的敏感性，降低血糖、血脂，有利于减轻体重，增强体质，还可减轻老年病人压力和紧张情绪。

（1）运动方法：①每周锻炼3～5次，每次运动持续30～60min为宜；②运动强度可根据病人具体情况决定，一般活动时病人的心率以不超过：心率=170－年龄为宜；③老年病人最好选择有氧运动，如散步、打太极拳、慢跑等，其中步行活动安全，容易坚持，可作为首选的锻炼方式。

（2）运动注意事项：①运动前评估老年糖尿病病人的身体状况，根据具体情况选择合适运动方式、时间及运动量；②运动前先做热身运动，运动中注意心率变化，若出现乏力、头晕、心慌、胸闷、憋气、出虚汗、腿痛等不适，应立即停止运动；③随身携带糖果，当血糖较低时及时服下并暂停运动；④随身携带糖尿病识别卡，写明姓名、年龄、住址、电话及病情，以备急需；⑤运动后仔细检查双脚，发现红肿、青紫、水疱、血疱、感染等应及时到医院处理；⑥做好运动日记，以便观察疗效和不良反应。

3. 用药照护

（1）口服降糖药物：主要包括磺脲类、双胍类、噻唑烷二酮类、α-糖苷酶抑制剂等，磺脲类药物主要不良反应为低血糖；双胍类药物可诱发乳酸性酸中毒；噻唑烷二酮类药物不良反应为外周性水肿，并可诱发或加重心力衰竭和肺水肿；α-糖苷酶抑制剂主要不良反应为肠胀气、腹痛、腹泻等，伴有肠道感染者不宜使用。用药过程中，要注意评估老年病人的血糖控制情况和药物不良反应，并及时给其提供用药指导和不良反应的照护措施。

（2）胰岛素：对于通过饮食和运动疗法或口服降糖药物，血糖控制不佳的老年糖尿病病人，主张积极、尽早启用胰岛素治疗，适时优化胰岛素治疗。使用胰岛素注意事项：①老年病人使用胰岛素治疗适合选择单一剂型，从小剂量开始逐渐增加；②严格遵医嘱应用，做到剂型、剂量、注射时间准确无误，不可随意停药；③注意注射部位的轮换，因老年人记忆力较差，可选用固定的次轮换或日轮换，腹部注射时需避开脐周5cm的范围；④血糖控制不可过分严格，空腹血糖控制在9mmol/L，餐后2h血糖控制在12.2mmol/L以下即可。

视频：血糖监测技术

胰岛素泵

胰岛素泵为一种持续皮下胰岛素输注装置，以基础量和餐前追加量的形式，模拟生理胰岛素的持续基础分泌和餐时释放，保持体内胰岛素维持在一个基础水平，保证病人正常的生理需要。

来源：林海英，朱启华．内科护理学．北京：人民卫生出版社，2015.

4. 并发症的照护

（1）糖尿病酮症酸中毒与高渗性高血糖综合征：为最常见的糖尿病急症，需立即配合医生进行抢救。治疗原则为尽快补液以恢复血容量、纠正失水状态；降低血糖。①严密观察和记录老年病人生命体征、神志、呼吸气味、皮肤弹性及24h出入量等变化，遵医嘱监测血糖、尿糖、血酮体、尿酮体及电解质变化；②遵医嘱大量补液和用药，补液过程中注意观察心率、血压、尿量、周围循环的表现，注意纠正水、电解质平衡紊乱；③加强生活照护，注意保暖，做好皮肤和口腔护理，昏迷老年病人给予定期翻身、拍背、按摩下肢、吸痰等照护，以预防感染、压疮、坠积性肺炎及下肢静脉血栓形成等；④强调预防为主，良好的控制血糖，及时防治感染和消除诱因，是主要的预防措施。

（2）低血糖：①糖尿病病人血糖低于3.9mmol/L时，可出现交感神经兴奋症状（如心悸、焦虑、出汗、饥饿感等）和中枢神经症状（如神志改变、认知障碍、抽搐和昏迷）；②诱发因素与胰岛素剂量过大、饮食失调、运动量增加、饮酒等有关；③当发生低血糖时，应及时检测血糖，根据病情进食糖果或静脉注射50%葡萄糖，神志不清的老年病人，切忌喂食，以免发生窒息；④加强合理用药教育，提倡饮食规律、适量运动及少饮酒，预防低血糖发生。

（3）心、脑、肾及血管病变：因老年糖尿病病人糖代谢和脂质代谢异常，易伴发动脉粥样硬化，导致缺血性心脏病、脑动脉硬化、肾病、视网膜病、周围神经病变等。评估老年病人有无头晕、困倦；有无心慌、胸闷及心前区不适；有无颜面浮肿及高血压；有无肢端感觉异常、麻木、疼痛和间歇性跛行；有无白内障、青光眼、视力减退等表现。指导老年病人提高自我监测和自我照护能力，延缓并发症的发生。

（4）感染：老年糖尿病病人容易并发各种感染。①皮肤感染：化脓性感染如疖、痈等；真菌感染如足癣、体癣等；②呼吸道感染：肺炎、肺结核等；③泌尿道感染：肾盂肾炎、膀胱炎，严重者可发生肾周围脓肿、肾乳头坏死。照护措施：保持皮肤及口腔清洁卫生，勤洗澡，选择质地柔软的衣服；预防上呼吸道感染，避免到人员聚集的场所；保持会阴部清洁，对老年女性病人，每次小便后，要用温水清洗；对于使用胰岛素治疗的老年病人，要严格执行无菌操作。

（5）足部照护：糖尿病足指下肢远端神经异常和不同程度周围血管病变导致足部溃疡、感染和（或）深层组织破坏。

1）足部检查：每天检查双足，观察皮肤颜色、温度改变，注意检查趾甲、趾尖、足背、足底部皮肤有无干燥、皲裂、鸡眼、甲沟炎、脚癣、红肿、水疱、溃疡及坏死等，评估足部有无感觉减退、麻木、刺痛、足背动脉搏动减弱等情况。

2）促进足部的血液循环：①冬天注意足部保暖，避免长期暴露于寒冷或潮湿的环境中，尽量不用热水袋取暖，以免烫伤皮肤；②经常按摩足部，按摩方向由足端往上，手法要轻柔；③每天进行适量活动，避免同姿势站立过久，坐位时，不要盘腿或两腿交叉；④积极戒烟戒酒。

图片：糖尿病足一

3）保持足部清洁：勤换鞋袜，每天用温水清洗足部，擦拭毛巾应柔软；若足部皮肤干燥，可用羊毛脂涂擦；修剪趾甲应与脚趾平齐，避免过短；夏季不光脚走路，不穿露脚趾的鞋子；局部若有红、肿、热、痛，应立即到医院处理。

4）选择合适的鞋袜：老年糖尿病病人选择弹性好、散热好的棉袜为宜；鞋子选择宽松、柔软、透气性好的平跟厚底鞋，并经常清洗和晒太阳。

图片：糖尿病足二

5. 心理照护　了解老年病人患病后的心理反应，加强护患沟通，以消除病人焦虑、悲观心理，提高治疗的依从性。与病人及家属共同商讨制订饮食、运动计划，鼓励家属和朋友多给予亲情和温暖，增强其战胜疾病的信心。

（三）健康促进的方法与措施

1. 建立良好生活方式　告知老年糖尿病病人坚持合理饮食、适量运动及药物治疗的重要性，防止或延缓并发症的发生，避免心、脑、肾、眼、血管和神经等病变，维持较好的健康和劳动能力，提高老年人生活质量，降低病死率和致残率。

2. 举办社区知识讲座　社区内举办专业讲座，详细讲述老年糖尿病的发病原因及预后，告知其改善不良生活方式，积极治疗基础疾病，以预防糖尿病的发生。

3. 提高自我管理能力　照护者应帮助老年糖尿病病人提高自我管理能力，密切关注血糖状态、定期体检、遵医嘱服药，教会老年人及家属识别糖尿病酮症酸中毒、高渗性高血糖综合征及低血糖等急性并发症的先兆表现，一旦出现，立即就医。

（何　敏）

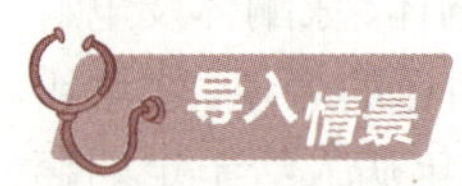

情景描述：

李某，男，71岁，今晨因用力排便，突发剧烈头痛、喷射性呕吐，继而昏迷。急诊平车入院，查体结果显示：T 37.2℃，血压 200/110mmHg，左侧上下肢呈软瘫状态。家人诉既往有高血压、糖尿病史 20 余年。

请问：

1. 李某出现了什么情况？

2. 应如何对其进行照护？

五、老年性脑血管疾病

脑血管病（cerebrovascular disease，CVD）是指由于脑血管病变导致脑部功能障碍的一类疾病的总称。CVD 已成为全球第二大死亡原因，具有高死亡率、高致残率、高复发率等特点。老年人因功能衰退、基础疾病多等特点，发生 CVD 后往往表现出病情重、病程长、疗效差、并发症多、致残率高等特点，且患病率、发病率和死亡率明显高于中青年人，因此，老年 CVD 病人的健康照护显得更为重要。

（一）健康评估

1. 健康史

（1）危险因素：老年 CVD 最常见的临床类型为脑卒中，包括出血性和缺血性脑卒中。高血压是绝大多数脑卒中的首要危险因素，65 岁以后脑卒中的危险性与收缩压水平密切相关，基线收缩压每增加 10mmHg，脑卒中发病相对危险增加 49%。糖尿病可将老年 CVD 的发病风险增加 1 倍以上，约 20% 的糖尿病病人因脑卒中死亡。单独房颤可使脑脑卒中风险增加 4～5 倍，其他类型的心脏病、血脂异常等均会增加脑卒中的风险。另外排便用力、寒冷、情绪激动等因素都是老年 CVD 的诱发因素。

（2）生活习惯：了解老年人有无吸烟、饮酒、久坐、缺乏运动等不良生活习惯。吸烟可使缺血性脑卒中的风险增加近 1 倍，使出血性脑卒中的风险增加 2～4 倍，被动抽烟同样是脑卒中的重要危险因素。饮酒后数小时内，出血性和缺血性脑卒中的风险均大大增加。

2. 身体状况　老年人患脑卒中后认知障碍、大小便障碍、肌力差及躯干控制能力低等问题较为突出；废用发生多、快、重且易退化，并发症往往成为死亡原因。因系统功能衰退明显、各种活动能力下降，对康复训练的耐受性低，配合度差，训练易于间断，功能障碍更难以纠正，残疾发生率高。

3. 心理社会状况　脑卒中多发病突然，并伴有一定程度的功能障碍，给病人造成躯体不适的同时也会带来不同程度的心理刺激。老年人主要表现为患病后因生活自理能力进一步下降导致的悲观绝望感，因担忧疾病预后引起的紧张恐惧感，部分老年人发生脑卒中后死亡感也会加重。同时家庭支持、亲友反应也会加重老年病人的心理负担。

4. 功能评估　老年 CVD 病人会出现多系统的功能障碍，大约 3/4 的存活者不同程度丧失劳动能力，严重影响老年人的日常生活。

（1）运动功能评估：老年脑卒中病人约 70% 存在运动功能损害，运动功能评定主要是对肌张力、肌力、肌肉协调及平衡能力进行评定。目前运动功能的评定多由康复师进行，采用人工评价和量表结合的方式。脑卒中后偏瘫老年病人的运动功能恢复一般依次经历以下 6 个阶段：

Ⅰ期：迟缓阶段。

Ⅱ期：出现痉挛和联合反应阶段。

Ⅲ期：连带运动达到高峰。

Ⅳ期：异常运动模式。

Ⅴ期：分离运动阶段。

Ⅵ期：正常运动阶段。

（2）感觉功能评估：感觉功能评定包括浅感觉（痛觉、温度觉、触觉）、深感觉（运动觉、位置觉、振动觉）和复合感觉（形体觉、定位觉等）评定。老年人因感觉减退使得评估难度较大，评估时需耐心、慎重，不用引导性提问，必要时反复核对，临床可使用简化的感觉指数评分法。

（3）言语功能评估：发生 CVD 后部分老年病人会出现语言 - 交流功能障碍，评估老年病人的发音情况及各种形式的语言表达能力，包括读、写、听、说及手势表达，根据需要进行专业的言语功能障碍评定。

（4）吞咽功能评估：吞咽障碍是指不能将液体或食物从口腔安全送达胃内，也包括口腔准备阶段如咀嚼和舌运动异常。洼田饮水实验是目前应用最多的吞咽障碍评定方法，但在使用过程中需注意老年病人的意识状态。实验结果为3～5级时，需根据老年病人情况采取管饲饮食；1～2级时，可拔除鼻胃管经口进食。

（5）认知功能评估：脑卒中后认知功能障碍是因脑部缺血缺氧导致的脑实质损伤而产生的智能损害综合征。以记忆、理解判断、视空间等一项或多项认知功能受损为主要表现。临床多使用量表进行评估，包括智力状态简易评定量表（MMSE）、蒙特利尔认知功能评定量表（MOCA）、老年人认知功能筛查量表（CASI）等。

（6）平衡功能评估：临床应用较多的为三级评定法。1级指在静息状态下不借助外力，老年人可保持站立位或坐位平衡；2级是指支撑面不动，身体某个或几个部位运动时可保持平衡；3级是指在外力作用下仍可保持平衡。

脑卒中FAST评分

FAST（face arm speech time）评分是国外推荐使用的用于发现早期脑卒中症状的评分量表，主要从面、手臂、言语和时间四个方面进行判断。

面——是否可以微笑？是否感觉一侧面颊麻木或者无力？

臂——是否能够顺利举起双手？是否感觉一侧手臂乏力或者无法抬起？

言语——是否可以对答如流？是否说话含糊不清？或难以理解对方的语言？

时间——如果存在上述其中一项，请立即拨打急救电话进行紧急救治。

来源：胡亦新，余小平. 中国老年医疗照护技能篇（常见疾病和老年综合征）[M]. 北京：人民卫生出版社，2017.

（二）健康照护

1. 皮肤照护　保持皮肤清洁，维持其完整性，避免发生压疮。老年人皮肤弹性降低、干燥松弛、变薄起皱，故较易损伤，加之发生脑卒中后多数病人长期卧床，照护者需密切关注老年脑卒中病人的皮肤状况，保持皮肤清洁，定期按摩患肢，促进血液循环。翻身是预防压疮最经济、有效的方式，但老年脑卒中病人多病情重，需根据病情进行，翻身时注意动作轻、慢；避免拖、拉、拽等动作，减少摩擦以免引起皮肤破溃；必要时使用气垫床、软枕、泡沫敷料等减轻局部压力。保持口腔清洁、无异味。

2. 康复照护　老年脑卒中病人多伴有不同程度的肢体功能障碍，康复护理是提高患者自理能力，促进肢体功能恢复的重要措施。临床老年病人生命体征平稳之后即可进行康复治疗，急性期照护者需对病人进行良肢位的摆放，并协助康复师对老年人进行相应锻炼。病情稳定后3～4d照护者可指导老年人进行关节活动，床上被动运动，以防止长期卧床导致的肌肉挛缩、关节挛缩等。老年人对活动的耐受性较差，应根据具体情况制定个性化康复训练方案。照护者可对老年人患肢进行按摩，既可促进血液、淋巴回流，减轻和防止水肿，又能给予病人运动刺激，促进运动功能恢复。鼓励病人坚持康复治疗和训练，最大限度降低肢体功能障碍。

3. 饮食照护　可经口进食的老年病人，注意喂食速度要慢，不可催促老年病人，每次喂食量要小，保证充分咀嚼，从健侧将食物放入，不要逗笑老年病人，以免发生误吸。存在吞咽功能障碍的老年人，照护者应配合临床医师及康复师的治疗，积极开展功能恢复训练，进行进食与吞咽训练、感官刺激训练、口颜面功能训练、针灸按摩等。有吞咽障碍不能经口进食的老年病人，可采用管饲饮食，注意管饲饮食的营养搭配，提供老年病人充分的营养。

4. 用药照护　大面积梗死可出现脑水肿及颅内压增高，需进行脱水降颅压治疗，常用药物为甘露醇、呋塞米等。使用甘露醇期间应记录病人24h出入水量，观察尿液颜色、量、性状等；甘露醇输液速度较快，照护者要认真观察以免出现空气栓塞，防止药物结晶；溶栓治疗时需进行严密心电监护，照护者需观察老年病人神志、语言、运动、肢体等变化以判断用药效果及病情进展。溶栓治疗2h

内绝对卧床，翻身动作要轻柔，转头不宜过快、过猛。观察有无皮肤黏膜、牙龈、消化道、颅内出血等；老年病人如诉头痛、恶心、呕吐应立即告知医务人员。抗凝药物可减少脑缺血发作，使用期间需严密观察老年病人有无出血倾向，如出现皮肤瘀斑应认真观察部位、面积、颜色等并及时告知医务人员。

5. 心理照护　由于老年病人对疾病的认识不足、患病后日常生活自理能力下降、肢体功能障碍、家庭社会支持不足等因素，可导致老年人出现焦虑、易怒、抑郁、恐惧等不良情绪。照护者应理解老年人的感受，鼓励其表达内心的感受。在照护过程中，态度要和蔼亲切，对病人有足够的耐心和同情心，尽量陪伴减少老年人的孤独感，认真分析每一位老年人不同时期的心理特征，针对性地给予疏导，严重抑郁者应陪同其进行专业的心理治疗。同时要关注老年人家属，引导家属与老年人正确沟通，并教会家属常用的心理疏导方法和技巧。

（三）健康促进方法及措施

1. 早期识别　通过媒体、义诊、社区等各种方式加强脑卒中疾病相关知识的宣传，尤其是先兆症状。教会老年人及家属学会识别早期症状，并及时正确处理，及时就医，争取抢救时间。

2. 举办社区大讲堂　社区内举办专题讲座，详细讲述老年人 CVD 的发病原因及后果，告知其改善不良生活方式，积极控制基础疾病，注意日常防护可较好预防 CVD 的发生。

3. 提供康复指导　告知恢复期老年病人康复治疗的目的、方法，宣传坚持康复治疗的必要性和重要性。照护者应积极为老年人提供康复相关信息。

4. 实施康复训练　照护者应协助康复师对老年病人进行康复训练，帮助老年病人解决康复训练中的问题，使其能够坚持进行康复锻炼。

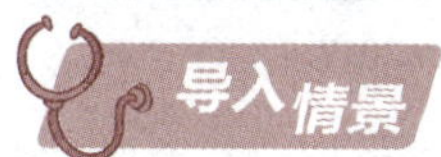

情景描述：

赵某，男，72 岁，5 年前无明显诱因出现左上肢远端不自主抖动，以安静状态下明显，紧张、激动时加重，平静放松后减轻，睡眠后消失；伴左侧肢体活动不灵活、僵硬。症状逐渐加重，波及左下肢。查体：T 36.6℃，P 72 次 /min，R 18 次 /min，BP 120/80mmHg，四肢肌张力高，呈齿轮样强直，左侧重于右侧。屈曲体态，慌张步态，MRI 头颅平扫未见异常。

请问：

1. 赵某出现了什么问题？

2. 针对赵某的症状该提供哪些照护措施？

六、老年性帕金森综合征

帕金森病（Parkinson disease，PD）又称震颤麻痹，是中老年人常见的神经系统疾病，发病率仅次于阿尔茨海默病。我国 65 岁以上老年人群帕金森病患病率为 1.7%，且随年龄增大而增长。以静止性震颤、体位不稳和肌强直为主要特征。帕金森病给老年人带来一系列心身问题，因此，加强照护尤为重要。

（一）健康评估

1. 健康史　帕金森病的主要病理改变是黑质致密部多巴胺能神经元的变性，由黑质纹状体神经元脱失引起的多巴胺缺乏。

年龄和遗传因素是帕金森病不可改变的危险因素，正常人黑质多巴胺能神经元以每 10 年 6.9% 速度减少，而当多巴胺减少到正常的 10%～30% 时即可引起帕金森病发病，故年龄越大帕金森病的发病率越高。帕金森病发病过程中，锰、铅、铜、镉等重金属含量发生明显变化，提示可能是帕金森病发病的潜在危险因素。长期接触鱼藤酮、百草枯等除草剂、杀虫剂亦是帕金森病的危险因素。外伤、感染、应激、炎症反应、运动、生活方式等因素也与老年帕金森病的发生、发展密切相关。

2. 身体状况　老年帕金森病起病隐匿，进展较缓慢，主要表现为：①静止性震颤：为多数老年病人的首发症状，静止时出现或明显，随意运动时减轻或停止，精神紧张时明显，入睡后消失，表现为典

型的"搓丸样"震颤。②肌强直：老年病人肢体、颈部或躯干有明显阻力，这种阻力呈现各方向均匀一致的特点，类似弯曲样软铅管的感觉，故称为"铅管样直"。③运动迟缓：老年病人动作变慢，始动困难，主动运动减少。运动幅度减小，尤其是重复运动时。④姿势步态障碍：老年病人难以维持身体平衡，易跌倒。行走时常会越走越快，难以停步，称为"慌张步态"。另外，帕金森病会引起老年人的认知、感觉、睡眠、排泄等功能障碍。

老年人发生帕金森病时往往会出现日常运动功能明显受限。同时由于姿势不稳、肌肉僵直等使跌倒风险增加，加之老年人多伴有骨质疏松等故易发生骨折等不良事件。

视频：静止性震颤

3. 心理社会状况　随着病程的延长和病情加重，患病老年人逐渐失去自理能力，加之部分老年帕金森病病人与子女及外界交流减少，导致抑郁在老年帕金森病病人中的发病率逐年增高。同时由于疾病所致的身体运动功能的异常亦会导致老年人出现自卑、无用、无助及恐惧心理。

4. 功能评估　目前临床常用 Hoehn-Yahr（H-Y）进行运动功能评估（表 7-4）。

表 7-4　Hoehn-Yahr（H-Y）分级

分期	内容
Ⅰ期	单侧身体受影响，但没有影响平衡
Ⅱ期	双侧身体受影响，但没有影响平衡
Ⅲ期	平衡受影响，轻度到中度双侧症状，可以独立生活
Ⅳ期	重度双侧症状，仍可独立行走和站立
Ⅴ期	无帮助时只能坐轮椅或卧床

来源：胡亦新，余小平．中国老年医疗照护技能篇（常见疾病和老年综合征）．北京：人民卫生出版社，2017.

（二）健康照护

1. 安全照护　老年帕金森病病人因运动功能的改变导致生活自理能力逐渐下降，因此，应对老年人的日常生活环境进行改造。尽量移开活动范围内的障碍物，家具集中放置；地面进行防滑处理，铺防滑垫；保持地面清洁干燥，避免跌倒；指导老年人使用辅助器具如扶手、拐杖等；坐便、桌椅高度合适。

2. 饮食照护　老年帕金森病病人由于嘴巴的不自主震颤，咀嚼吞咽功能下降或者消失，从而影响到正常进食。同时由于肌肉逐渐僵硬、运动迟缓导致老年帕金森病病人的胃蠕动能力降低，影响其正常消化，进而导致便秘等问题。照护者应根据老年人的具体需求和病情程度针对性地进行饮食照护。对于早期存在异动症的老年人其每日所需能量要高于正常人；而进入晚期后，异动症症状减轻或者消失时，其所需能量又低于正常人，故照护者应根据病情发展指导其调整摄入总能量。指导老年人多食用含纤维素丰富、低脂、低盐易消化食物及促进排便的水果。对于上肢震颤明显的老年帕金森病病人，避免其碰热汤、热水；对持筷和端碗有困难者，应选用不易打碎及带有大把手的餐具。高蛋白饮食可降低治疗常用药物左旋多巴类的疗效，故不宜盲目增加蛋白质的摄入量；槟榔为拟胆碱能类食物，可降低抗胆碱能药物的作用，也应避免食用。

帕金森病病人特殊饮食

1. 生酮饮食　生酮饮食是指蛋白质含量仅满足生长所需且限制糖类摄入的高脂肪饮食，已被广泛应用于控制儿童顽固性癫痫等疾病。这种饮食可影响神经元能量代谢，改善线粒体供能，且在抗氧化应激和神经保护方面也有重要作用。目前已有研究证实对于帕金森有一定疗效。

2. 多不饱和脂肪酸食物　多不饱和脂肪酸食物有抗氧化、神经保护、抗炎作用，且方便、易食用。研究显示多不饱和脂肪酸可预防或减轻帕金森病症状。因此，应鼓励帕金森病病人多食坚果、橄榄、深海鱼等富含多不饱和脂肪酸的食物。

3．富含硒的饮食　研究表明多食用富含硒的食物，能减低帕金森的发病率。硒含量较高的食物有鱼、虾、动物心肾肝，蔬菜有荠菜、大蒜、蘑菇等。

来源：张亚普，尹安春，姜迎君．帕金森病病人的饮食及其相关并发症护理的研究进展[J]．护理研究，2016，30（549）：3085-3087.

3．康复照护　帕金森病目前尚无特效的治疗方法，在规范药物治疗的同时，坚持康复训练可大大提升老年帕金森病病人的生活质量。

（1）语言康复：照护者可鼓励老年人每天进行发音练习，发音时从发简单的数字、字母到唱歌、放声朗读等，并营造温馨的练习氛围。

（2）运动康复：运动训练可推迟和防止老年帕金森病病人关节强直及肢体挛缩。老年帕金森病病人运动障碍的一大特点是易疲劳，难以持久性活动，故进行运动训练应循序渐进。①疾病早期：照护者要鼓励老年人从事力所能及的活动、坚持适量的运动锻炼。注意运动强度不可过大，时间不宜过长，以免损伤肌肉或关节。②疾病中期：根据老年帕金森病病人已出现的运动障碍，有针对性、有目的地给予指导。如起步困难者可在脚前方放置一个小的障碍物作为视觉提示，或使用节奏性强的音乐进行听觉提醒，以帮助起步和练习走路。对于步态异常者，照护者应鼓励老年人行走时双臂摆动，两腿间尽量保持一定距离，以增加平衡；尽量不要在原地转弯，转弯时以弧线方式前移；行走时要注意力集中，勿边走路边讲话；穿舒适的鞋子行走，裙摆或裤子不宜太长，以免发生意外。③疾病晚期：老年人因显著的运动障碍常卧床不起，应帮助其采取舒适体位，保持各关节的功能位，定时进行被动关节活动、按摩四肢肌肉，注意动作轻柔。

4．用药照护　老年帕金森病病人需长期服用多种药物，照护者应加强对其进行用药指导。复方左旋多巴是目前治疗帕金森病最有效、最基本的药物，但约有60%的老年帕金森病病人在使用此类药物治疗5年后会出现一系列不良反应，主要包括：①开关现象：指疾病症状在突然缓解（开期）与加重（关期）之间波动。②剂末恶化：又称疗效减退，指疾病症状随血药浓度发生规律性波动。③异动症：表现为手足徐动样不自主运动、舞蹈症、肌强直或肌阵挛。

因此，服用该药前，应详细告知老年人及其家属药物的疗效和不良反应。此类药物需要吞服，避免嚼碎服用；避免与高蛋白食物一起服用，蛋白质会影响此药吸收，推荐在摄入高蛋白食物前30～60min服用。避免擅自忽然停药，忽然停药易出现肌强直、发热、精神错乱及意识模糊等表现。金刚烷胺是目前已知的唯一有效治疗异动症的药物，但老年人不易耐受，易出现精神错乱、幻觉等精神方面的不良反应。为避免失眠，建议在黄昏前服用，有肾衰竭、心脏病的老年人禁用。

老年帕金森病病人多合并糖尿病、高血压、心脑血管、呼吸系统等多种慢性病，因此，在以上帕金森病药物治疗基础上多联合使用其他药物。照护者需熟知各种药物的治疗及安全剂量、服药方法、不良反应和配伍禁忌，协助老年人按时、准确服药。尤其关注高血压、糖尿病、心律失常、胃溃疡、胃部手术、前列腺增生、甲状腺功能减退、癫痫、精神分裂症等疾病的合并用药，这些疾病的治疗药物与老年帕金森病的治疗药物存在相互影响，如老年人出现不适症状应及时就医。

5．心理照护　针对老年帕金森病病人的不同文化层次及社会背景进行评估，向老年人及家属讲解疾病知识以获取老年人的配合及家属的支持，激励老年人建立控制疾病的信心。鼓励老年帕金森病病人向家属及照护人员倾诉内心的想法，从而发现老年人的心理问题，针对性地进行照护。照护者可帮助老年帕金森病病人培养自身的兴趣爱好，对老年人的进步给予充分的鼓励和赞扬以增强其自信心，有助于积极情绪的出现。

（三）健康促进方法及措施

1．宣传疾病相关知识　通过各种形式向老年人普及帕金森病的发病机制、主要表现，鼓励其早发现、早治疗。向患病老年人讲解疾病的注意事项，并进行日常生活的安全指导、运动指导、药物安全的自我监督等。

2．提高家属的照护技能　应给予家属充分的关心，帮助其照顾老年人，提升照护技巧。教会家属细心观察、及时识别病情变化、保持心情乐观，提升老年帕金森病病人及自身的生活质量。

3．积极预防　针对老年帕金森病的发病因素，及早预防。去除环境危险因素，对于有家族史的未患病老年人提早采取措施进行预防。

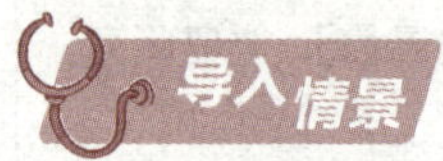

情景描述：

赵某，女，65岁，10d前无明显诱因出现左上腹阵发性隐痛伴有嗳气，于进食后疼痛加剧，按压稍有缓解，无恶心、呕吐。无发热，大便量少，小便正常，肛门排气次数频繁，睡眠可，精神可，纳差，发病至今体重减轻2kg。

请问：

1．赵某出现了什么情况？

2．应如何对其进行照护？

七、老年性恶性肿瘤

恶性肿瘤是一类与衰老有关的疾病，其发病率和死亡率随年龄增加而升高。老年人发生恶性肿瘤的危险是中青年的11倍，50%以上的肿瘤病人为65岁以上老年人。医学技术的进步使罹患恶性肿瘤的老年人存活率不断提高，但多数老年人仍承受着巨大的身心痛苦。了解老年恶性肿瘤病人的需求，采取综合治疗和照护方法，改善躯体症状，调节心理状态，以促进和提高老年恶性肿瘤病人的生存时间和生命质量。

（一）健康评估

1．健康史　老年人恶性肿瘤本质上与其他年龄肿瘤并无差异。但由于老年人机体实质脏器的萎缩并伴功能降低，免疫衰退，T细胞活化受损，细胞免疫功能缺陷。表现为对外源性抗原的免疫应答降低，故老年人易患感染、肿瘤等疾病。

（1）遗传因素：恶性肿瘤的发生与遗传因素密切相关。遗传因素在大多数恶性肿瘤发生中的作用是增加机体发生肿瘤的倾向性和对致癌因子的易感性，如特定的遗传基因 *BRCA1/2* 基因突变是乳腺癌的高危因素。

（2）免疫因素：先天或后天性免疫缺陷易导致恶性肿瘤，如丙种蛋白缺乏症病人易患淋巴造血系统肿瘤和白血病，长期应用免疫抑制剂的老年病人，肿瘤发生率增高。

（3）化学因素：如多环芳香烃类化合物、烷化剂、氨基偶氮类、亚硝胺类、植物毒素和真菌毒素等，可诱发肺癌、胃癌、皮肤癌、膀胱癌等多种恶性肿瘤。

（4）物理因素：电离辐射如X线可引起白血病、皮肤癌等，石棉纤维与肺癌发生有关。

（5）生物因素：全球约1/5的恶性肿瘤是由细菌、病毒等造成的慢性感染引起的，主要来自人类乳头状瘤病毒（HPV，导致宫颈癌）、乙肝病毒（HBV，导致肝癌）、幽门螺杆菌（Hp，导致胃癌）、人类免疫缺陷病毒（HIV，导致卡波西肉瘤和淋巴瘤）。另外不良生活方式和过大的心理社会因素均与恶性肿瘤发生密切相关。

2．身体状况　老年人的恶性肿瘤表现为：①发展较为缓慢：临床资料显示老年人恶性肿瘤多为高分化型、恶性程度低，进展较年轻人慢；②转移机会比年轻人少；③临床症状轻；④隐性癌比例增加，隐性癌是指无明显相关临床症状和体征，在特殊检查中偶然发现或生前未怀疑，不是死亡原因而在尸检中发现的恶性肿瘤。

3．心理社会状况　多数老年病人对自身所患疾病及治疗方法缺乏必要的认识，因疾病症状的折磨而出现焦虑情绪。70%～80%的老年恶性肿瘤病人伴有不同程度的抑郁情绪。部分子女工作繁忙，探视少，会加剧老年人的孤独感和被遗弃感。老年恶性肿瘤病人渴望被尊重、被重视，希望家人及医务人员以他（她）为中心。照护者需了解不同老年人的具体心理社会状况，给予针对性的照护。

4．功能评估　恶性肿瘤的表现可引起多种功能障碍，照护者需要了解老年恶性肿瘤病人各系统功能障碍的状况。

（1）肿瘤本身所致功能障碍包括：①原发性损伤：如恶性肿瘤破坏骨关节所致的肢体活动功能障碍；恶性脑瘤导致的大脑功能受损。②继发性损伤：恶性肿瘤的消耗导致的贫血、营养不良，长期卧床导致肌肉萎缩、肌力减退、关节挛缩、下肢深静脉血栓等。③疼痛：癌痛产生的原因主要为肿瘤浸润、压迫以及肿瘤治疗损伤产生的疼痛。疼痛评估的常用工具有数字评分法、视觉模拟评估法和面部表情评定法。

（2）肿瘤治疗所致功能障碍：①手术损伤：如乳腺癌根治术后上肢淋巴结性水肿和肩关节活动障碍；肺癌肺叶切除术后呼吸功能障碍。②放疗损伤：如放疗所致骨髓造血功能抑制。③化疗损伤：如骨髓造血功能抑制、消化系统的不适及多发性神经病变等。

（二）健康照护

1．疼痛照护　晚期恶性肿瘤病人发生剧痛的比例可高达60%～80%，而疼痛会引起一系列不适反应，照护者需准确判断疼痛的性质、范围及程度才能协助医务人员有效控制老年人疼痛。老年人由于生理功能退化可同时患多种疾病，照护患癌老年人时需仔细判断疼痛是否来源于除恶性肿瘤之外的其他慢性疾病。相对年轻人，老年病人对疼痛敏感性低，不能反映疼痛的真实状态，因此，照护人员要仔细观察老年人的症状和体征给予准确判断，从而为合理用药提供准确资料。治疗期间，照护者要注意纠正老年病人及家属对癌痛的错误认知，消除其对强阿片类镇痛药成瘾性的担忧，帮助其树立控制癌痛的信心。监督老年恶性肿瘤病人严格按医嘱服药，并密切观察用药过程中出现的不良反应。

2．舒适照护

（1）加强皮肤照护：照护者注意观察老年人的皮肤状态，不能自行翻身者需协助其2h翻身一次，避免局部组织长期受压。对于大小便失禁的老年恶性肿瘤病人，注意会阴、肛门周围皮肤状况，保持清洁干燥，必要时插导尿管。对于恶性肿瘤后期发生恶病质的老年人需尽量避免拖、拉、拽等动作以免引起皮肤破损。

（2）环境：保持室内定时通风换气，空气清新，维持适宜的温湿度。老年人末端循环不良易手脚冰凉，应注意保暖，必要时可使用热水袋，注意水温低于50℃，以免烫伤。

（3）加强口腔照护：自理能力不受限的老年人，督促其每天清洁口腔。不能自理的老年人，护士要注意每天仔细检查其口腔黏膜状况，观察有无溃疡、出血、真菌感染等情况。晨起、餐后及睡前协助老年人漱口，保持口腔清洁；口唇干裂者可指导其涂润唇膏；有溃疡或真菌感染者遵医嘱适当用药。

3．饮食照护　对于恶性肿瘤晚期的老年人，应依据老年人的饮食习惯调整饮食，少量多餐，给予高热量、高蛋白、易消化的饮食，同时注意食物的色、香、味，尽量满足老年人的愿望。必要时进行管饲或者胃肠外营养，以保证老年人的营养供给。

4．用药照护　老年恶性肿瘤病人因疾病原因需使用大量化疗药控制肿瘤生长，有疼痛症状的老年人需使用镇痛药物，这些药物在治疗疾病的同时易产生较多的副作用。照护人员要仔细观察，发现并及时报告老年人出现的不良反应。

恶性肿瘤老年人在用药过程中最常见的药物不良反应是消化道症状，如恶心、呕吐及便秘。照护人员应帮助老年人及时查找引起恶心、呕吐的原因，安慰其勿过度紧张，紧张、焦虑均可促发或加重症状。老年人发生呕吐时应嘱其侧卧位或头偏向一侧，照护者轻拍其背部，帮助老年人漱口或用纱布轻轻擦拭口腔，对于意识障碍的老年人应仔细检查其口腔内是否有残留物。准确记录老年人恶心呕吐时的症状、呕吐物的性状、量等。强阿片类镇痛药物易引起病人便秘，且较顽固不易纠正，提倡使用强阿片类镇痛药物之前，嘱老年人多食用纤维素丰富、易消化的食物，照护者可帮助老年人定期按摩腹部，适量运动以促进胃肠蠕动。

5．心理照护　老年恶性肿瘤病人在疾病不同时期会出现不同的表现，应根据其表现提供相应心理照护：

（1）疾病诊断期：老年人往往出现震惊、否认、恐惧的心理，此时照护者不要轻易拆穿患者的否认，亦不能刻意欺骗。应采取真诚的态度回答老年人的询问，注意保持与医务人员及家属对病情说法的一致性。照护人员注意维持病人适当的希望，耐心倾听诉说，根据其对自己病情的认识程度进行沟通。

（2）疾病治疗期：老年人会出现焦虑，害怕疾病进展，并伴有一定的侥幸心理，希望能创造奇迹。

老年人更容易相信虚假夸大的药物疗效信息，照护者一方面应主动关心该期的老年人，引导其主动配合治疗，以控制症状减轻痛苦，另一方面防止老年人上当受骗。

（3）康复期：康复期的老年人会出现失望、忧郁等表现，照护者要经常陪伴老年人，给予鼓励和支持，允许其用哭泣、悲伤等表达情感。根据其意愿安排家属及亲友见面，同时需密切观察老年病人的心理状况，注意进行适当的心理疏导和死亡教育，严防此期病人自杀。

（4）安宁期：安宁期的老年人心境较为平静，多处于对疾病的接受状态。照护者要给老年人足够的空间，尊重其意愿，勿强迫与其交谈或陪伴。为其创造安静、舒适的环境，尽量帮助老年人完成其未了的心愿。

6. 家属照护　恶性肿瘤病人的家属长期照料家人使其工作、社会交往受到影响，精神悲伤、体力和财力的消耗使其心力交瘁。需要隐瞒病情的家属，既要掩饰内心的情感、抑制自己的悲伤，又要努力安慰老年病人，使其承受着巨大的身心压力。照护者要关注家属，注意与其沟通，建立良好的关系，鼓励家属参与老年人的照护活动，应耐心指导家属、示范相关护理技术，使其在照料亲人的过程中获得心理慰藉，同时也能减少老年病人的孤独感。鼓励家属表达情感，耐心倾听，积极解释病人的各种生理、心理表现，减轻家属的疑虑及负担。

（三）健康促进方法及措施

1. 宣传疾病相关知识　通过媒体、社区课堂、讲座等形式向老年人普及恶性肿瘤的危险因素、前期表现等，使其远离危险因素，尽早发现症状及时就诊。

2. 定期体检　定期体检有助于及时发现疾病，恶性肿瘤的早期发现有助于疾病治疗，告知老年人定期体检的重要意义并督促其执行。

3. 死亡教育　由于我国传统文化的影响，老年人多对死亡较为忌讳，不愿提及。通过各种形式进行死亡教育，纠正错误的死亡观，使老年人正视死亡、面对死亡。

预立临终医疗指示

预立临终医疗指示是指个人在具有清醒意识及决定能力时为其将来可能失去决定能力时的医疗目标和手段提前做出安排，其重点在于指示人通过与家属及医生充分的沟通，来确立当指示人处于临终状态时是否实施心肺复苏术。其适用者是临终病人，由临终病人判断、自愿和放弃心肺复苏三个主要制度构成。

1. 临终病人判断制度　是指患有严重疾病，有医学证据证明并经医师诊断为不可治愈，近期内不可避免死亡的病人。临终标准的判定需经二位及以上医师诊断，其中一位医师应当具有相关专科医师的资格。

2. 自愿制度　指示人必须具有承诺能力，必须自愿签署意愿书，多数国家都要求指示人有明确的书面意见书。

3. 放弃心肺复苏制度　除非指示人在表示其意愿时有特别的保留，否则对具有预立医疗指示的临终病人不施予心肺复苏术（Do Not Resuscitate，DNR），包括：心脏按压、心脏电击、气管插管、急救药物注射、人工呼吸等。

来源：李大平，左伟. 预立临终医疗指示相关问题研究[J]. 中国卫生事业管理，2017，(348)：443-446.

（康佳迅）

思考与练习

1. 张某，男，82岁。反复咳嗽、咳痰30余年，活动后心悸、气促10余年，加重伴发热4h入院。查体：T 38.3℃，P 96次/min，R 20次/min，BP 140/80mmHg；颈静脉怒张，肝颈静脉反流征阳性；桶状胸，叩诊呈过清音，双肺呼吸音减弱，可闻及散在湿啰音和哮鸣音；腹平软，肝脏右肋下3cm，轻触痛；双下肢凹陷性水肿。肺功能检查显示 $FEV_1<50\%$，$FEV_1/FVC<60\%$。

请问：

（1）张某的诊断是什么？

（2）我们应该为张某提供哪些照护措施？

2．李某，70 岁，退休工人。5 年前在社区卫生服务中心测血压 170/110mmHg，之后间断服用降压药，其血压一直波动在（160～140）/（110～100）mmHg。病人吸烟、饮酒 40 余年，吸烟 15～20 支 /d，白酒 4～7 两 /d。辅助检查显示心、脑、肾等脏器无器质性病变。

请问：

（1）老年高血压的发病因素有哪些？

（2）我们应该为李某提供哪些照护措施？

3．李某，67 岁，退休前为机关干部。以“行走障碍、手抖 2 年”为主诉入院。李某于 2 年前出现右手不自主抖动，静止时尤为明显，且行走时起步较为困难。既往高血压史 10 年，无传染病病史。查体：T 36.5℃，R 17 次 /min，P 80 次 /min，BP 150/85mmHg，四肢肌力正常，肌张力增高，右上肢为甚。双手不自主震颤，病理征未引出。

请问：

（1）李某罹患了哪种疾病？

（2）应为其提供哪些健康照护？

思路解析

扫一扫，测一测

第八章 老年人常见心理行为问题健康照护与促进

1. 掌握老年人常见心理行为问题（老年焦虑症、老年抑郁症、离退休综合征和高楼住宅综合征）健康照护与促进的措施。

2. 熟悉老年人心理健康标准。

3. 了解老年人心理行为变化特征。

4. 能全面准确地评估老年人的心理行为问题（老年焦虑症、老年抑郁症、离退休综合征和高楼住宅综合征）、实施恰当的心理照护和正确的健康促进措施。

人的心理活动受多种因素的影响，科学技术的发展和进步，使得人类抵御自然灾害的能力不断增强，自然环境对人的心理的影响相对减少，而诸如衰老、疾病、遗传等生理因素，社会变迁、工作变动、职位升降、婚恋状况、家庭关系、经济收入等社会因素对人的心理影响却越来越大，已经成为影响心理的主要因素。老年期是人生历程中的最后一个转折期，这一时期，不仅机体衰老加快，疾病增多，面临着死亡的考验和挑战；而且老年人的职业状况、家庭结构、婚姻状态、经济境遇等方面都在发生变化，这些变化对老年人的感觉、知觉、记忆、智力、情绪、情感、性格及兴趣等心理过程都会产生影响。

第一节 概 述

一、老年人心理行为变化

老年人的情绪不稳定，常表现为易兴奋、易激动、爱唠叨；常回忆过去的辉煌而对眼下的衰老伤感；因生活或身体上的不适而产生焦虑感；因活动范围变小产生孤独感；因工作能力下降产生无能感。

（一）老年人心理行为变化的影响因素

1. 生理因素　感官的老化、患病率的增加、死亡的威胁，特别是身体功能的日渐衰退和疾病的不断缠身使老年人与死亡显得特别的接近，面对死亡，大多数老年人会表现为紧张、恐惧和悲观的情绪反应。

2. 社会心理因素　社会心理因素对老年人心理行为影响尤为突出，特别是当老年人离开工作岗

位后，感到社会地位、经济收入下降，毕生从事的事业统统“丧失”，加之健康状况每况愈下，使老年人产生风烛残年的消极情绪。而家庭经济状况、人际关系、婚姻状况、社会环境等社会因素对老年人的心理状态也会产生重要的影响。

（二）老年人心理行为变化特点

1. 失落　即心理上若有所失、遭受冷落的感觉。老年人离退休后，其主导活动和社会角色发生了改变，从工作单位转向家庭，过去那种热闹的氛围一去不复返，对新生活往往又不能很快适应，被冷落的心理感受便会油然而生。

2. 孤独　老年人离退休后，儿女已经长大独立成家，自己体力衰弱，行动不便，与亲朋来往的频率减少，因而人际交往发生了变化，倍感孤独。如果不幸丧偶，则更感到寂寞孤单。

3. 多疑　许多人进入老年期后对周围人不信任，常计较他人的言谈举止，严重者认为他人居心叵测，常因此而猜疑重重。此阶段老年人由过去对外界事物的关心转向对自己躯体的关心，而这些关心可因某些主观感觉而加强，从而易出现多疑或疑病症状，表现为头部不适、耳鸣、胃肠道功能异常以及失眠等。有时即使稍有不适，就要向周围人诉说。过分关注报刊书籍上的医学常识并对照自己，常为此而心神不定、惶惶不安，甚至多次求医就诊。老年人由于判断力和理解力减退，常变得极为固执，甚至发展成为妄想。

4. 紧张、恐惧　很多老年人喜欢按自己生活经验来判断自己的病情，而对医学知识了解甚少，担心病情是否会引起生命危险，心理上承受着较大的压力，从而产生一系列的情绪反应，尤其是长期卧床的老年人，常处于消极自责状态，难以解脱。

5. 悲观、抑郁　老年人病后丧失劳动能力，情绪往往变得异常悲观，表现为寡言少语、厌恶社交、抑郁痛苦及对生活缺乏信心。

二、老年人心理健康标准

心理健康的标准是动态的，不同年龄、不同社会文化、不同时代具有不同的标准。综合国内外心理学家对老年人心理健康标准的研究及我国老年人的实际情况，可以从以下几个方面进行界定：

1. 充分的安全感　家庭环境对安全感的影响最为重要，安全感是人类的基本需要之一，需要多层次的环境条件，如社会、自然及家庭环境等。

2. 充分了解自己　充分了解自己，指能客观分析自己的能力，并做出恰如其分的判断。能否对自己的能力做出正确判断，对自身的情绪有很大的影响。如果过高估计自己的能力，勉强去做超过自己能力的事情，常常会得不到预期结果，而使产生挫败感；如果过低估计自己的能力，自我评价过低，缺乏自信心，常常会产生被动依赖和抑郁情绪。

3. 生活目标切合实际　生活目标的制定要切合个人实际，不亦超出自己及家庭的能力范围，否则就会产生心理压力和精神负担，从而产生挫折感。

4. 与外界环境保持接触　老年人退休后与社会的联系减少，容易产生抑郁或焦虑情绪。与外界环境保持接触，一方面丰富自己的精神生活，另一方面可以及时调整自己的行为，以便更好地适应环境。与外界环境保持接触包括三个方面，即与人、自然和社会的密切接触。

5. 保持人格的完整与和谐　保持人格中的能力、兴趣、性格与气质等心理特征和谐统一，才能在生活中体验到幸福感和满足感。如果一个人的能力很强，但对所做的事情缺乏兴趣，也不适合他的性格，难以体验到成功感和满足感；同样如果对自己做的事情感兴趣，但能力很差，力不从心，也不会产生压力感到烦恼。

6. 具有一定的学习能力　现代社会科学技术飞速发展，各种知识、技能更新速度很快，为了更好地适应新的生活方式，老年人应不断学习新的知识和技能，如使用计算机、上网等。学习不仅可以锻炼老年人的记忆力和思维能力，而且可以预防脑功能减退和老年痴呆症。

7. 保持良好的人际关系　融洽和谐的人际关系表现为乐于与人交往，能与家人保持情感上的融洽，并得到家人的理解和尊重，同时有知己和朋友；在交往中保持独立而完整的人格，有自知之明，不卑不亢；能客观评价他人，取人之长补己之短，宽以待人，友好相处；既乐于帮助他人，也乐于接受他人的帮助。

8. 能适度表达和控制情绪 在生活中，对不愉快的情绪必须予以释放或宣泄，以求得心理上的平衡。但情绪发泄要适度、适当，否则既影响自己的身体和生活，又容易产生人际矛盾。

9. 有限度地发挥自己的才能 老年人的才能与兴趣爱好应该得到充分发挥，以对自己有利，对家庭有利，对社会有利，又不影响他人的利益为目标。否则，只顾发挥自己的才能和兴趣，而损害了他人或团体的利益，就会引起人际纠纷，增添不必要的烦恼，反而无益于心理健康。

10. 个人基本需求得到一定程度的满足 在愿望合理、条件允许的情况下，应使老年人的需求得到一定程度的满足，由此会产生愉快感和幸福感，这种感觉有益于心理健康。但老年人也要对自己的需求有客观的认知，在充分考虑个人及家庭条件，在法律与道德规范允许的情况下，以满足个人适当的需求为最佳的选择。

第二节 老年人常见心理行为问题健康照护与促进

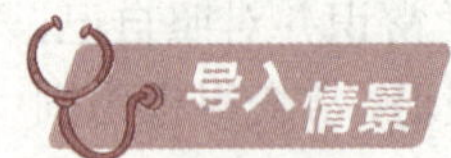

情景描述：

张某，男，65岁，退休在家，平时只要有点不顺心的事情，或哪里不舒服就烦躁、易怒，见什么都烦，吃饭担心碗筷不干净，不愿意和别人接触，与家里人关系不融洽。

请问：

1. 该老年人出现了什么问题？

2. 针对该老年人的症状，我们应该给予什么样的照护措施？

一、老年焦虑症

老年焦虑症（anxiety disorder in the elderly）指首次发病于60岁以上，个体由于达不到目标或不能克服障碍的威胁，导致自尊心、自信心受挫，或内疚感增加而形成的一种紧张不安带有恐惧型的情绪状态。几乎每个老年人都有过焦虑的体验，适度的焦虑有益于老年人更好地适应外界变化，利于自我调节保持身心平衡，而持久过度的焦虑则会严重影响老年人的心身健康。

（一）健康评估

1. 健康史 评估老年人有无体弱多病、行动不便、力不从心；生活和工作中有无各种应激事件如离退休、丧偶、丧子、经济窘迫、家庭关系不和、搬迁、社会治安以及日常生活常规的打乱等；有无疾病如老年性痴呆、甲状腺功能亢进症、抑郁症等，以及某些药物副作用。常见的发病因素如下：

（1）遗传因素：焦虑症是环境因素与易感体质共同作用的结果，易感素质是由遗传决定的。遗传在焦虑症的发生中起重要作用，有研究表明双卵双胞胎一方发病而另一方的发病率为25%，而单卵双胞胎则为50%。

（2）生物学因素：焦虑反应的生理学基础是交感和副交感神经系统活动的普遍亢进，常有肾上腺素和去甲肾上腺素的过度释放。

（3）病前人格特征：自卑、自信心不足、胆小怕事、谨小慎微、对轻微挫折或身体不适容易紧张、焦虑或情绪波动。

（4）精神刺激因素：轻微的挫折和不满等精神因素可成为焦虑症的诱发因素。

2. 心理状况 老年人常见表现为广泛性焦虑发作，又称慢性焦虑症，包括对未来的害怕不安、痛苦的内心体验、精神运动性不安以及伴有自主神经功能失调等症状。

（1）急性焦虑：老年人发作时突然感到不明原因的惊慌、紧张不安、心烦意乱、失眠或激动、哭泣，常伴有潮热、大汗、口渴、心悸、气促、脉搏加快、血压升高、尿频、尿急等躯体症状。严重时，可出现阵发性气喘、胸闷，甚至有濒死感，并产生妄想和幻觉。一般持续几分钟或几小时，之后症状缓解或消失。

(2) 慢性焦虑：老年人表现为提心吊胆，有不安的预感，入睡困难，睡中易惊醒，对外界刺激敏感，处于高度警觉状态，容易激怒，生活中稍有不如意就烦躁不安，易与他人发生冲突、出现注意力不集中，健忘等。

持久过度的焦虑可严重损害老年人的心身健康，加速衰老，增加失控感，损害自信心，并可诱发高血压、冠心病；急性焦虑发作可导致脑卒中、心肌梗死、青光眼、高压性头痛失明以及跌伤等意外发生。

文档：汉密尔顿焦虑量表（HAMA）

3. 评估工具　可采用标准化评定量表对焦虑的程度进行评估，如汉密尔顿焦虑量表（HAMA）、焦虑自评量表（SAS）、老年焦虑量表（GAI）等。

（二）健康照护

1. 对因处理　指导老年人及其家属认识、分析焦虑产生的原因和表现，正确对待离退休问题，解决家庭经济困难，积极治疗原发疾病，避免使用或慎用抗焦虑药物。

2. 调整自身的认知　对患有焦虑症的老年人，应从调整认知着手，使其认识到焦虑症不是器质性疾病，对人的生命没有直接威胁，并不可怕，是可以通过治疗得到改善或治愈的。从认知角度调整，减轻老年人对焦虑的恐惧，降低老年病人的心理压力和负担，增强治疗焦虑症的信心。

3. 支持性心理治疗　部分老年人患焦虑症与生活事件有关，如退休、家庭成员有重大变故等。这种情况下，应鼓励老年病人讲出自己的心理感受，耐心倾听，并加以解释和指导，给老年人提供宣泄自己消极情绪的机会，使其精神上解脱；同时合理开导，避免老年人产生不良认知。

4. 团体心理辅导　团体心理辅导是治疗者和多位老年焦虑症病人组成团体辅导小组，通过治疗者讲解、成员倾诉、团体分析和讨论、已康复病人现身示范等，让老年人在团体中说出自己的感受，通过团体成员间相互的信任和温暖的氛围，给老年人提供社会支持，使其发现自己存在的问题和在集体中的作用，从而正确认识焦虑症并解决问题。而缺乏家庭支持系统支持的退休老年人通过团体心理辅导，也可以从团体中寻找到支持力量，相互鼓励、探索自我、接纳自我，形成积极的自我评价，减缓焦虑症状。

5. 心理放松训练和积极的自我暗示　心理放松训练和积极的自我暗示是缓解老年焦虑症状的有效措施之一。老年焦虑症病人在感到焦虑不安时，可以听一些比较舒缓的音乐，受到音乐旋律和意境的感染，缓解心理压力，使心情平静下来，保持愉快的心情；也可以做做运动，消耗体力，把不安发泄出来，改善睡眠状况；还可以用最舒服的方式轻松地坐下或躺下来，松开任何紧绷的衣物，闭上双眼，对自己进行积极的自我暗示，集中注意力于头部，在心里反复告诉自己："我的头部感到温暖且放松"，尝试去体会这种感觉，等头部体会到温暖放松的感觉后，再把注意力依次集中在自己的颈部、左臂、右臂、左腿、右腿……用同样的方式做自我暗示，速度不要太快，一直到自己全身都放松下来，焦虑情绪会随着暗示和放松渐渐得到平缓。

6. 转移注意力　当老年人处于非常紧张、焦虑的状态时，可以试着转移注意力，放弃对焦虑的关注，转移注意力到一些新的事物上去，比如散步、聊天，有意识地为自己安排一些任务，使注意力集中在该项任务上而忘却紧张焦虑；到自己想去的地方如景色优美、令人心旷神怡的环境中等。通过转移法将自己的注意力从引起焦虑情绪的刺激上移开，也可以控制焦虑情绪的蔓延和加重。

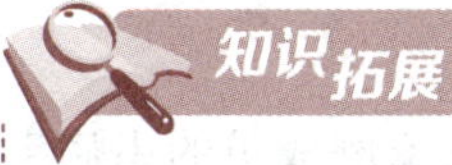

自我疏导

轻微焦虑的消除，主要是依靠个人，当出现焦虑时，首先要意识到自己这是焦虑心理，要正视它，不要用自认为合理的其他理由来掩饰它的存在。其次要树立起消除焦虑心理的信心，充分调动主观能动性，运用注意力转移的方法，及时消除焦虑。当你的注意力转移到新事物上时，心理上产生的新的体验有可能驱逐和取代焦虑心理，这是一种常用的方法。

来源：黄岩松，李敏. 老年健康照护（临床案例版）[M]. 武汉：华中科技大学出版社，2017.

图片：抗焦虑药物

7. 用药治疗　重度焦虑应遵医嘱应用抗焦虑药物，如安定、氯氮平、去甲羟基安定、氟安定等，并注意老年人用药原则。

（三）健康促进方法及措施

1. 提供老年焦虑症健康教育资料

(1) 发放印刷材料：包括健康教育折页、健康教育处方和健康手册等，放置在村卫生室、乡镇卫生院、社区卫生服务中心、医院咨询台等地方，每年提供印刷材料并及时更新补充，保障使用。

(2) 播放音像资料：包括 VCD、DVD 等视听传播材料。

2. 设置老年焦虑症健康教育宣传栏　乡镇卫生院、社区卫生服务中心、医院等区域明显位置设置宣传栏，每 2 个月更换 1 次宣传内容。

3. 开展公众健康咨询活动　利用心理健康主题日，开展老年焦虑症的健康咨询活动并发放宣传材料。

4. 举办老年焦虑症健康知识讲座　定期举办老年焦虑健康知识讲座，引导其学习、掌握健康知识以促进心身健康。

5. 开展个体化健康教育　乡镇卫生院、社区卫生服务中心的医务人员对有需要的老年人有针对性地给予个体化健康知识和健康技能教育和培训。

6. 家庭支持　老年焦虑症病人通常会变得比较脆弱，家庭成员的正确态度和对老年人的支持也能提供很大的帮助。可以采取家庭会谈的方式进行心理协调，建立良好的家庭气氛，充分调动家庭成员的积极性，使老年人在生活上得到关心、体贴，让老年人感到自己在家庭中及家人心目中的地位，增加老年人的自我认同感，使老年人产生积极的情绪和良好的心理体验，缓解焦虑情绪。

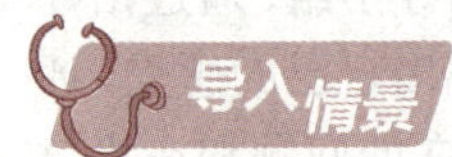

情景描述：

王某，女，55 岁，工人，初中文化，结婚 10 年后，丈夫因病去世。职场工作中，郁郁不得志。3 个月前独生子在出差途中遭遇空难。从此，王某变得情绪低落，郁郁寡欢，觉得自己可能是灾星，感到前途渺茫，悲观厌世。不愿与他人来往，别人的笑声让她觉得聒噪不安。整日独坐家中，暗自伤心落泪。

请问：

1. 王某出现了什么问题？

2. 针对王某的症状，我们应该给予什么样的心理照护？

二、老年抑郁症

抑郁症是老年人常见的精神障碍之一。老年抑郁症（late life depression，LLD）广义上指年龄在 60 岁以上的抑郁症病人，狭义上是指首次起病年龄在 60 岁之上的抑郁症病人，以持久的情绪低落为主要临床症状的一种精神障碍性疾病，其危害性不容忽视，如不及时诊治将严重影响老年人生活质量，导致老年人精神残疾，抑郁严重的老年人会有自杀倾向，其中男性的自杀风险更高，也可增加其配偶罹患老年抑郁症的可能，同时会增加心身疾病的患病风险和死亡风险等严重后果。

（一）健康评估

1. 健康史

(1) 遗传因素：老年抑郁症与遗传基因、家族史有密切关系，老年抑郁症病人家庭成员的患病率远远高于一般人群，说明此病具有明显的遗传倾向。

(2) 药物因素：有一些药物如抗焦虑药、抗癫痫药、抗肿瘤药、抗组胺药、抗帕金森病药、治疗心脏病及高血压的药物，用于关节炎、过敏、哮喘等治疗的肾上腺皮质药，用于避孕和控制更年期症状的女性雌激素药，用于肝炎、成人白血病、恶性黑色素瘤和一些癌症治疗的 α 干扰素等均可促使老年抑郁症的发生。

(3) 疾病因素：老年抑郁症的发生常有基础疾病的背景，其中最主要的是心血管和神经系统疾病。多数老年病人都患有慢性疾病，如高血压、冠心病、糖尿病等，或有躯体功能障碍如脑血管疾病所致的偏瘫等。由于这些老年人长期受疾病折磨，活动能力受限、社交范围缩小，又承受着医疗费用

的压力，因此，抑郁症的发病率明显高于未患有该类疾病的老年人。

(4) 社会心理因素：社会心理因素为老年抑郁症的重要因素之一，包括社会支持度低、负性生活事件、人格特征、认知功能等因素，如空巢、离异、丧偶、养老机构的老年人以及离退休老干部，情感需要无法满足容易产生孤独感、无用感以及失望感。

2. 心理状况　典型抑郁发作表现为情绪低落、思维迟缓及言语活动减少等。老年抑郁症发作的临床症状常不太典型，与青壮年期病人存在一些差别，认知功能损害和躯体不适的主诉较为多见。

(1) 情感低落：是抑郁症的核心症状。主要表现为持久的情绪低落，病人常闷闷不乐、郁郁寡欢、度日如年；以往有的兴趣爱好也变得无兴趣，觉得生活枯燥乏味；提不起精神，高兴不起来，甚至会感到绝望，对前途无比的失望，明显的无助与无用感。

半数以上的老年抑郁症病人还可有焦虑和激越，紧张担心、坐立不安，有时躯体性焦虑会完全掩盖抑郁症状。

(2) 思维迟缓：老年抑郁症病人思维联想缓慢，反应迟钝。自觉“脑子比以前明显的不好使了”。

老年抑郁症病人大多存在一定程度认知功能（记忆力、计算力、理解和判断能力等）损害，比较明显的为记忆力下降，需与老年期痴呆相鉴别。痴呆多为不可逆的，而抑郁则可随着情感症状的改善会有所改善，预后较好。

(3) 意志活动减退：老年人可表现行动缓慢，生活懒散，不想说话（言语少、语调低、语速慢），不想做事，不愿与周围人交往。总是感到精力不足，全身乏力，甚至日常生活都不能自理。对生活的热情、乐趣减退或丧失，不愿意参加社交活动，甚至闭门独居、疏远亲友。

(4) 自杀观念和行为：严重抑郁发作的病人常伴有消极自杀观念和行为。老年抑郁症病人的自杀危险性比其他年龄组病人高，尤其抑郁与躯体疾病共病的情况下，自杀的成功率较高。因此，老年病人家属需加强关注，严密防备。

(5) 躯体症状：此类症状很常见，主要表现为疼痛综合征，如头痛、颈部痛、腰酸背痛、腹痛和全身的慢性疼痛；消化系统症状，如腹胀腹痛、恶心、嗳气、腹泻或便秘等；类心血管系统疾病症状，如胸闷和心悸等；自主神经系统功能紊乱，如面红、潮热出汗、手抖等。此外，大多数老年人还会表现为睡眠障碍，入睡困难，睡眠浅且易醒，早醒等。体重明显变化、性欲减退等。

(6) 疑病症状：老年病人往往过度关注自身健康，以躯体不适症状为主诉（消化系统最常见，便秘、胃肠不适是主要的症状），主动要求治疗，但往往否认或忽视情绪症状，只认为是躯体不适引起的心情不好。因此，表现出明显的紧张不安、过分的担心。辗转于各大医院，遍寻名医，进行各项检查的结果是阴性或者问题不大、程度不严重时，会拒绝相信检查的结果。要求再到其他大医院、其他科室检查，也会埋怨医生检查不仔细、不认真、不负责任等。

文档：老年抑郁量表（GDS）

3. 评估工具　可采用标准化评定量表对抑郁的程度进行评估，如老年抑郁量表（GDS）、汉密尔顿抑郁量表（HAMD）。

（二）健康照护

1. 心理疏导

(1) 照护者要认真仔细地帮助老年抑郁症病人进行有效的全面照护，耐心倾听其诉说，尽量满足需求，提高对治疗的信心。

(2) 进行护理操作时，可以适当地播放较为柔和的音乐，有利于平复老年病人情绪；由于老年抑郁症病人反应较慢、思考较为简单，因此，在照护过程中照护者应面带微笑、保持饱满的情绪与老年病人进行沟通交流，耐心地倾听其倾诉，尽量满足病人的内心需求。

(3) 对老年病人的不良情绪进行分析，根据分析结果采取有效地方式进行交流和疏导；对于病情较为严重的老年病人可以采取催眠疗法，引导其进入特殊的意识状态，缓解不良情绪。

(4) 若老年病人病情较为严重且伴有自杀倾向时，要嘱其家属进行全天陪护，待病情有所好转时，及时与老年病人有效地沟通交流，并全面分析其轻生及病情恶化的因素，实施针对性的心理干预。

催眠疗法

常用的抑郁症催眠疗法有：

1. 宣泄法　对于经常处于高度紧张状态、焦虑状态或压力状态的人，对于那些蒙受挫折而心境抑郁的人，在催眠状态下充分宣泄不良情绪，再运用暗示作一番情绪调整，会收到良好的效果。

2. 电影法　在催眠状态诱发抑郁症病人产生抑郁的情景，他们在“屏幕”上看到的是自我的心象，可以真切的揭示产生抑郁症的原因。

3. 认知观念矫正　观念矫正可从两个方面来进行。其一在病人的心理防卫机制和先前的心理定势不起作用的催眠状态下，催眠师以坚定果断地语气、简洁凝练的语言、有理有据的论证，铲除深深根植于病人潜意识中的错误信念。这一系列工作的意义在于“破”——破除其原先的观念。其二运用一系列的肯定暗示，把新的、正确的观念输入到病人的潜意识中，并要求病人深入地琢磨这些肯定暗示的内涵，并要求他们将这些肯定暗示予以内化，直至成为其人格的一部分。

来源：Shih M，Yang YH，Koo M.A meta-analysis of hypnosis in the treatment of depressive symptoms：a brief communication[J]. Int J Clin Exp Hypn 2009，57（4）：431-442.

2. 认知疗法照护　老年抑郁症病人往往存在一定的认知偏见，而这些认知偏见又与抑郁发作有密切的关系，并阻碍康复。照护者要向意识清醒的老年病人详细讲解发病原因、临床症状以及治疗方法等，并告知其自身病情，有利于提高其治疗依从性。照护过程包括训练老年病人自我监察；进行行为激活；帮助其识别不良认知；验证不正确的想法；结束治疗和预防复发。老年人遇到问题时，常常低估自己解决问题的能力，容易产生无望感。而认知疗法可以帮助老年病人识别并纠正自身存在的不合理假设和理念，鼓励其重建对生活的积极思考方式。

3. 用药照护

（1）遵医嘱给予老年病人抗抑郁药物前，结合老年病人的精神状态评估实际情况，预先告知老年病人服药后将产生的相应不良反应，通过不良反应症状的提前暗示，形成心理准入铺垫，使其在不良反应发生时，能够在精神、心理层面做到接受或适应，改善或消除抵触、恐惧心理，增加病人的康复信心。

图片：抗抑郁药物

（2）待老年病人病情改善后，若需减少药量则应提前告知，获得配合，并以抚慰口吻告知其疾病改善的具体情况，以降低思想顾虑和惶恐不安的心理。

（3）若老年病人出现拒绝服药情况，照护者应切忌急于劝导或强制服药，应待其情绪平复后再给予引导。

4. 运动疗法　体育锻炼对心理健康有促进作用，运动方式有慢跑、跳绳、健身舞、散步、足球疗法、太极拳等。运动疗法可提高老年病人对疾病的认识，使其身心状态迅速得到调整，从运动中体验到快乐，感受到自身的变化，增强信心，从而形成良性循环，有利于老年抑郁症病人的康复。

（三）健康促进方法及措施

1. 自控疗法　自我监督和评估、自我强化，帮助老年病人制定每天的计划，要求其每天用日记的形式记录自己的成绩和进步。

2. 社交技巧和自信心训练　社交活动中帮助老年人恰当地运用语言；语言表达准确、简练、有幽默感；选择对方感兴趣的话题；学会赞扬别人但要有的放矢。在自信心方面帮助老年人列出自己性格中积极方面，对自己的成功给予积极评价；制定可以完成的目标，循序渐进地改变和进步。

3. 健康教育

（1）当老年抑郁症病人精神状态转好时，由高年资照护者制定全面的集体照护方案，定期展开老年抑郁症专题讲座，并定期进行放松训练和康复性训练等。健康教育内容主要包括抑郁症病因、治疗、预防、转归等，还可对具备一定文化程度者发放健康宣传手册。

（2）组织老年抑郁症痊愈病人进行榜样示范，交流康复心得，切实提高老年病人对抑郁症的认识，掌握自我精神调节方法，树立治疗信心，从而进一步提高老年病人治疗依从性。

4. 家庭支持　鼓励家属经常与老年人沟通交流，尤其是独居、丧偶、有精神障碍的老年人，子女应尽量抽出更多的时间陪伴，不仅在生活上给予照顾，同时在精神上给予关心，与他们保持密切的联系，给他们言语上的安慰与支持和实质性的帮助，有些老年抑郁症病人长期处于困境中，情绪有时十分低落或易怒，不太稳定，这时需要对其进行心理疏导，可以让家属陪同一道进行心理咨询，合理地抒发的情绪，表达愿望。

5. 社会学习　鼓励老年人尽量多参加社区组织的活动，内容涉及咨询建议、美化环境、帮困助弱、社会治安、文娱体育等许多方面。照护者在老年病人康复阶段，可以定期组织开展各类型的文化娱乐活动，如外出游玩、体育比赛、歌唱比赛等丰富多彩的娱乐活动、社会活动，转移老年病人对疾病的注意力，引导老年病人在活动中学会调整人际关系，逐步从抑郁阴影中走出，发掘生活乐趣，以提高老年病人的生活信心，消除不良情绪。

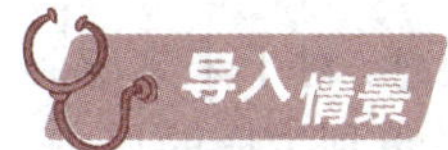

情景描述：

李某，女，56 岁，去年年底退休，过去一直忙忙碌碌，常常抱怨工作辛苦，有时候甚至还盼着自己早点退休，好赶紧回去享享清福。可是如今真退下来了，却觉得心里空荡荡的。吃饭、睡觉、看电视，成了每天生活的全部内容。这样枯燥无味的生活过了不到 1 个月，李某就受不了了，她整天愁眉苦脸，郁郁寡欢，对什么事情都提不起兴趣。女儿给她买了十字绣，她绣了几天就不耐烦了，儿子带她去最热闹的商圈逛街，她看到水泄不通的人群和喧嚣扰攘的环境就心烦气躁，邻居们找她打牌，她也毫无兴趣。

请问：

1. 李某出现了什么问题？

2. 针对李某的症状，我们应该给予什么样的心理照护？

三、离退休综合征

离休和退休是生活中的一次重大变动，老年人的生活内容、生活节奏、社会地位、人际交往等各个方面都会发生很大变化。由于适应不了环境的突然改变，而出现消沉的情绪和偏离常态的行为，甚至引起疾病。离退休综合征（retirement syndrome）是指老年人由于离退休后不能适应新的社会角色、生活环境和生活方式的变化而出现的焦虑、抑郁、悲哀、恐惧等消极情绪，或因此产生偏离常态行为的一种适应性心理障碍，这种心理障碍往往还会引发其他躯体疾病、影响身体健康。据统计，1/4 的离退休人员会出现不同程度的离退休综合征。

（一）健康评估

1. 健康史　评估导致老年人离退休综合征的常见原因。

（1）人格特点：平时工作繁忙、事业心强、好胜而善于争辩、严谨和固执的人易患离退休综合征，因为他们过去每天都紧张忙碌，突然变得无所事事，这种老年人心理适应比较困难。相反，那些平时工作比较清闲、性格比较散漫的人反而不容易出现心理异常反应，因为他们离退休前后的生活节奏变化不大。

（2）个人爱好：退休前除工作之外无特殊爱好的老年人容易发生心理障碍，这些人退休后失去了精神寄托，生活变得枯燥乏味、缺乏情趣、抑郁。而退休前就有广泛爱好的老年人则不同，工作重担卸下后，反而可以充分享受闲暇爱好所带来的生活乐趣，自然不易出现心理异常。

（3）人际关系：人际交往不良，不善交际，朋友少或者没有朋友的人容易引发离退休综合征，这些老年人经常感到孤独、苦闷，烦恼无处倾诉，情感需要得不到满足；相反，老年人如果人际交往广，又善于结交新朋友，心境就会变得比较开阔，心情开朗，消极情绪就不易出现。

（4）职业性质：离退休前拥有实权的领导干部从前呼后拥到退休后的形单影只，从门庭若市到门可罗雀可导致巨大的心理落差。

（5）性别因素：通常男性比女性更难适应离退休的各种变化。中国传统的家庭模式是“男主外，

女主内”，男性退休后，活动范围由“外”转向“内”，这种转换比女性明显，容易心理失衡。

2. 心理状况 离退休综合征的老年人表现为坐卧不安，行为重复，往返犹豫不决，整日不知干什么好，可出现强迫性定向行走；注意力不能集中，常做错事；性格变化明显，容易急躁和发脾气；对什么都不满意，多疑，当听到他人议论工作时常会烦躁不安，猜疑其有意刺激自己。具体表现如下：

(1) 无力感：许多老年人不愿离开工作岗位，认为自己还有工作能力，但是社会要新陈代谢，必须让位给年轻一代，离退休对于老年人实际上是一种牺牲。面对“岁月不饶人”的现实，老年人常感无奈和无力。

(2) 无用感：在离退休前，一些人事业有成，受人尊敬，掌声、喝彩、赞扬不断，一旦退休，一切化为乌有，退休成了“失败”，由有用转为无用，如此反差，老年人心理上便会产生巨大的失落感。

(3) 无助感：离退休后，老年人离开原有的社会圈子，社交范围变得狭窄，朋友变少，孤独感油然而生，要适应新的生活模式往往使老年人感到不安、无助和无所适从。

(4) 无望感：无力感、无用感和无助感都容易导致离退休后的老年人产生无望感，对于未来感到失望甚至绝望。加上身体的逐渐老化，疾病的不断增多，有的老年人常感觉得已经走到生命的尽头，油干灯尽。

以上情形并非每一个离退休的老年人都会出现，离退休综合征形成的因素是比较复杂的，与每个人的人格特点、生活型态和人生观有着密切的关系。

（二）健康照护及促进措施

1. 对离退休有正确认识 老年人随着年龄增加，由原来的职位退下来，这是一个自然的、正常的、不可避免的过程。只有充分理解新陈代谢、新老交替规律，才能对离、退休的生活变动泰然处之。离退休后，要消除“树老根枯”“人老珠黄”的悲观思想和消极情绪，坚定美好的信念，将离退休生活视为另一种绚丽人生的开始，重新安排自己的工作、学习和生活，做到老有所为、老有所学、老有所乐。

2. 发挥余热，重归社会 离退休老年人如果体格壮健、精力旺盛又有一技之长，可以积极寻找机会，做一些力所能及的工作。一方面发挥余热，为社会继续做贡献，实现自我价值；另一方面使自己精神上有所寄托，使生活充实起来，增进身体健康。但工作须量力而为，不可勉强，要讲求实效，不图虚名。

3. 充分认识老有所学的必要性 帮助老年人挖掘自身的具体条件和兴趣，学习和参加一些文化活动，如阅读、写作、绘画、书法、音乐、舞蹈、园艺、棋类等以开阔视野、陶冶情操，丰富精神生活，减少孤独、空虚和消沉之感；同时还能起到健脑、健身的目的。

4. 安排好家庭生活，处理好“代沟”问题 家庭是老年人晚年生活的主要场所。老年人需要和睦的家庭与家庭成员的理解、支持和照料。老年人与子女之间在思想感情和生活习惯等方面有时因思维方式和处理方法不同，而产生“代沟”。作为子女应尽孝道，赡养与尊重老年人；作为老年人不可固执己见，独断专行或大摆长辈尊严，应理解子女，以理服人。遇事多和老伴、子女协商，切不可自寻烦恼和伤感。

5. 培养爱好，寄托精神 许多老年人在退休前已有业余爱好，只是工作繁忙无暇顾及，退休后可利用闲暇时间充分享受这一乐趣。即便先前没有特殊爱好，退休后也应该有意识地培养一些，以丰富和充实自己的生活。写字作画，既陶冶情操，也锻炼身体；种花养鸟也是一种有益活动，鸟语花香别有一番情趣；另外，跳舞、气功、打球、下棋、垂钓等活动都能使参加者益智怡情，增进心身健康。

6. 生活自律，保健身体 老年人的生活起居要有规律，离退休后也可以给自己制定切实可行的作息时间表，早睡早起，按时休息，适时活动，建立、适应一种新的生活节奏。同时要养成良好的饮食卫生习惯，戒除有害于健康的不良嗜好，采取适合自己的休息、运动和娱乐的形式，建立起以保健为目的的生活方式。

7. 必要的药物和心理治疗 老年人出现身体不适、心情不佳、情绪低落时，应该主动寻求帮助，切忌讳疾忌医。对于患有严重的焦躁不安和失眠的离退休综合征的老年人，可在医生的指导下适当服用药物，并接受心理治疗。

正念行为训练

具体流程：

1. 由专业的心理医生以讲座、咨询、宣传图册方式进行正念训练宗旨、内容、要点、注意事项的宣传讲解。

2. 在专业心理医生的指导下进行团体正念技术的训练，包括躯体扫描技术、正念呼吸训练、正念运动练习、正念放松训练、正念五官训练。该过程持续 8 周，训练 5 次，每次 90～120min；其余时间家中自行练习，以强化巩固。

3. 定期进行体验交流和讨论，1 次 /2 周。

来源：常瑜，郝正玮，郭霞，等. 正念行为训练对离退休综合征中老年人应对方式及生命质量的影响[J]. 中国老年学杂志，2017；3(37)：1513-1515.

8. 扩大社交，排解寂寞　退休后，老年人的生活圈子缩小，但不应自我封闭，不仅应该努力保持与旧友的关系，更应该积极主动地去建立新的人际网络。良好的人际关系可以开拓生活领域，排解孤独寂寞，增添生活情趣。在家庭中，与家庭成员间也要建立协调的人际关系，营造和睦的家庭气氛。

四、高楼住宅综合征

高楼住宅综合征(high rise housing syndrome)是指长期居住于高层闭合式住宅里，与外界很少接触，楼高不便很少到户外活动，从而引起一系列生理和心理的异常反应，多发生于离退休的老年人。在冬春季，由于老年人的活动量少，免疫能力下降，尤其多见。它是导致老年人肥胖症、高血压病、冠心病、糖尿病和骨质疏松等疾病的常见原因。

（一）健康评估

1. 原因　老年人居住高楼出门不方便或房屋隔离不便交往所致。

2. 心理状况

(1) 精神空虚、无所事事，生活规律被打破，转为松散、无规律的生活状态。

(2) 孤独、悲观、社会交往少，难以与人相处，怀疑自身价值，不爱活动，陷入无趣、无欲、无望的生活状态。

(3) 躯体化症状，如失眠、早醒、睡眠质量差、头痛、食欲减退、心慌气短、高血压等。

（二）健康照护与促进措施

1. 加强体育锻炼和活动量　加强运动，下楼到户外锻炼，锻炼项目可以根据自己的爱好、条件和体力进行选择。如散步、拳术、跳绳、体操等。居住高楼的老年人，每天应下楼到户外活动 1～2 次，并保持经常性。

2. 增加人际交往　平时左邻右舍应经常走动，串串门，聊聊天，以增加相互了解，增进友谊，这样也有利于独居高楼居室的老年人调适心理，消除孤寂感。

3. 多参加社会活动　在天气晴朗的节假日里，老年人应尽可能一起与儿孙们到附近的公园去玩玩，呼吸户外的新鲜空气，增加一些活动量。有条件的可去郊外或自然、人文风景区放松自己，同时要注意运动适量，循序渐进，持之以恒，否则不仅无益，反而有害，特别是高龄老人体质衰弱、慢性疾病者，需在医生指导下进行，以免发生意外。

4. 保持室内空气畅通　尽量保持一定的开窗时间，使室内空气处于对流交换状态，保持新鲜洁净，改善空气质量。

5. 合理膳食，增加营养　多食瘦肉、鸡蛋、鱼类、乳类、豆类及其制品等含有优质蛋白质的食品，不仅有助于人体消化吸收，而且富含人体必需的氨基酸、营养并可增加人体的耐寒和抗病能力。

6. 简易穴位按摩　空闲时可对印堂穴、太阳穴以及耳前耳后等穴位适当地按摩并注意劳逸结合，不仅能使人精力得到恢复，健康状况也会得到有效改善。

（贾红红）

笔记

思考与练习

1. 潘某，男性，74岁，丧偶，退休工人，自老伴3个月前去世后数次出现紧张、焦虑、记忆减退、失眠，近1个月来症状加重，并容易激怒，生活中稍有不如意就心烦意乱，易与他人发生冲突。

请问：

(1) 潘某可能存在哪些心理行为问题？

(2) 我们应该为潘某提供哪些照护措施？

2. 王某，女性，65岁，有两个孩子，均在外地成家，退休后，无所适从，无心参加各种娱乐活动，闷闷不乐。

请问：

(1) 该老年人存在哪些心理问题？

(2) 如果你照护该老年人，如何对其进行心理照护？

思路解析

扫一扫，测一测

笔记

第九章 老年人社会参与和健康促进

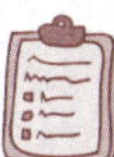

学习目标

1. 掌握社会参与、老年社会参与的概念、影响因素及形式。
2. 熟悉老年社会参与的目的及意义、理论基础。
3. 了解社会参与的分类、老年社会参与国内外现状。
4. 能全面准确地帮助老年人制定社会参与方案。

1999 年世界卫生组织提出“积极老龄化”的倡议，将积极老龄化界定为“尽可能增加健康、参与和保障机会的过程，以提高人们老年时的生活质量”。2002 年联合国《马德里老龄问题国际行动计划》中，把“独立、参与、照顾、自我实现、尊严”确立为 21 世纪老龄问题行动计划的基本原则，把“老年人与发展”列为三个优先行动方向首位，老年社会参与被正式纳入“积极老龄化”发展战略，成为应对 21 世纪人口老龄化的政策框架。老年人的社会参与是关乎人类发展的，具有重要意义的课题。

第一节　概　　述

一、社会参与概述

（一）社会参与的概念

社会参与是指参与者在社会互动过程中，通过社会劳动或社会活动的形式，实现自身价值的一种行为模式，这一概念有三个核心内容：第一，社会参与是社会层面的；第二，社会参与是与他人联系的；第三，社会参与是体现参与者价值的。

（二）社会参与的分类

社会参与分为服务过程中个体参与，服务过程中社会参与，服务过程中公共参与三大类。

1. 个体参与　指以个人事务为基础，包括消费、提供公共文化产品等。

2. 社会参与　指各种社会力量在社区文化以内的参与，包括消费、提供公共文化产品等。

3. 公众参与　指个人、社会组织和其他社会力量与政府及其他行政机构的接触及其影响公共事务的处理结果的程度。

二、老年人社会参与概述

（一）老年人社会参与的概念

“老年人社会参与”这一概念最早源自20世纪40年代，由美国著名的社会学家欧内斯特·W·伯吉斯在他的象征互动理论中提出的。伯吉斯将象征互动理论中社会参与的概念与老年人相结合，强调老年人生存的社会价值、老年人生命的终极意义，他认为老年人可以在社会活动中作出应有的贡献。老年人社会参与（social participation for the aged）是指老年人参与社会经济、政治、文化等各种活动；狭义上是指老年人通过各种形式直接参与社会活动，广义上还包括为自己家庭成员服务的劳务和活动（间接参与社会发展），强调“对社会有效用的、有贡献的行为”。

老年人社会参与的形式与内容

《中华人民共和国老年人权益保障法》第七章《参与社会发展》规定：国家为老年人参与社会发展创造条件。鼓励老年人在自愿和量力的情况下，从事下列活动：

1. 对青少年和儿童进行社会主义、爱国主义及集体主义教育和艰苦奋斗等优良传统教育；
2. 传授文化和科技知识；
3. 提供咨询服务；
4. 依法参与科技开发和应用；
5. 依法从事经营和生产活动；
6. 兴办社会公益事业；
7. 参与维护社会治安、协助调解民间纠纷；
8. 参加其他社会活动。

来源：《中华人民共和国老年人权益保障法》2012年第十一届全国人民代表大会常务委员会第三十次会议修订。

（二）目的及意义

1. 目的　老年人积极地参与社会，要尽可能长时间地保持中年人的生活方式从而否定老年的存在，用新的角色取代因丧偶或退休而失去的角色，通过新的参与、新的角色以改善老年人因社会角色中断所引发的情绪低落，把自身与社会的距离缩小到最低限度。老年人社会参与既是老年人适应社会、适应老年生活的选择，也是国家和社会解决人口老龄化问题的重要战略。

2. 意义

（1）经济意义：人口老龄化不可避免的带来了劳动力结构性短缺、社会抚养比增大以及社会服务内容增加等社会问题，而刚性的退休制度也造成了老年人力资源的极大浪费，因此，老年人在退休后积极参与社会经济的生产与发展，不仅是开发老年人力资源的途径，也是缓解人才资源结构性短缺，减轻社会负担的有效途径。此外，老年人参与社会活动也是一种构建社会资本的重要途径，从这个角度讲，社会需要为老年人创造一个发展空间，老年人个人也要提高参与意识和“老有所为”的观念。

社会资本

林南认为社会资本（social capital）是内嵌于社会网络中的资源，行为人在采取行动时能够获取和使用这些资源，这个概念包含着两个重要的方面：一是它代表的是内嵌于社会关系中而非个人所有的资源；二是获取和使用这种资源的权力属于网络中的个人。

以往的研究也表明，社会资本是影响个体生活的重要因素之一，在很多情况下，人们更愿意根据相互关系的性质和距离，通过社会关系网络来进行社会资源的分配，老年人更要依赖社会资本来维持其生活水平和提高其生活质量，包括经济支持、情感慰藉和生活照顾。因此，积极的社会参与就成为老年人保持和扩大社会网络，提高个体社会资本，保证生活质量的一个极好的途径。

来源：林楠．社会资本[M]．上海：上海人民出版社，2005.

（2）精神意义：社会参与既有助于继续发挥人才资源的作用，补充人力资源的不足，又可以帮助老年人实现精神寄托和减少孤独感，增进心身健康，对于提升老年人心理健康水平具有积极作用。

（3）自我实现价值意义：老年人的发展包括内在和外在两个方面，即内在的自我完善和外在的社会参与，这二者均是通过老年人的有所作为来实现的，而“老有所为”正是一种反映老年人性质、体现老年人价值的形式。许多城市老年人都非常积极地参与社区的治安巡逻和公益活动，农村老年人则通过参加老年人协会来提高自己的社会参与程度。因此，老年人在各种形式的社会参与过程中，不仅可以更加客观正确地认识和评价自己，而且也可以继续发挥余热，实现自身价值。

（三）国内外发展现状

1．国外现状　20 世纪 80 年代国外已经把老年人看为一种重要的社会人力资源，认为老年人的闲暇活动、参与社区和利益团体活动有助于保持其与社会的联系，能够得到各种好处，可提高生活的满意度和幸福感。志愿组织已经成为一种促进老年人与集体、社会结合的重要机制，能够保持老年人与社会的一体化，抵消其自身角色和他人交往方面的损失。老年人积极参加老年大学、俱乐部和人才中心等老龄组织和团体，对在主要角色退出后维持一种自我意识有特殊的意义。日本建议女性从 35 岁开始就应积极参与社会活动，从而为健康老龄生活进行积极储备。

2．国内现状　我国在建国初期就建立了职工退休制度。1958 年中央颁布《关于安排一部分老干部担任某种荣誉职务的决定》，这是涉及老年人参与社会、发挥作用的最早文件。随着社会发展和变迁，老年社会参与主体的范围不断扩大。从 20 世纪 80 年代至今的老年社会参与大致分为三个阶段：

（1）第一阶段：社会参与的主体仅为离休老干部。1982 年，中发[13]号文件《中共中央关于建立老干部退休制度的决定》，明确指出：“我们党的老干部是党的宝贵财富”。同年，中办发[30]号文件更为详尽地提出了七条“指导意见”，规划了老年社会参与的途径和具体内容。

（2）第二阶段：社会参与的对象扩大到科技工作者。1986 年，中央办公厅和国务院办公厅转发了《支持离退休专业技术人员继续发挥作用》的暂行规定，对支持和帮助离退休人员继续发挥作用的具体问题作了详细规定。1990 年，江泽民同志为中国退（离）休科技工作者团体联合会题词指出：“团结广大退离休科技工作者，为科技进步、经济繁荣、社会发展和民族振兴再做贡献”。此阶段科技工作者被纳入“老有所为”工作范畴的第二个老年人群。

（3）第三阶段：社会参与的对象扩大到广大老年人群。国家成立专门组织机构，推动老年社会参与深入实践。从 1996 年至今，国家不断从政策层面及组织机构建设层面凸显了真正把“老年人与发展”放在优先采取行动的重要位置，以积极的态度促进“积极老龄化”的实施。以此为契机，老年人社会参与的理念发生根本转变，由“特权”向“普惠、权利”转变，更加体现人本主义价值取向。

（四）理论基础

1．角色理论　角色理论是科特雷尔（Cottrell）提出的社会学理论之一，也是社会老年学家解释个体如何适应衰老的最早尝试之一。角色理论认为，角色是个人与社会相互衔接的一种形式。社会通过角色赋予个人相应的权利、义务、责任和社会期望，个人通过角色获取相应的社会地位和生活回报。角色理论关注老年人角色变化的出发点是其在角色变化与调适过程中所遇到的问题，解释了老年人参与社会的目的，把与老年相伴的角色丧失称为“角色退出”。这种“角色退出”与中年期不同，它不是角色的变换和连续，而是一种不可逆转的角色丧失和中断。角色理论认为，从社会学角度来说，老年人适应衰老的途径，一是正确认识角色变换的客观必然性；二是积极参与社会，寻求新的次一级角色，老年人必须靠自己的力量寻找控制自己生活的方法，以及维系自己生活的种种联系。

图片：活动理论示意图

2．活动理论　活动理论是由以象征互动论者著称，以欧内斯特·W·伯吉斯为代表的社会学家们发展起来的，是最早、最为人们广泛接受的老年社会理论。活动理论认为，老年人应该寻求适宜的活动角色。从而取得积极的自我形象，并增加生活的满足感。老年人退休后新的社会角色及其社会发展程度取决于社会活动参与的程度。社会活动卷入水平越高，生活满足感越强。老年人应尽可能地保持中年人的生活方式以弱化衰老意识，积极参与力所能及的一切社会活动，以保持身心活力。

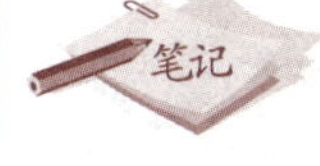

3. 老年亚文化论　老年亚文化论最初是由美国学者罗斯（Rose）提出的。该理论解释了老年人社会参与的态度、行为及心理需求问题，即减少压力、获得快乐。该理论认为，老年亚文化群是老年人重新融入社会的最好方式，老年亚文化群包括孤寡互助亚文化群，退休志愿服务亚文化群，隔代抚养照护亚文化群等。老年人参与同龄群体的活动及其对亚文化的体验，可以帮助老年个体顺利向老年阶段过渡并适应当前的生活状态。

4. 社会交换理论　社会交换理论是由美国社会学家埃默逊（R•Emerson）和布劳（Z•Blau）提出。该理论认为社会互动的内在动机是通过资源交换以满足自我需求的行为。在交换过程中双方都考虑各自的利益，企图以最小的成本换取最大的报酬。多德（Dond James J）首次将社会交换理论用于分析老年人，认为应该从社会交换理论，即权利和资源不平等的角度去理解老年人所处的地位。老年人社会地位下降的根本原因在于老年人缺少可供交换的权力资源和价值。据此提出，发展与老年人有关的政策和社会服务的原则应当是力求最大限度地增加老年人的权力资源，以保持老年人在社会互动中的互惠性、活动性和独立性。

5. 需要层次理论　需要层次理论是由美国人本主义心理学家马斯洛提出，马斯洛认为动机是由多种不同层次与性质的需求所组成的，而各种需求间有高低层次与顺序之分，每个层次的需求与满足的程度，将决定个体的人格发展境界。需求层次理论将人的需求划分为五个层次，由低到高，并分别提出激励措施。其中底部的四种需要（生理需要、安全需要、归属和爱的需要、尊重的需要）可称为缺乏型需要，主要满足个体的基本舒适；顶部的需要（自我实现需要）称之为成长型需要，满足个体的成长与发展需要。“自我价值实现”是个体最高层次的需求，而“老有所养”仅是人类最低层次的生存需求，因而老年人自我价值实现、自身作用得以全部发挥就是老年社会参与的最高需求。

（五）影响因素

1. 个人因素

（1）健康状况：健康状况是影响老年人参与社会活动的前提条件。大部分老年人随着年龄的增加，身体功能逐渐下降，躯体活动能力受到限制，不能实现参与社会活动的意愿。因此，健康状况差的老年人，可能会逐渐放弃一些生产性的活动，从而转向一些非生产性活动，或者逐渐从整个社会活动中退出。

（2）文化程度：教育程度和社会地位高的老年人，有更多的机会继续从事生产性活动，更多地参与社交和娱乐活动。但是大多数农村的老年人长期从事农业劳动，老年人参与社会的主要形式就是帮助家庭从事力所能及的农副业生产，其他形式的参与较少。

2. 家庭状况

（1）家务负担：老年女性往往会将一部分精力用于烦琐的家务工作，如洗衣做饭、打扫卫生、整理收纳等。尤其对于过于追求完美的女性，可能将绝大多数精力都消耗在家务中，导致自己没有精力也没有时间参与到社会活动中。

（2）收入状况：经济收入对老年人社会参与的影响较为明显。老年人经济支配能力直接影响其社会参与能力与社会参与机会，尤其在一些依赖经济投入的社会活动上，老年人的收入越高，参与率亦增高。

3. 社区因素　老年人群社会参与活动需要地方及社区基层组织具体安排与实施没有相应的政策目标和执行主体，而仅仅依靠老年人的自我组织及自我参与无法真正提高老年人主观幸福感受。因此，基层社区组织能力是影响老年人社会参与水平的重要因素。

4. 关系网络　老年人的社会参与是一种连续性的影响结果，如果老年人早期比较活跃，热衷参与各种社会活动，那么，进入老年时，他们的社会参与也会保持较高的活跃度。目前我国较为普遍的社会关系网络是由生育和婚姻事实所发生的亲属关系和地缘关系联系的网络。农村老年人的亲属关系和地缘关系网络较为广，其在村庄内的地位和作用也被村里人所看重，他们参与社会活动的机会也较大。除此以外，老年人在自己年轻时所积累的个人社会关系网络同样扮演了很强的能动色彩。

社区自治

社区自治是社区建设的基本方向，社区居民的主动参与是社区自治的本质要求，也是社区自治发展成败的关键。老年人是真正意义上的“社区人”，在参与社区建设上具有独特的优势。目前，城市老年人社区参与在两个方面表现出良好的发展态势：一是协助居委会和社区党委完成上级交派的任务。目前参与社区事务最积极的是离退休的老年人，参与者数量较大，参与频率较高，已初步形成规模。二是形成自组织。在居委会的动员、组织和倡导下，在社区精英（社区精英一般具备两个条件：具有一定的才能和特长；在社区中享有一定的声望）参与带动下，社区自组织得到迅速发展，比如，各种文体娱乐性组织、志愿服务性组织、权益维护性组织等。这些自组织为老年人的社区参与提供了多种渠道和载体，同时也实现了“自我服务、自我管理”的社区自治功能。

来源：段世江，安素霞．志愿者活动是城市老年人社会参与的主渠道[J]．河北大学学报（哲学社会科学版），2011，36（3）：40-45.

为了完善老年人社会参与机制，应该从政府层面、社区层面、家庭子女的层面和老年人自身层面重视起来，从政策、硬件和软件上，均应鼓励并保障老年人走出家门参与广泛的社会活动，进一步延伸老年人的职业生涯和生命旅程，帮助老年人构建更加广泛的社会网络，获得更多的社会支持，整合各方资源，提升老年人的主体性和参与性。

（贾红红　周　雪）

第二节　促进老年人健康的社会参与

我国现有的老龄政策，绝大部分与养老直接相关，虽然有助于大力推动养老服务业的发展，但是总体理念是养老就是被动地接受服务。这种理解忽略了老年人的主动性和创造性。目前我国60岁及以上的老年人口中大约90%的老年人都是完全自理的。不仅如此，随着老年人的受教育水平、经济收入等不断提高，越来越多的老年人已经不仅仅满足于“被养”，更希望能够积极主动地参与到养老中，实现老年人的社会参与。

一、老年人社会参与的契机

老年人在退休后，一般都会选择机会重新再参与社会生活。在老年人社会参与经历中，诸多力量驱动老年人参与社会活动，这种驱动力被称为参与契机，老年人社会参与的契机包括如下几类。

（一）自我寻找

老年人社会参与的契机首先会从身边资源中主动寻找，通过外在资源的利用，达到自我参与的目的。

（二）他人推荐

老年人社会参与的契机是从身边资源中经过被推荐或介绍“被动”获取而来。或老年人由于偶然的机会得到参与的契机，并对契机进行综合分析而做出某种参与行为。

（三）原生活状态延续

老年人参与的契机，也可以是原生活方式的延续。原来在退休前从事的事情，退休后继续延续。如退休前从事教学工作，退休后依然返聘回岗位。

二、老年人社会参与的组织体系

（一）老年学术组织

老年科技工作者按照专业自愿组织的学术性组织，如老年学学会、老年书画研究会、老年历史研究会、老年摄影学会等。

（二）老年自助、服务性组织

1. 专业技术和自我服务性质的老年组织 主要是由老年人自己组织、自我管理、自我服务、自我教育的各种管理组织和各类专业协会，如退休工作者科技协会、退休教师协会、退休医生协会、退休法律工作者协会、老年体育协会、老年大学等组织。退休科技人员和技术工人组织的退休工程师协会、退休科技工作者协会和职工技术服务队等多从事讲学、翻译、指导研究、人才培训、技术开放和技术咨询服务、医疗保健等专业技术活动。这些组织为发挥老年人的技术专长提供了用武之地，同时一些组织还为社会创造了十分可观的经济效益。

2. 生产经营型的老年组织

（1）由企业、街道、农村的老年人组织的经济实体。一些企业的离退休老职工自动组织起来，参与开发新产品、技术攻关、修旧利废、维修设备、职工技术培训、咨询服务。服务的范围主要有三类：

1）在修理、洗染、食杂、饭店、旅店、照相等服务网点中面向社会开展便民服务。

2）紧紧围绕企业的生产，承揽机械加工、设备维修，为企业的生产服务。

3）承揽技术革新、设备改造、技术攻关项目，为社会和企业开展技术服务与攻关服务。

（2）在农村，有些老年人从事适度规模经营，壮大了集体经济，有些老年人从事种植、养殖业，有些老年人带头学习科学技术，成为种植、养殖专业户。老年人在农村推广科技知识，发展农村商品经济、提供农业社会化服务方面发挥了重要作用。

（三）老年技术咨询服务组织

该组织由长期担任政府领导工作，具有丰富经验的老干部、老专家和大批科技工作者从事的各种咨询服务工作。一些地区的政府机关吸收退休干部参加政府的咨询委员会、咨询小组、咨询顾问，对当地的重大社会问题、经济问题进行调查研究，提出可行性分析，拟定方案。如“上海市政府咨询小组”“天津市政府咨询委员会”，这些咨询组织在重大社会问题和经济问题的决策上为政府充当了较好的参谋角色。

同时，许多老教育工作者为发展教育事业，积极参与举办职工大学、夜大学、高考补习班以及各种职业培训班，提高青年一代的文化知识和科技水平，也有的老年人自愿到贫困地区或回到家乡，为改变当地教育落后面貌和开展科技兴农、科技扶贫而继续工作，为社会培养了大批有用人才。

（四）老年文体组织

各地为了活跃老年人的文娱、体育活动，普遍成立了老年体育协会老年合唱团、老年艺术队、老年秧歌队及老年太极拳学习班等，积极开展各种文化体育活动，活跃老年人的晚年生活。

三、老年人社会参与的模式

（一）全民参与健康促进

老年人全民参与的健康促进，为以消耗时间为目的，以看电视、聊天等参与程度较低的放松休息为主，互动过程较少。该种社会参与不需要老年人投入过多的体力和脑力，是消磨时间的休闲放松活动。在老年群体中，此种社会参与其实是一种基础性参与。所有老年人只要身体和智力允许，均可以参与这种放松休闲式活动，并将这种参与作为重返社会的契机。个别老年人也会在参与这种活动中收获其他层次的社会参与信息，并以此为基础，开展更深层次的参与活动。

（二）“互助”与“自助”式社会参与

互助养老是老年人在基层社区实现生活互助和情感慰藉的互动方式，它具有灵活性、多样性、自愿性、自治性等特征，老年人可以在家庭、社区和养老机构等多种场合实现形式各样的互助。

1. 基于地缘和血缘的“亲友邻里互助” “亲友邻里互助”主要是在亲缘和地缘的联系下，在亲人和熟人间缔结的养老互助关系，它以亲情、友情和信任关系为纽带，满足老年人的日常人际交往、精神慰藉等需求，以较为安全可靠的形式减轻子女的负担。

2. 以“时间储蓄”为载体的“轻老互助” 以社区为依托，在政府的推动下，由社区负责倡导和组织老年人开展互助服务，实现了陌生老年人间的友情互助资源的流动，对老年人需求和老年服务的累积有专业的评估指标和计量方法。它的优势是有较为系统和规范化的管理体系，有志愿者的服务作为补充。

3. 不同辈分群体间"拟家庭式的互助"　"拟家庭式的互助"是基于不同人群的生活需求，在固定的生活场所内构建"家庭"的结构和氛围，使老年人体验到被子女关注和照料的幸福感。德国的"老年人之家"成功之处在于，它将老年人的互助意愿与社会其他群体的需求有机地结合起来，在政府的协助下，实现社会群体间的互助，满足不同年龄群体的社会需求，人性化地解决了社会问题。

4. 以社会团体组织为依托的"精英老年人"与"大众老年人"间的互助　精英老年人主要是指身体健康状况良好，文化程度和政治觉悟较高，集体意识和爱国主义精神较强，具有较广泛的人际资源网络，具有较稳定的经济收入，积极参与社会政治、经济、文化活动，具有较强的社会奉献意识和较大社会影响力的老年人。他们通过地方老年协会等行业性或专业性社团组织，组织老年人参与文化娱乐活动，丰富老年人的闲暇生活，为遭遇特殊困难的老年人提供法律援助，实现与"大众老年人"间的互动与互助。

"互助"与"自助"式社会参与案例

1. 基于地缘和血缘的"亲友邻里互助"　在福建省厦门、泉州、福州等一些新开发小区，"互助养老"成为最基层的老年人互助组织。福建福州金山区刘大妈有一儿一女，儿子在加拿大工作，女儿在北京创业，为了减少晚年生活的孤独与不便，她和老伴邀请部分亲朋好友一起买房，结伴养老。老人们经常结伴外出晨练、旅游、休闲、购物、有喜事相互通知、有困难相互关照，遇到不顺心的事约朋友来聊一聊，生活得不亦乐乎。结伴养老的出现，促进空巢家庭的老年人积极养老，结伴养老大多是自发的。

2. 以"时间储蓄"为载体的"轻老互助"　江苏省姜堰市的11个社区，活跃着"居家养老志愿者"，他们已为社区贫困的"空巢老年人"累计服务2560个小时。推行"时间储蓄银行"的做法，是对企业退休人员居家养老问题的探索，能让他们享受到更高效的社会化服务。在社区里组织成立退休人员自管小组，动员身体好、低龄的退休人员，结对帮扶家庭特困或高龄的退休人员，为他们提供买菜、烧饭、谈心等20多项力所能及的服务。同时，社区居家养老志愿者将享受其他低龄老人提供的同等时间服务，从而形成"轻"帮"老"的老年互助养老模式。

3. 不同辈分群体间"拟家庭式的互助"　在德国的德累斯顿，由当地政府和福利机构合资建造"老年人之家"，内设公用厨房和大餐厅，配有专门的人员负责维护和管理。单身的老年人可选择到那里结伴而居，相互照顾，结伴游玩，既填补了孤独，也节省了生活的费用。"老年人之家"中还可以由单亲母亲与老年人组建临时"家庭"，互补互助，其乐融融。

4. 以社会团体组织为依托的"精英老年人"与"大众老年人"间的互助　河北省保定市老年协会下属的维权工作委员会在保定各个社区号召老年人学习十八大精神，开展普法宣传、节水活动，得到老年群众的支持和认可。维权工作委员会有稳定的基层志愿者队伍，其成员主要由国家企事业单位的老工作模范和老领导们组成。维权会与保定法律援助中心合作成立维护老年人权益律师团，在司法局、社区办、老龄办和妇联的配合下，从成立至今，已无偿帮助五千余名遭受权益侵害的老年妇女提供法律援助。

来源：段世江、安素霞．志愿者活动是城市老年人社会参与的主渠道[J]．河北大学学报（哲学社会科学版），2011，36（3）：40-45.

（三）创造价值式社会参与

创造价值式社会参与是参与程度最高，参与意义明显，互动性最强的老年人社会参与。主要包括学术研究、发明创造、组织领导等具有重大社会意义的行为。高层次的参与，首先需要的是一种创造经济财富的行为。这种经济参与行为，能直接为社会带来财富的增长。老年人退休后的经济活动，不仅增加了家庭收入，同时还为社会和国家创造了财富。

四、老年人社会参与活动的类型

广义上，老年人无论以何种形式保持与社会的联系都属于社会参与活动。具体形式上可以分为

经济活动参与、志愿活动参与、休闲文化活动参与和政治活动参与。

（一）经济活动参与

继续就业是老年人经济参与最主要的一种形式，延长退休年龄是实现继续就业的一种方式，但决不是仅有的方式。例如，可以根据不同老年人的特征，建立一些新的岗位甚至企业，像香港特别行政区的“银杏馆”，从2003年第一家法国餐厅成立至今，已经发展为包括餐厅、有机农庄、食品制造、乐队、长者就业中介服务等业务的综合性企业。其宗旨就是为有经济和心理上需要工作的老年人提供就业机会。

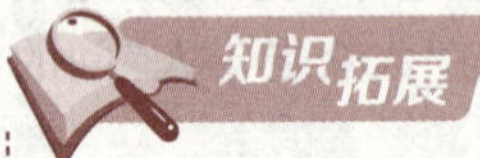

经济活动

大多数老年人退休后其实都没接触过经济活动，在我国经济领域参与者中，确实缺少老年群体的参与。老年人由于各种各样的原因，对经济活动并不热衷，而我们社会为其提供的资源也少之甚少。然而，刚退休的老年人，身体并未完全衰竭，还是能够从事一些经济活动。有些老年妇女，手工编织技术非常娴熟，她们可以开展一些小手工艺术品的售卖活动，这就需要我们社会和国家为其提供销售的机会和途径。挖掘闲置老年力量，整合老年人力资源，仍是我们研究老年人社会参与的重点内容。高层次的参与，其次需要的是钻研科技，推广科技的精神。

来源：林丽慧．台湾高龄学习者成功老化之研究[J]．人口学刊，2007(33)：133-170.

（二）志愿活动参与

志愿活动社会参与有两种形式。一种是自愿参与但是居委会付给老年人一定的经济补贴，包括打扫、监督等活动。另一种为公益性事务的志愿活动，是指老年人以个人身份或者通过志愿者团体、社区、街道以及其他社会组织团体等形式自觉自愿参与的、无偿的服务、劳动或其他援助性活动。我国现有的老年公益活动类型主要包括由政府、非营利组织和社区开展的志愿活动，其中社区志愿活动是老年人参与志愿活动最重要的平台，活动内容主要涉及社区治安巡逻、环境保护、青少年教育、专业技术志愿服务等。老年人参与志愿活动正逐渐成为一种新兴的社会参与方式。

（三）政治活动参与

政治活动参与是公民或团体试图影响政府决策和人事结构的行为，包括投票、游行、参与政府的运行管理等。在我国，老年人最普遍的政治参与方式为参加选举投票。随着老年人口占总人口比例不断增高，老年群体在政治选举中所处的地位将越来越重要。同时，在社区层面，老年人社会参与的社区行政类活动形式亦是多种多样，包括社区议事会、听证会、业主委员会等，还有社区自治类的楼道会议等。政治参与活动需要老年人具有一定认知基础、理论知识或实践经验，并且在参与中需要与社会其他群体形成强烈的互动关系，处于关键地位。

（四）休闲文化活动参与

老年人参与休闲文化活动的形式非常丰富，是老年人利用闲暇时间、提升生活质量、丰富晚年生活的重要方式。总体来看，我国老年人偏向于参与受场地限制少、形式简单的休闲娱乐活动，如听广播、看电视、散步、读书看报、歌舞活动等。除此之外，参加老年大学和老年学校组织的培训学习，也是老年人对“活到老，学到老”这一理念的积极实践。

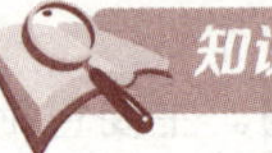

老年人社会参与的活动方案

活动名称：重温激情岁月，唱响老年生活。

活动主题：关爱老年人，关注老年人。

活动目的：

1. 帮助老年人回忆往事，从而引导老年人重温过去的快乐生活。
2. 丰富老年人的生活，使老年人摆脱无聊，孤独，从心灵上得到满足和快乐。

3. 让老年人感受到一定的成就感，帮助他们在一定程度上消除对自己和年老的消极认识情绪。

4. 给老年人一个展示自己，结交朋友的平台，拓宽老年人的社交渠道和朋友圈。

活动对象：社区全体老年人、社区有关领导、社工和志愿者若干名。

活动人数：参加活动比赛的老年人不少于30个人。

活动场地：社区老年人活动室。

活动用具：

1. 宣传用的横幅，海报。

2. 活动前装扮活动室所用的横幅、彩带、贴花等；活动中选手可能要用的道具，比如扇子、手帕等；话筒、照相机、笔、表格、矿泉水、奖品和纪念品等。

3. 活动结束后展示老年人们风采的宣传窗和贴有活动照片的纪念册。

活动时间：2017年12月1日到12月7日。

活动流程：

1. 以小区广播和张贴海报等方式进行积极宣传。

2. 活动中，老年人依次演唱自己选定的曲目，并说明选取这首曲目的原因或故事。

3. 根据观众和有关领导的投票，选出五个奖项“最佳台风奖”“最佳故事奖”“最佳才艺奖”“最佳活力奖”“最佳自信奖”。

4. 颁发奖品和纪念品。

5. 参赛老年人和观众一起分享活动感受。

活动变化：

1. 参赛者达不到预订人数。可以登门进行宣传，鼓励更多的老年人参加活动。

2. 活动中老年人不好意思或忘词忘调了我们要给予鼓励，增强其自信心。

3. 活动中老年人情绪太激动而产生头晕、胸闷、晕倒等现象，我们要对老年人的安全做好保护措施，现场要有2到3名医护人员。

4. 活动提早结束鼓励老年人进行其他的才艺表演，没有参加比赛的老年人也可以一起互动，一起交流。

来源：赖剑明. 老年人的参与是积极老龄化的关键[A]. 老龄问题研究论文集（十一）——积极老龄化研究之三[C]. 2006: 294-295.

五、老年人社会参与的促进策略

未来是一个老年化的时代，60岁及以上的老年人将逐渐成为国家社会及劳动市场的众数，国家社会应及早进行关于未来的规划及策略，善用并开拓老年人人力资源，提供一个积极正向及友善的环境，让老年人可以充分实现自我，服务社会。

（一）为老年人提供完善的支持体系

建立老年人心理辅导网络，如咨询中心，给予老年人心理及情感上的辅导。通过个人或团体消除老年人孤寂的心态及生活隔绝的不安。运用老年人自助团体或支持性团体帮助老年人，让老年人有朋友维系感情，满足心理需求，积极贡献自己的能量。

（二）开发科技产品，提供老年人多元接触管道

科技缩短老年人与其他人的隔阂，科技也克服老年人对外参与的障碍。通过网络，可以让老年人接触真实或虚拟世界的生活刺激；通过资讯平台可以结交朋友，增进归属及参与感；老年人也可以使用电话或手机对外联系，与远距离的亲朋好友保持联络；发展辅助工具研发，消除老年人与社会接触的困难，如轮椅等。

（三）扩展老年人社会参与的活动

政府与民间应携手，有计划地创造老年人友善环境，并推动老年人积极参与社会。强化家庭及社

区功能，结合社会福利及社区发展的输送网络，满足老年人社会需求。整合人力市场资源，建立老年人人力银行，发展更多开发老年人潜力的计划方案，让老年人充分参与并发挥贡献。

（四）加强资讯宣传

资源的转介与运用需要有效的宣导及传播，才能使民众容易取得。资讯宣导与传播要符合老年人需求、接收方式及管道。

（五）为老年人量身打造参与计划

有规划会让老年人在参与活动中感觉有方向感、有目标。参与前制定完备的规划，具体实施计划，拟实现的目标，产生的效益，有效掌握成效及达到效果。同时应关注老年人的个别差异性，让老年人能参与不同选项及不同程度的活动，对每个老年人有明确预定进展目标，使老年人体验参与的意义和价值。

（六）对个别老年人事先做好完备的资料收集与状况评估

协助社会参与前要对老年人做周全性评估。对老年人了解越多越能使安排符合其需求。义工，是老年人重要的社会参与，尽早做评估可以做必要的能力培训，也可以做适当鼓励及安排，但要采取自愿，不可强迫老年人担任义工。照护者协助老年人社会参与时，对自己的能力要有所了解，发挥自己特长，或及早弥补自己不足的地方，才能称职地协助老年参与者。

（七）社会参与宜有明确目标，了解满足老年人的需求

社会参与要能满足老年人需求，无论是身体、认知、心理社会、文化、精神或情绪需求。活动需求越有意义，活动目的越明确，越能激发老年人的参与动机和兴趣，社会参与才能越有效果。

（八）社会参与要善用优势观点，尽量维持老年人的独立自主性

随年岁增长老年人可能渐有衰退或身体受限，推动策略要着重维持或增进老年人尚保有的功能和能力。对老年人衰退或残障部分应通过辅助器材、环境及措施等尽量克服。千万不要过分强调老年人的衰退及残障，尚未参与就先给予老年人过多的阻碍或限制。

（九）尽量激发老年人潜存能力，满足老年人更高层次的需求

要相信无论有无功能衰退或受限，每个人的基本需求就是相同的；老年人仍有学习、成长及改变的潜力。每个老年人都有其独特的生活历程、特质、能力、需求，要尊重老年人的个别差异，设想做什么安排、怎样进行及过程如何变通能开启老年人潜力，激发其独特的能力或创意，达到自我实现，向更高层次的需求满足发展。

（十）社会参与要配合老年人原有生活平衡，且首要考虑安全

延续老年人兴趣喜好、经验、特质、能力，才能提高其参与的动机意愿。同时，延续老年人过去的生活经验及角色，可减少社会参与对老年人造成过强刺激或变动，以防影响其日常生活。安全是首要的考虑。老年人社会参与的风险高，参与前、中、后期都要注意其身心症状及征兆的变化，必要时，可咨询医师意见。

（贾红红）

思考与练习

李某，65岁，退休音乐教师，为人热情，身体健康，工作时乐于参加学校组织的各种活动，根据李某的情况请你为其拟定一份促进老年人健康的社会参与活动方案。

思路解析

扫一扫，测一测

第十章 特殊老年人的健康照护与促进

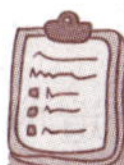

学习目标

1. 掌握特殊老年人（失能老年人、失独老年人、空巢老年人、农村留守老年人）的概念、常见问题的健康照护与促进措施。

2. 熟悉“候鸟”老年人、随迁老年人、隔代养育老年人的健康照护与促进的措施。

3. 了解特殊老年人的概念。

4. 能全面准确地评估特殊老年人常见问题（失能老年人、失独老年人、空巢老年人、农村留守老年人）、实施恰当的照护措施并给予正确的健康促进。

截至2015年底，我国60岁及以上老年人口数量达2.22亿人，老龄化水平达16.1%。与此同时，老年人口内部结构变动加剧，突出表现在需要接受短期康复治疗或长期照护的失能老年人口持续增加；患慢性病老年人增多，所患疾病主要为高血压、脑血管疾病及糖尿病等；无子女、失独老年人比例上升。形成了失能老年人、失独老年人、空巢老年人、农村留守老年人、“候鸟”老年人等特殊老年群体。人口老龄化及其衍生的一系列社会现象成为我国当前重要的社会问题。

第一节 特殊老年人常见问题

一、特殊老年人的概念

特殊老年人指年龄60周岁以上，生活不能完全自理，符合下列条件之一的老年人，具体包括：

分散供养的城镇“三无”老年人；分散供养的农村“五保”老年人；享受城乡最低生活保障待遇的老年人；民政部门公布的低收入家庭中的老年人；失独家庭老年人或仅与残疾子女居住的老年人。

城镇“三无”人员指城市非农业户籍的无劳动能力、无生活来源且无法固定赡养或其法定赡养人无赡养能力的老年人、残疾人以及未满16周岁的未成年人。

二、特殊老年人常见问题

大部分发达国家的老龄化趋势是“边富边老”或“先富后老”，而我国的老龄化则呈现出明显的“未富先老”特征。同时由于计划生育、城乡分割、人口流动等原因，失能老年人、失独老年人、空巢老年

人、农村留守老年人、“候鸟”老年人、随迁老年人、隔代养育老年人等七类特殊老年群体的养老问题日益受到关注。

（一）生理问题

1. 睡眠障碍由于年龄增长和身体功能的衰退，老年人会出现各种睡眠问题，如入睡困难、易醒多梦、熟睡时间少等。特殊老年人由于失独、空巢、隔代养育等各种外部因素的影响，失眠问题尤为严重。失眠可以引起焦虑、抑郁，并导致身体和精神活动效率降低，妨碍正常的社会参与。而反复失眠又会产生恐惧心理并过分关注睡眠的不良后果，从而形成恶性循环，使失眠问题持续存在。

文档:《中国老年人膳食指南(2016)》解读

2. 营养不良每天摄入的食物对身体健康、衰老过程和寿命有持久的影响。良好的营养状况对维持老年人的机体健康尤为重要，应引起老年人及其照护者在满足日常生活需求时，对进食的足够重视。在美国，有37%～40%的老年人营养不良。有些经济状况差的老年人，收入的降低迫使他们减少每月饮食支出，从而降低饮食预算。

（二）心理问题

1. 情绪改变　失能老年人由于生活不能自理，接触社会和同事的机会减少，表现为好静少动、情感淡漠，产生与世隔绝的感觉；空巢老年人子女不在身边，退休后易产生孤独感，甚至产生抑郁倾向；失独老年人由于心理负担过重，长期沉默寡言、苦闷压抑，急躁易怒、感情脆弱易激动等。

2. 认知改变　认知功能的改变与神经系统的老化有关。在衰老的过程中，认知功能的改变造成老年人自理能力下降，社会适应力减退，使其日常生活受到限制。主要表现为：

（1）感知觉：随着老化，老年人会出现视觉、听觉、味觉、嗅觉等方面的改变。如视物模糊、味觉减退、嗅觉迟钝，对气味的分辨力下降。知觉包括空间知觉、时间知觉、移动知觉及痛知觉等方面。老年人因衰老的影响会发生知觉异常。例如老年人痛知觉的改变引起其痛阈的变化。

（2）记忆：人的记忆可分为近期记忆和远期记忆。老年人记忆方面的问题主要是近期记忆减退，而对远期记忆的影响较少。表现为储存新的信息的能力下降，如遗忘名字、放错物品位置、不能回忆起每天所进行的某些活动和谈话内容。

（3）思维：思维主要包括概括、类比、推理和问题解决方面的能力。思维随着增龄出现衰退的时间较晚，与自己专业有关的思维能力在年老时仍能保持，但在概念、逻辑推理和问题解决方面的能力有所减退。

知识拓展

关注老年人的心理调适

美国心理卫生协会提出的保持心身健康的几点建议：①不对自己过分苛求，把目标定在自己能力范围内；②对他人期望不可过高，否则一旦达不到，内心落差大，易对身心造成损害；③善于疏导自己愤怒的情绪；④心胸开阔，不斤斤计较，以减少不必要的烦恼；⑤遭遇困难、挫折时，暂时放下；⑥当烦恼时，可找亲友、同事倾诉；⑦乐于助人，通过为他人服务，忘却烦恼。

来源：包家明. 护理健康教育与健康促进[M]. 北京：人民卫生出版社，2014.

（三）社会问题

1. 老年虐待现象常见，老年虐待广义上指有意或无意造成老年人伤害或潜在伤害的虐待。身体虚弱、心理脆弱的老年人，更易受到身体或心理方面的虐待。由于养老制度不健全以及传统观念的影响，失独老年人被认为是灾星，被人扣上“克夫”“克子”的帽子，承受巨大心理创伤的同时，还要遭受世人的冷眼与嘲讽，这都构成心理虐待。只有对老年虐待知识进行深入了解，社会对老年虐待的严重性逐渐认识，才能发现潜在的虐待受害者并给予其积极干预。

2. 特殊老年人社会关注不足，目前，国家对特殊老年人的帮扶政策还未做到有章可循、有法可依。虽然各地根据实际情况，为特殊老年人给予一定的帮助，如社区照顾、经济补贴等，但尚没有明确规定的责任和义务。要想真正解决特殊老年人的养老困境，应先从制度和法律入手，完善相关法律法规，真正做到责任对接，让老年人老有所养。

第二节　特殊老年人的健康照护与促进

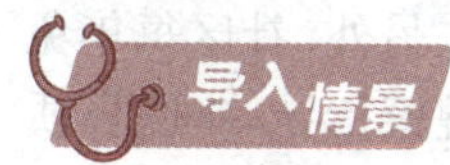

情景描述：

王某，女，61 岁，酷爱旅行与运动，经常和老伴、朋友一起跳舞、登山。一年前，王某自觉双侧膝关节疼痛，长时间外出散步或上下楼梯时疼痛明显，近日晨起时关节僵硬，疼痛难以忍受。医生诊断为双侧膝关节退行性病变，建议进行双膝关节转换。

请问：

1. 该老年人属于哪一类型的特殊老年人？

2. 如果你是王某的照护人员，应该如何对王某进行相应的健康指导？

一、失能老年人

失能老年人（disabled elders）是指由于年迈体弱、疾病等原因导致部分或完全丧失生活自理能力的老年人。我国老龄科学研究中心关于失能老年人的判定标准是：吃饭、穿衣、上下床、上厕所、室内走动和洗澡 6 项指标中，有 1 项或 2 项不能自理的定义为“轻度失能”；有 3 项或 4 项不能自理为“中度失能”；5 项及以上不能自理为“重度失能”。

（一）健康评估

1. 生活自理能力评估　包括基本日常生活能力（ADL）和功能性日常生活能力（IADL）的评估。前者包括是否有大小便失禁、用餐、如厕、洗澡、穿衣、修饰及上下楼梯等是否需要帮助等；后者包括购物、使用电话、做家务、服药、使用交通工具及管理经济等方面是否需要帮助。有多种标准化的评估量表可供照护者使用，目前使用最为广泛的工具是 Katz 量表和 Lawton 量表。

文档：失能老年人常用评估工具

2. 心理社会状况评估　主要包括情绪和情感、认知功能及家庭评估。对于情绪和情感，主要采用汉密尔顿焦虑量表（Hamilton anxiety scale，HAMA）、汉密尔顿抑郁量表（Hamilton depression scale，HAMD）及老年抑郁量表（geriatric depression scale，GDS）进行评估。在已确定的认知功能筛查试验中，对老年人的测试最普及的是简易智力状态检查（MMSE）。此外，评估失能老年人家庭对其健康的影响，有益于老年人的健康促进，常用于家庭功能评估的量表有：APGAR 家庭功能评估表。

（二）健康照护

失能程度是影响健康照护需求的关键因素，失能程度的与个体的生活自理能力密切相关。随着失能程度的增加，所需照护和实际接受照护均会增加，且不同养老方式下的失能老年人需求不同，选择家庭养老的失能老年人最需要医疗帮助，而选择机构养老的失能老年人则最需要日常生活照料。

1. 生活照护　饮食服务是失能老年人日常照护的首选项目，这也是失能老年人生活的最基本需求。其次是个人卫生服务和起居照护服务，主要包括帮助失能老年人洗衣、洗澡、户内外活动、起居照料、代购生活必需品、打扫卫生等。

2. 疾病照护　失能老年人对康复护理有着强烈的需求，还有部分失能老年人是由于患有慢性病或者年老原因导致身体功能下降，需要专业的医疗护理服务。为此，社区组织应定期组织医疗咨询或定期体检，尤其对于血压、心脏、血糖方面的监测。此外，社区可以积极探索饮食治疗、中医治疗、中西医结合治疗等，为失能老年人提供多种模式服务，有利于失能老年人身体功能的恢复。

3. 心理照护　对失能老年人提供专业的心理疏导至关重要，社区需定期组织开展文体娱乐活动，并鼓励失能老年人参加，形式可以多样化，如一对一谈心、多人座谈会、看节目、听广播新闻等，旨在让失能老年人参与到活动中，提高失能老年人的兴趣与乐趣，让失能老年人不再感觉到孤单和自卑。

（三）健康促进方法及措施

1. 开展健康教育，建立失能老年人健康档案依托社区卫生服务中心、乡镇卫生院，对辖区内 65

笔记

岁以上的失能老年人建立健康档案，在内容上分为三部分，即个人健康档案、家庭健康档案和社区健康档案。个人健康档案包括个人基本信息、既往史、住院电子病历等；家庭健康档案主要涵盖家庭成员基本信息、家族史、家庭功能评估等；社区健康档案主要记录失能老年人的需求、动态健康观测、所提供的医疗护理服务等。医生可以随时随地提取有关信息，快速全面的了解情况。另外，社区每年免费提供 1 次健康管理服务，包括生活方式和健康状况评估、体格检查、辅助检查、健康指导、中医体质辨识和中医药保健指导。

2. 发展长期照护，降低失能老年人生活风险随着家庭照护功能正逐渐弱化，家庭照护资源、能力愈加不足。当家庭成员无法承担全部或部分老年人的照护服务时，必然期待社会及社区提供长期照护。因此，社区可以根据失能老年人的特殊需求提供上门诊疗服务、家庭体力劳动服务（打扫、洗衣、购物等）、洗澡服务、帮助穿衣、就餐服务及救助服务等。同时也要积极倡导机构式服务，大力发展长期照护服务机构，如养老院、护理院、痴呆老年人日间护理中心等，以便根据不同类型、不同需求的失能老年人提供专业化的生活照料和医疗护理服务，从而提高失能老年人的生活质量。

国外长期护理保险制度

20 世纪 60 年代中期以来，欧亚七国（荷兰、法国、以色列、德国、卢森堡、日本和韩国）先后引入长期护理保险制度，较成功地应对了人口老龄化的养老服务保障危机，基本上满足了各国老年人长期护理服务的需求，在很大程度上缓解了因个人付费而导致的老年贫困以及社会医疗保险费收不抵支的困境。瑞士和我国台湾地区也在动议长期护理社会保险的立法。台湾长期护理社会保险法案已于 2017 年正式生效。欧亚七国实施的长期护理保险（Long-Term Care Insurance，LTCI）制度是社会保险而非商业保险。所谓长期护理社会保险是指国家颁布护理保险法律，以社会化筹资的方式，对由于患有慢性疾病或处于生理、心理伤残状态而导致生活不能自理，在一个比较长的时期内需要依赖他人的帮助才能完成日常生活的人所发生的护理费用以及非正规护理者的补助进行分担给付的一种制度安排。

来源：戴卫东，长期护理保险：中国养老保障的理性选择[J]. 人口学刊，2016，38（2）：72-81.

二、失独老年人

失独老年人指由于独生子女亡故，因为年龄原因（超过 49 周岁的正常育龄）无法再生育而无子女的老年人。失独老年群体的出现，与我国长期推行的计划生育政策有很大关系。由于长期以来计划生育政策的严格实施，失独父母在适育期只生育了一个子女，从而导致家庭子女的唯一性、稀缺性和不可替代性，而子女的亡故又使得他们老无所依、心无所系。

（一）健康评估

独生子女家庭占全国家庭户数的比例一直维持在较高水平，失独家庭的比例也因此呈现出逐年增加的趋势。因失独群体年龄大、孤寡偏多，且独生子女死亡的创伤经历及因失独带来的家庭经济功能、家庭结构及婚姻关系的损害，致使心理健康水平下降或罹患心理疾病。

1. 心理状况评估　失独老年人缺乏心灵寄托，可能会产生抑郁、焦虑、自闭、害怕与人沟通等心理问题。常用的评价工具有：老年人精神抑郁量表（geriatric depression scale，GDS）、状态 - 特质焦虑问卷和 90 项症状自评量表（SCL-90）。

2. 社会状况评估　包括对失独老年人婚姻状态、社会压力、人际交往方面的评估。照护者应重视失独老年人社会环境的评估，具体包括经济状况、生活方式、社会关系、社会支持等诸多方面。可采用社会支持评定量表（SSRS）、一般自我效能感量表（GSES）和简易应对方式问卷（SCSQ）等评估工具。此外，老年人生活质量作为生理、心理及社会功能的综合指标，可用来评估老年人群的健康水平（表 10-1）。

表 10-1　老年人生活质量评估

项目	评估内容	评估工具
生活满意度评估	生活兴趣、决心以及毅力、知足感、自我概念及情绪	生活满意度指数量表
主观幸福感评估	积极情感、消极情感、生活满意度	纽芬兰纪念大学幸福度量表
生活质量综合评估	躯体、心理、社会功能、环境等	老年人生活质量评定表生活质量综合评定问卷

（二）健康照护

不同于其他社会弱势群体，失独老年人最突出的特点是普遍存在心理创伤。在解决失独老年人的养老问题时，除了要在物质层面对其给予关照，更要在精神层面提供帮助。

1. 心理照护　民政部门成立专门的机构或聘请专业的人才，为失独老年人提供心理方面的咨询和治疗，使其尽快地从丧子之痛中走出来，调整心态，重新定位自己的存在价值；另一方面，应发动社会力量，充分利用高校、医院、社会组织、慈善机构等单位和部门的资源，经常举办走访失独家庭和献爱心活动，与失独老年人谈心，减少其孤独感，使其更好地融入社会。另外，失独老年人之间的互相扶助，对于有效缓解其精神困境也大有好处。政府和社区应该为包括失独老年人在内的老年人提供一个良好的交流、学习和娱乐的平台，为失独老年人提供相互倾诉、宣泄情感的机会，从而使其得到精神上的慰藉。

2. 社会支持　在养老照护上，社区可以提供生活方面的照料，例如对失能、半失能的失独老年人，社区可提供上门诊治，定期派社区卫生服务人员上门进行日常的护理工作等；在医疗服务上，社区可对失独老年人进行定期上门免费的身体检查，做好相关的病例记录，免费提供常见疾病的药物，以方便失独老年人简单的自我照顾；在精神支持上，政府应尽力为有意愿和有能力的失独老年人提供一份力所能及的工作，让他们在退休以后仍然可以发挥余热，这样既能够让失独老年人有一份额外的经济收入，也可以使他们在工作中找回自己的价值感和认同感，如社区内的花草养护、居委会的管理工作等，都可以尝试安排失独老年人从事。

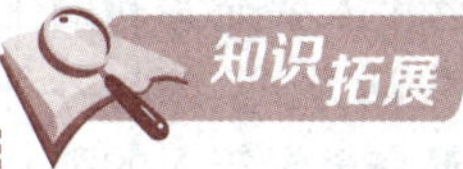

时间银行互助养老模式

时间银行也称时间储蓄，是一种有偿的志愿活动，是对志愿者的工作进行统一的规范化建设和标准化管理。时间银行互助养老模式将时间银行引入互助养老模式中，强调低龄助高龄。该模式以老年人为主要服务对象，采取互助的形式，以低龄老年人为服务提供主体，同时吸收其他年龄阶段的志愿者和社会组织，以社区为主要依托，为社区老年人提供包括日常生活照料、精神慰藉等服务内容，服务以时数累计，可兑换同等时数的服务也可进行实物兑换，为老年人今后养老提供时间积累的养老模式。

受中国传统观念影响，很多老年人倾向于在家安度晚年，而不是去养老院。时间银行互助养老恰好满足了这一部分人的要求，不仅充分利用了社会资源，而且极大地缓解了养老院在资金投入、基础设施、服务项目等方面的压力。此外，在传承互助共赢的民族精神、完善社会保障制度等方面也有十分重要的意义。

来源：王亚婷，曹梅娟. 时间银行互助养老模式的概念及其关键要素[J]. 护理研究，2017，31(20)：2453-2455.

（三）健康促进方法及措施

1. 树立帮扶失独老年人的良好风气　失独老年人一部分心理压力来自于世俗眼光，应给予失独老年人更多的关注、关心和关爱。同时，政府也可以通过各种途径，营造关爱失独老年人的氛围。如可以通过发放“失独老年人证”的途径，强调其弱势地位，给予类似残疾人、退伍军人等同的特殊待遇，保障其优先使用各种公共设施；通过公益广告、媒体报道、标语横幅等宣传手段，唤起全社会对失

独老年人的关注，引导社会各界积极参与到关爱、保护失独老年人的行动中去。

2. 完善政府主导的政策体系　政府应在开展对失独家庭调查的基础上，了解失独老年人的实际困难和诉求，制定和完善失独老年人的社会保障政策，以满足其基本生活需要，使失独老年人在生活、就医等问题上享受一定的福利。第一，医疗保障制度方面。为了减轻失独老年人因“看病难，看病贵”带来的精神负担，政府在失独老年人就医问题上，可以设立相应的补助政策。比如，在医疗报销制度上，可以提高报销额度；有重大疾病者，可以提供免费治疗等；在照护方面，可以对失独老年人进行减免或半减免政策；为失独老年人设立绿色通道，帮助失独老年人解决“看病难”的困难。同时，政府也要建立专门的心理辅导机构，培养专业的心理专家和社会工作者，为失独老年人进行心理辅导；第二，经济支持方面。政府可建立专项救助资金，为失独老年人的生活提供经济支持。国家财政应在这方面加大投入力度，地方财政也要根据地方经济发展情况，抽出部分资金充实到对失独老年人救助资金上，建立失独老年人经济慰问金。

三、空巢老年人

近年来，人口老龄化进程的加快与家庭功能的弱化，使得空巢家庭越来越多，空巢问题也越来越受到社会的关注。随着独生子女的父母步入老年，空巢家庭将成为我国老年人家庭的主要形式。同时，年龄的增长以及身边缺少子女的照顾，由此产生的一系列问题，使空巢老年人逐渐成为社区卫生服务对象中人群数量大、服务项目多、且难度较大的一个群体。

（一）健康评估

空巢老年人比一般老年人在心理上更容易产生孤独和寂寞。父母（尤其是母亲）可能会经历痛苦、悲伤、烦躁不安和抑郁的情感体验，严重者可以表现为空巢综合征，出现精神空虚、无所事事、情绪不稳、消沉抑郁、烦躁不安、孤独悲观、社会交往少，从而导致各种躯体症状或疾病，甚至会诱发老年期痴呆、老年性抑郁症等精神或心理疾病。照护者可以通过交谈、观察等方法，对空巢老年人的精神状态、心理反应进行评估，也可选择相应的心理测量工具进行评估。

（二）健康照护

1. 自身方面　协助老年人建立新型的家庭关系。让老年人减轻对子女的心理依恋，尽早将家庭关系的重心由纵向关系（父母与子女的关系）转向横向关系（夫妻关系）。其次，老年人要充实新的生活内容，尽快找到新的替代的角色。如培养兴趣爱好，建立新的人际关系，调整生活方式，参与各种社会活动和公益性劳动等。条件允许的可通过养宠物、种植蔬菜、养花草等来改善空巢老年人的孤独感，减轻对子女的心理依恋，做到空巢不空心。

2. 子女方面　子女应加强对老年人的“精神赡养”。子女应该在情感上和理智上建立体贴父母的习惯，即使“离巢”，也要增加与父母的联系和往来的次数，以避免父母家庭空巢综合征的发生。和父母住同一城镇的子女，要常回家看看。对于身在异地的子女，除了托人照顾父母，更要注重对父母的精神赡养。子女要了解空巢老年人容易产生不良情绪，应经常与父母通过电话进行感情和思想的交流。

3. 社区方面　社区工作者在开展空巢老年人日常社区服务时，可以通过与空巢老年人交流、观察、健康评估等途径收集其心理健康的相关资料，包括基本的情绪状况、环境压力、生活条件、人际关系和人格特点等，并通过鼓励空巢老年人倾诉，释放其内心的压抑与痛苦，了解空巢老年人存在的心理问题，帮助老年人重新认识和利用内在或外在的支持资源。

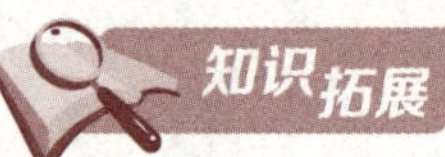

空巢老年人的怀旧治疗

怀旧治疗（reminiscene therapy，RT）的概念源自老年精神医学，通过引导老年人回顾以往生活，重新体验过去的生活片段，并给予新的诠释，协助老年人了解自我，减轻失落感，增加自尊及增进社会化的治疗过程。国际护士会在护理措施分类系统中对怀旧治疗的定义是：通过对过去事件、情感及想法的回顾，帮助个体增加幸福感、提高生活质量及对现有环境的适应能力。怀旧治

疗作为心理干预的一种手段，国外研究者已将其运用于老年人认知、自尊、幸福感等方面的研究，并证实该疗法是一种可实行、有价值的治疗方法。通过怀旧疗法，可以有效引导空巢老年人回忆过去人生经历，艰苦奋斗的历程，养育儿女的艰辛等，诱发其觉察到自己对家人、对社会的重要性，从而激发空巢老年人的有用感，增进自我价值信心。

来源：王秘，周郁秋，王丽娜，等. 空巢老年人心理健康干预研究进展[J]. 护理学杂志，2015，30(3)：107.

（三）健康促进方法及策略

1. 加强社区帮扶力度 居委会安排社区的家政服务人员，专门负责多户空巢老年人的饮食起居，协助处理一些简单的家务。老年人每天的饭菜可兼顾老年人的嗜好事先预订。患有慢性病的老年人还可以与社区家庭病床相结合，以便得到及时诊治。提高老年人对慢性疾病的认知，许多老年人生病不及时就医，认为身体出现症状是正常衰老所致，不是疾病因素，从而延误了疾病的最佳诊断和治疗时机。做好慢性病的健康教育使老年人具备有关慢性病的常见症状及影响因素等知识，使其认识到健康的生活方式对疾病的预防及康复的重要意义。

2. 健全空巢老年人社会支持系统 以大力倡导“敬老、养老、助老”的传统美德为基础，各级政府应当加大对老年人生活社区的公共休闲福利设施的投入力度。以政府的名义举办社区老年文艺及公益活动，让空巢老年人老有所乐。针对不同状况的空巢老年人开展多层次服务，如建立老年活动中心、老年人俱乐部，开展文化娱乐活动，加强空巢老年人们之间的沟通，扩大其社会交往范围。而对于无子女的独居空巢老年人或生活困难的空巢老年人，社区工作人员首先应帮助空巢老年人掌握社会保障政策，其次，通过动员相关社会关系为空巢老年人申请一定的社会福利。而对于生活自理能力较差的高龄空巢老年人，如居家养老的方式无法满足老年人的照顾需求，可选择机构照顾的养老方式。

四、农村留守老年人

农村留守老年人是指那些因子女（全部子女）长期（通常半年以上）离开农村户籍地进入城镇务工或经商或从事其他生产经营活动而在家留守的父母。很多农村留守老年人生活较为艰难，居住环境差；或承担着繁重的体力劳动；或担负着抚养、教育孙辈的重任；甚至遭遇排斥、欺辱，使得留守老年人承受生活压力、抚养压力和缺乏社会支持等。

（一）健康评估

1. 健康状况 农村老年人年轻时大都从事过各种重体力劳动，加之这代人的自我健康保护意识大多都很差，常有“小病挨，大病拖”的心理，因此，要重视农村留守老年人的健康状况，主要包括对其营养状态、现病史与既往史以及衰弱程度的评估。目前衰弱的评价主要有两种方法，即衰弱表型（frailty phenotype，FP）和衰弱指数（frailty index，FI）。

文档：咀嚼吞咽困难老年人的膳食指导

2. 心理健康状况 许多农村留守老年人为了维持生计不得不继续从事土地耕作、打零工、操持家务等劳作。生活压力及所能获得的社会支持较为薄弱，导致农村留守老年人心理健康问题较为突出，特别是对于丧偶、独居、家庭不和睦的老年人，更易产生孤独、焦虑、恐惧、抑郁等心理问题。

3. 经济状况 家庭经济条件也是影响农村留守老年人心理健康状况和生存质量的重要因素。家庭经济情况好的农村留守老年人所背负的生活压力较小，有利于维持良好的心身健康。如经济条件差，当遇到生病等问题时，经济压力会加重留守老年人的孤独感。

少数民族地区农村留守老年人健康照护

有学者通过民族志研究，发现我国鄂西南少数民族地区农村留守老年人健康照护中呈现着以下四种文化现象：

1. 忌讳进养老院——居家养老思想根深蒂固：其原因可归纳为：①认为养老院是孤老院，无儿无女的老年人才入住；②担心子女被认为不孝，自己和孩子的名誉受损；③自己还能干活，可帮忙带孙子，让子女在外打工多挣些钱；④住在养老院被约束，不自由。

2. 养儿防老——传统家庭养老方式日渐尴尬：L 村自古有着重男轻女的生育习俗，认为生育儿子老年生活就有依靠，然而子女长期在外务工，传统的家庭养老方式日渐尴尬。

3. 健康状况欠佳——疾病处置方式多样化：L 村留守老年人的健康状况欠佳，面对病痛，硬扛着，拖着或者自己想办法治疗，甚至还会相信巫医。

4. 资源短缺——医疗护理服务供需失衡：L 村留守老年人对村卫生室医疗护理服务需求最多的项目有：一般疾病护理、入户诊疗和紧急救护，而后两项严重不到位。

来源：谭继平. 农村留守老年人健康照护民族志研究——以鄂西南民族地区的个案为例[D]，山东大学护理学院，2016：9-10.

（二）健康照护

1. 生活照护　农村留守老年人自身要注意调节好心态，增强心理上的自立程度；生活上，锻炼自己的自立与自理能力，注意锻炼身体，养成良好的生活习惯。积极寻找精神寄托，充实新的生活内容，如：和邻居聊天、下棋，参加村里的公益活动，帮助村里做些力所能及的工作等。村委会应建立自愿者服务队，为留守老年人提供诸如理发、环境卫生清理、房屋修缮、协助就医等日常生活服务。

2. 心理照护　为了有效地调节因儿女不在身边而产生的不良情绪体验，照护者应积极主动地营造一种更有利于心身健康的文化娱乐氛围。如利用视听设备，通过看电视、听广播获取新的信息并同老朋友交流，不仅活跃了思维，丰富了交流内容，而且无形之中缩小与外出子女在认知上的差距，更利于增加家庭内部的共识。另一方面，帮助留守老年人培养一些新的兴趣爱好，如棋类、扑克、老年体操、太极拳、村民故事会等活动。通过丰富的活动增加生活的乐趣，减少儿女远离带来的寂寞感，增强生活的信心和力量。另外，子女应该多抽时间常回家看看父母，经常与老年人电话联系。合理安排兄弟姐妹共同承担起抚养老年人的责任，让老年人感受到家人的关心与温暖。

（三）健康促进方法及策略

1. 改善医疗护理服务质量　疾病是农村留守老年人最大的风险，医疗保障至关重要。建议相关部门做好农村合作医疗的参保宣传工作，扩大医保覆盖面，提高住院费用报销比例，积极探索医疗保险制度中有关大病的保险部分，减轻留守老年人的就医负担，不断完善新型农村合作医疗保险制度。政府方面也应加大财政投入力度，引入受过专业教育、医德高尚的医护人员，加强乡镇医院建设和医疗卫生队伍建设，为老年人提供更安全、优质、价廉的基本医疗服务，提高农村医疗照护服务质量。同时，加强老年健康照护专业队伍建设，积极建立集预防、医疗、保健、健康教育和康复服务为一体的农村老年健康照护模式，拓宽服务范围，提高服务质量，吸引更多的老年人到社区卫生服务站就医。

2. 完善社会养老保障制度　通过网络、报刊、新媒体等进行宣传，吸引社会各界人士关注农村留守老年人这一特殊群体，建设由政府主导、社会非营利组织介入对其提供医疗康复、生活服务等以满足不同老年人的需求；还可以发展有针对性的慈善机构和公益组织；建立农村安全联防机制，政府安排定期开展健康检查，做好农村老年病的早期发现、早期诊断和早期治疗，降低常见病、老年病的发病率；推广全民健康运动，推广徒步、广场舞、特色地域体育活动的锻炼，提高农村留守老年人的身体素质。

3. 鼓励外出务工人员返乡就业　政府应大力发展县域经济，创造投资环境，吸引外出务工人员返乡就业、农村剩余劳动力家乡附近就业，缩短其回家探亲的周期，常回家看望父母，降低对留守父母的负面影响，同时政府在技术和经济上也要给予大力支持，促进农村经济发展，提高村民经济收入，减少劳动为流失，从而促使子女照顾父母。

五、“候鸟”老年人

近年来，随着生活水平的提高，在老年人中出现了飞来飞去的“候鸟”一族。老年人出于自身健康的考虑，为了回避长住地的不良气候环境而前往更适合生存的地方旅行和游览。这种具有异地流动特点的“候鸟”式养老在许多城市悄然兴起，并迅速地吸引了越来越多老年人的关注。

（一）健康评估

1. 身体状况 “候鸟”老年人每次旅行前都应进行一次全面的身体评估，征得医生同意，方可前往。

2. 营养状态 可采用微型营养评定问卷进行营养评定。微型营养评定问卷是一种适合于老年病人营养状况评价的简单易行的方法，可较早发现老年病人的营养不良风险并尽早进行干预。

3. 心理问题 “候鸟”老年人的心理问题与文化程度、子女数量、子女探望间隔时间、居住方式、医保异地结算、主要收入来源、异地住房、娱乐活动、患病种类等因素有关。很多地区的社会保障政策都将外地户籍排除在外，“候鸟”老年人在新的生活环境中无法享受养老、医疗等社会保障，担心患病后无法立即得到相应的医疗报销。

（二）健康照护

1. 社区照护 社区作为“候鸟”老年人居住地的管理单位，应该积极的发现并解决老年人的心理问题。在详细了解“候鸟”老年人的心理健康等情况的基础上，找出潜在影响其心理问题的根源所在，以便于及时了解他们的心理健康状况并给予帮助。其次，社区通过发放报纸，举办学习活动，宣传栏开展老年人心理健康知识宣传和建立心理健康咨询室，帮助“候鸟”老年人心理调适和疏导，维护心身健康。同时，社区为“候鸟”老年人创造再就业或者志愿服务的机会，发挥其自身的余热。如建立老年活动中心，老年活动俱乐部以及老年大学，促进老年人之间的交流与互助。加强社区内的基础设施的建设，为“候鸟”老年人提供集体活动所需的场所和条件。

2. 家庭照护 家庭成员首先应引导父母对新环境的认知，让他们明白自己并非局外人，迈出融入城市生活的第一步。同时子女要尽好养老义务，并积极为“候鸟”老年人的衣、食、住、行等创造良好的条件及生活环境，使老年人的生活丰富多彩。鼓励“候鸟”老年人多参与社区活动和多交朋友，建立新的人际关系网络，满足“候鸟”老年人精神需求。

（三）健康促进方法及策略

1. 政府应在“候鸟”老年人的健康促进中发挥积极作用，加强对这一群体的精神健康服务，开设社会服务中心，帮助其疏导由于迁移后的不适应带来的焦虑、沮丧等负面情绪，减轻移民压力，同时帮助搭建“候鸟”老年人之间、“候鸟”老年人和迁入地居民之间充分互动的桥梁。

2. 不断提升社会公共服务水平，满足不断增长的“候鸟”老年群体的各项需求。由于“候鸟”老年人对于医疗卫生服务的需求较高，政府应该努力逐步破除医疗保险关系的区域壁垒，尽快实现医疗保险的异地转接、跨省转接，为“候鸟”老年人平等地享受医疗资源打开方便之门。

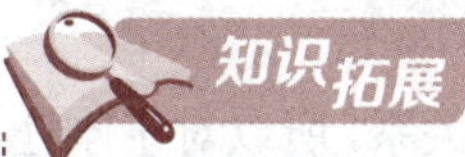

社区亲友互助式家庭养老模式

“候鸟式”异地养老因为对住所灵活的重新选择得以与亲友毗邻而居，形成了亲密的人际关系先于社区存在的社区亲友互助养老方式。这种新型的社区互助养老方式在我国现阶段老龄化程度日益加深、空巢家庭日渐增多、养老方式亟待创新的情况下具有较强现实意义。

这种社区内亲友互助式家庭养老模式，往往在聚居之前就会有一两位具有组织能力的老年人把大家聚到一起，在聚居形式形成之后这几位核心人物会继续发挥作用形成一个小团体。如果规模适合，还可以共同聘请钟点工、保姆、保健医等照顾大家日常生活，还会定期组织聚会、旅游、小比赛，安排各种娱乐活动，一起庆祝传统节日等。由于都是多年沉淀下来的以家庭为单位的亲密关系，相互之间的子辈、孙辈也往往互相熟悉，所以子女们也可以形成一种轮流探望老年人的方式，既可以缓解独生子女家庭没有精力经常探望父母的问题，又很大程度上减少了子女牵挂老年人的心理负担。

这种社区亲友互助养老模式与以往的社区养老、居家养老等有明显不同，是一种关系更为亲密的、共同生活在一个区域内的老年人互助养老模式，相互之间对对方生活的参与程度更深，相间依赖更重，这种关系更为牢固，遇有分歧也更容易达成共识。

来源：李雨潼，曾毅．“候鸟式”异地养老年人口生活现状研究——以海南省调查为例[J]．人口学刊，2018，40（1）：56-65.

六、随迁老年人

随迁老年人是转型社会发展过程中出现的一类新型边缘弱势人群。他们面临着转变之前熟悉的生活环境、生活习惯、思维方式等方面带来的各类挑战，这类人群在陌生的城市中重建社会关系、融入城市社区生活等都有较大的困难。因此，随迁老年人如何融入城市生活，是一个较为普遍的社会问题，也成为影响随迁老年人晚年生活质量的重要因素。

（一）健康评估

1. 心理健康　很多老年人随迁的来源地为农村，农村与城市的生活习惯截然不同，老年人容易产生心理落差。总体幸福感量表是美国国立卫生中心制定的一种定式型测查工具，汉化修订后有较高的信效度，包括对健康的担心、精力、对生活的满足和兴趣、忧郁或愉快的心境、对情感和行为的控制以及松弛与紧张（焦虑）等6个维度。

2. 人际关系　由于地域的差异、生活习惯的变化、风俗习惯等的不同，有些人会产生地域偏见，这些偏见会使不熟悉甚至不适应当地环境的随迁老年人更加不愿意融入当地的生活，久而久之产生孤独感，甚至自卑，不愿和人接触。因此，除了评估老年人的性格因素，还应注意评估是否存在地域偏见等因素。

（二）健康照护

图片：中国老年人消费特征

1. 子女照护　同住子女在提供随迁老年人必要的经济、生活照料和情感需求方面支持的同时，建议同住子女首先要肯定随迁老年人在隔代照料上的付出，理解随迁老年人在生活方式和思想观念与其自身的差异，包容随迁老年人在育儿方面的态度和观念，避免与老年人的正面冲突，养成尊老的家庭氛围，形成良好的家庭代际关系。其次子女要依据随迁老年人的精神和物质需求，并予以满足。此外，子女还应多关心陪伴随迁老年人，增加代际情感互动机会，在条件允许情况尽量使老年人与配偶共同随迁。

2. 社区照护　社区管理者、本地居民和随迁老年人子女要多方努力，促进随迁老年人与本地居民的直接接触。

（1）社区要为随迁老年人提供丰富的社区活动，如下棋、红歌赛、安全讲堂、老年人互助等活动，增进随迁老年人与本地居民之间的直接互动，加深彼此的了解，促进双方信任的建立。

（2）本地居民应该从邻里关系的角度来看待随迁老年人，通过帮助他们了解社区环境、提供日常生活帮助等方式，改善随迁老年人对本地居民的看法。

（3）子女应该鼓励或陪同随迁老年人积极参加社区活动，尤其是日常提升性活动（如休闲娱乐、身体锻炼、社会交往）。

3. 社会关系　较早迁入社区的随迁老年人已经与本地居民建立了一些社会关系，所以对于刚迁入社区的随迁老年人，可以通过其他随迁老年人的关系，认识更多的本地居民。由于随迁老年人具有相同身份，他们之间更容易建立起信任和关系，与随迁老年人建立友谊的本地居民更不容易对其他随迁老年人产生偏见。

（三）健康促进方法及策略

1. 社区方面　社区应根据随迁老年人特点，搭建融入平台，以方便随迁老年人与社区人员的交往及老年人闲暇休闲活动。利用目前在社区普遍配置的专业社工，有针对性地解决老年人城市生活适应问题和家庭关系问题，同时组织开展育儿讲座，传授科学育儿知识和观念，化解老年人与子代在育儿方面的分歧和矛盾，社区还需积极开展社区卫生服务，建立随迁老年人的健康档案，免费为随迁老年人体检，加强老年人慢性病等疾病的预防控制，常态化地开展老年人健康教育。

2. 政府方面　政府应提供随迁老年人市民化的待遇，在养老金、医疗报销比例上更加强调公平原则，不断发展、完善和落实符合当代老年人养老需求的保障制度，使城市随迁老年人这一特殊群体相关的社会保障、社会福利有法可依。使随迁老年人与户籍老年人所享受的社会保障项目数量或类别机会均等，打破社会福利属地化管理的制度，解决随迁老年人在城市领取养老金和异地医保问题，同时建议政府在劳动人口减少，社会抚养负担加重的背景下，可发展养老服务产业以提供更多适合老年人的工作岗位，满足老年群体多元、多层次的需求。

笔记

七、隔代养育老年人

随着社会变迁、家庭经济负担的提升、年轻人工作压力的增大以及家庭结构的改变，很多父母没有充足的时间和精力亲自照料子女，从而出现了将子女交由（外）祖父母抚养的隔代养育现象。人们常常关注于隔代抚养对儿童成长的影响，却忽视了隔代养育中的另一个群体——隔代养育老年人的健康状况。

（一）健康评估

1. 健康状况评估　隔代养育老年人健康状况评估主要采用日常生活自理能力量表（ADL）。ADL得分按≤16分为正常，17～21分为下降，≥22分为明显障碍分成3个等级，总分≤20分者为生活可以自理，>20分者为生活不能完全自理。

2. 心理评估　国内外学者认为提供隔代养育会对老年人的心理健康产生不利影响。家庭关系是影响隔代养育老年人心理状态的关键因素，全家对于孩子的过度关注以及对孩子未来的较高期望，对隔代养育的老年人造成了较大的心理压力；自身的经济条件、文化程度、孙辈性别、性格特点等因素也会影响隔代养育老年人的心理状态。抑郁和照料家庭的压力是两种最明显的心理问题，可采用老年抑郁量表和简易智力状态检查进行评估。

知识拓展

隔代照料对老年人健康状况的影响——基于CHARLS的实证研究

有学者运用STATA数据分析方法，采用中国健康与养老追踪调查（China Health and Retirement Longitudinal Study，CHARLS）2013年的全国基线调查数据，共包含18个数据库，8579个变量，最终纳入18 310位观察对象。研究结果发现，在控制其他与老年人健康相关的变量的前提下，隔代照料对老年人日常活动能力障碍、自评健康状况和心理健康状况均产生了负面影响。产生这一结果的原因有：第一，隔代照料的内容较为烦琐且具有重复性，老年人长期进行照料会产生枯燥感，引发抑郁的情绪，从而影响心理健康。第二，隔代照料使祖辈推迟了自己的医疗需求。第三，隔代照料影响了祖辈的正常社交活动。第四，隔代照料的压力大。一方面，祖辈需要对孩子衣食住行的安全全权负责；另一方面，祖辈和父辈在如何照料孩子方面存在较大的分歧。在缺乏沟通的情况下，这种分歧容易导致家庭冲突，致使祖辈在趋避冲突和面临冲突中倍感焦虑、沮丧和无奈。

来源：肖雅勤，隔代照料对老年人健康状况的影响[J]. 社会保障研究，2017(1)：33-39.

（二）健康照护

1. 家庭照护　祖辈来担负孙辈的照料责任，长此以往对老年人健康产生的影响不容忽视。应当让家庭照料责任适当的回归父辈，从而缓解由于照料观念分歧导致的家庭冲突。如公司可以采用更为灵活和具有弹性的工作制度，使面临工作时间限制而无法承担更多照料责任的父母更多地参与家庭照料，逐步减少老年人的照料内容和时间，同时也使老年人能够享受到子女对他们的照料，保证老年人的心身健康。

2. 社区照护　增加社区医院内全科医生的数量，提供多代同堂、一站式服务的医疗机构和医护人员，让父辈和祖辈不致因为照料孩子而推迟自己对生理及心理健康方面的医疗需求。此做法可以使家庭中的几代人同时享受到便捷的医疗卫生服务，既能有效防止和缓解祖辈因照料孙子女产生的抑郁情况，又能提高医疗卫生服务提供的效率。

（三）健康促进方法及策略

1. 加大对农村地区公共医疗卫生资源的投入，改善农村户籍老年人的健康状况；增加老年人的社交活动时间。可以在各个社区设立专门的托老托幼活动中心，将托老所、托幼所和老年人活动中心结合在一起，并配备专门人员，让老年人能足不出社区，既进行社交活动，又照看到孙辈。

2. 社区可以定期举办关于儿童养育方面的讲座与宣传，解决老年人养育孙辈过程中的问题与困惑；最后可以加大对儿童上下学交通、学校基础设施、食品安全等方面的监管，让老年人对孙辈所处

环境更为放心和安心，减少忧虑的情绪。

（周　雪）

思考与练习

1. 张某，男，82岁，半年前妻子去世，仅有一子，在国外工作，目前独居，经济状况尚好，自理能力差。平素体健，半年来体重下降5kg，医院体检显示无明显器质性病变。追问平日生活，自诉妻子过世后很少外出，食欲有所减退，无明显饥饿感，食量减少。

请问：

（1）该老年人的消瘦可能与哪些因素有关？

（2）我们应该为张某提供哪些照护措施？

2. 李某，女，66岁，腰背部疼痛7年余，诊断为“骨质疏松”，李某并未遵医嘱服药，也未在饮食上加强营养，3个月前不慎摔倒导致髋关节骨折，一直卧床至今，李某生活在农村，独生子5年前车祸身亡，全靠老伴照顾，经济状况不佳，三餐均以面食为主，喜高盐饮食。

请问：

（1）李某属于哪类特殊老年人？

（2）针对李某的情况，请给予相应的健康促进指导。

思路解析

扫一扫，测一测

笔记

第十一章　老年人健康照护风险的防范与应对

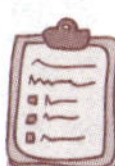

1. 掌握老年人常见健康照护风险（跌倒、噎食 / 呛食、烫伤、坠床、走失、压疮、肺部感染、下肢静脉血栓、关节半脱位、用药、自杀）危险因素的评估。

2. 熟悉老年人健康照护过程中的不安全因素。

3. 了解老年人常见的健康照护风险种类。

4. 能全面准确地评估老年人常见健康照护风险（跌倒、噎食 / 呛食、烫伤、坠床、走失、压疮、肺部感染、下肢静脉血栓、关节半脱位、用药、自杀），并实施恰当的预防措施及应对措施。

受疾病病程长、合并症及并发症多发等因素的影响，老年人在医院、社区居家及养老机构照护过程中，跌倒、噎食 / 呛食、烫伤等各类意外事件发生的风险逐渐增加，甚至危及老年人的生命。因此，提升家庭及各机构中健康照护者照护服务的风险意识，客观、全面认识风险种类及诱发因素对促进老年服务事业健康、可持续发展至关重要。机构管理者还可通过积极响应、坚持贯彻国家相关政策条例，推进标准化管理及实施综合责任保险等多方面、全方位的措施，有针对性地制定风险防范与应对措施，逐步建立完善的安全保障及风险防控体系。

第一节　老年人健康照护风险的概述

一、健康照护风险的相关概念

1. 风险　风险由危险因素、风险事故及风险损失等要素构成，具体是指在某一特定环境或某一特定时段内，某种损失或危险发生的可能性或人们所期望达到的目标与实际结果之间的距离。广义上是指风险结果可能为损失、获利，或者既无损失、也无获利，例如金融风险。狭义上是指风险结果仅为损失而无获利可能，例如照护风险。

2. 健康照护风险　健康照护风险（healthcare risk）是指养老照护领域内，因照护行为引起养老机构（或照护者）及老年人遭受损失或伤害的可能性。风险事件的发生与照护行为的实施相伴而生，即为老年人提供缓解痛苦、促进康复照护服务的同时，可能对其机体造成一定损伤和侵害。但受老年人个体差异、照护环境及照护者能力等多因素影响，个别风险事件具有极大的偶然性、突发性和个体差异性，难以进行预测。另外，并不是所有风险事件经照护者努力、老年人及家属配合后都可以被完全

防范和规避，仍会对老年人造成伤害，表明照护风险具有难以防范的特点。风险事件一旦发生，对抵抗能力较低、罹患多种慢性疾病、心理卫生状况不良的老年人而言，可能会导致其病情加重、并且诱发新损害，甚至威胁生命。

二、健康照护风险的分类

1. 根据各类风险事件的易患人群，将风险分为个别风险和共同一般风险。个别风险是指老年人易高发的风险事件，而共同一般风险是指老年人及其他年龄组人群都容易遭遇的意外事件。以跌倒为例，帕金森病作为神经系统变性的常见疾病，受遗传、环境、年龄老化等因素影响，平均发病年龄约为 60 岁，导致居家、住院或入住养老机构，且罹患该疾病的老年人身心状态发生改变，极易发生跌倒的个别风险。而家庭或机构中的地板沾水后湿滑，存在跌倒风险，这是老年人、病人及所有人都面临的共同一般风险。

2. 根据风险事件发生概率和损失程度，将风险分为重大风险和日常风险（表 11-1）。

表 11-1　风险类别

区分	风险	损失程度	发生概率	损失区分
重大风险	感染风险	大	中	人为损失
	食物中毒风险	中	中	人为损失
	火灾风险	大	小	人为损失、建筑物损失
	灾害风险	大	小	人为损失、建筑物损失
日常风险	照护风险	小	高	人为损失
	发错药事故风险	小	高	人为损失

来源：范利，王陇德，冷晓．中国老年医疗照护．北京：人民卫生出版社，2017：292-293.

三、老年人健康照护中的不安全因素

健康照护实践强调避免老年人对照护者过度依赖，并鼓励其最大限度地发挥生理、心理、社会方面的潜在能力或残存功能，延长独立生活和生活自理时限。该目标的基本前提是客观、全面评估健康照护中的不安全因素，预防并有效应对老年人可能发生的各种意外风险事件。

（一）老年人自身因素

健康照护风险很大程度来自于老年人本身，包括身体健康因素（机体自身对抗各种疾病的防御能力和创伤修复能力）、人体解剖因素（机体各组织、器官系统结构的变异或功能的退行性改变），以及疾病综合因素（多种疾病并存，且易发生合并症及并发症）等，影响医疗及健康照护行为的实施效果。老年人自身风险的另一个表现就是虽罹患同种疾病，但与其他同龄人或青年人相比，其首发症状或继发性改变可能截然不同，临床误诊率或漏诊率较大，进而影响诊疗和照护。此外，老年人的经济能力及其决策果断性等方面，也是导致健康照护风险发生的重要因素。

（二）疾病自然转归的因素

疾病的发生、发展和转归都遵从科学规律，而不以老年人及照护者的意志为转移。例如，患病初期，临床症状不明显或未表现出应有的典型症状，容易造成漏诊，甚至误诊；实施诊疗照护过程中，机体内耐药性菌群的出现及大量繁殖，导致药物治疗效果不佳，甚至无效；初期治疗效果显著，但待病人情况好转后，一旦出现肿瘤细胞广泛转移，甚至手术都难以清除全部病灶的情况，便会造成即便完善的医疗及照护措施也不能逆转的不良结局。

（三）医学科学技术的局限性

现代医学科学技术的迅速发展对人类医学事业及老年健康照护事业的发展起到极大的推动作用。但因人类机体的特异性和复杂性，人们对许多疾病的病因、发病机制及治疗措施尚未完全认知或暂存空白，即在某一特定阶段或特定区域内，医学科学技术的发展仍存在局限，不能解决所有的医疗及照护问题。

（四）健康照护者的认知局限

照护经验是在对单个或大量老年人长期的直接观察和照护动态体会之上形成的，其照护经验直接影响照护服务的质量。而影响照护者认知能力的因素有很多，包括照护者自身的主观因素、身体因素和情绪因素，也包括客观环境因素和老年人的情绪及疾病因素等。

照护者认知局限性的另一方面，是医学科学对某种病症的探索暂为空白，或者照护者从未遇到过该种病例，可能是新的病种，也可能是疾病的发生必须具有某种特殊条件或疾病仅发生在某个特定区域。由此，对于少见病，仅有少数照护者能够予以正确认识；对于罕见病，能够认识的照护者更少。另外，对疾病检测手段的限制也是制约照护者认知能力的重要因素。

（五）医疗器械、药品、血液等带来的风险

照护者完成健康照护服务时常依赖于一些现代医疗设备、药品及其他医疗辅助物品。开发研制的医疗辅助设备和物品虽经过严格的批量检测，但因未能逐一接受排查，仍可能存在漏查的质量缺陷，并随使用时间的延长而趋于明显，导致检查结果的精准度降低，假阳性、假阴性结果频发，临床漏诊率、误诊率增高等问题出现。而诊疗器械作为异物接触或侵入人体后，也会对人体存在一定危害，导致感染等风险发生。

药物与毒物仅存在量的区别，而无质的差异。照顾过程中，用药时机不当、剂量过大，持续时间过长，治疗疾病的药物就有可能会成为危害生命的毒药。因此，用药后所产生的副作用是照护风险发生难以避免的客观因素。

用于治疗疾病的血液及血液制品来源于其他“健康”人体，但对献血者体检时，客观上存在一定的漏检率，同时还受检测的“窗口期”因素的影响，也存在疾病传播的可能和风险。

（六）管理因素

管理因素，是指养老机构在整体协调管理、人力资源管理、设备环境管理、安全保证制度的构建等多方面的因素，直接或间接对老年人或照护者造成不同程度的损害。目前，我国普遍存在家庭养老功能相当薄弱，专业服务力量严重不足；多数养老机构仍处于起步和发展阶段，基础设施条件较差、管理服务方式较粗放、照护者配置不足、专业照护服务知识及技能待完善等问题，造成照护者工作负荷过重、照护服务不到位等现状，随时都存在照护安全的风险隐患。

第二节　老年人健康照护风险的防范与应对

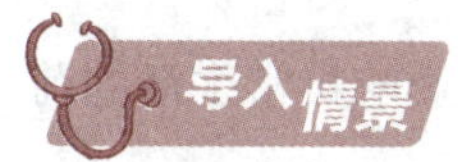

情景描述：

庄某，女，78岁，退休在家，现与老伴同住，儿子定居国外。既往有高血压病史，遵医嘱口服普萘洛尔（12.5mg/次，2次/d）、苯磺酸氨氯地平（5mg/次，1次/d）。于昨日凌晨独自如厕时，肢体无力，头部撞墙，臀部着地，肘部支撑身体，老伴听到呼叫立即赶到卫生间。

文档：案例解析

请问：

1. 该老年人出现了什么问题？
2. 针对该老年人的症状，老伴应该采取什么样的应对措施？
3. 为防止该老年人再次跌倒，应该给予什么样的预防照护措施？

一、跌倒

跌倒（fall）是指突发、不自主、非故意的体位改变，倒在地上或更低的平面上。按照国际疾病分类（ICD-10），可将其分为两类：①从一个平面至另一个平面的跌落；②同一个平面的跌倒。跌倒在老年人群中高发，且后果多严重，是导致老年人伤残和死亡的重要原因之一。我国每年约有30%的居家老年人在社区或家中发生跌倒，80岁以上的老年人每年跌倒的发生率高达50%。其中5%的跌倒可导致老年人骨折。因此，跌倒不仅严重威胁老年人的心身健康、日常活动及独立生活能力，也大大

增加其家庭和社会负担。

（一）防范方法及措施

老年人跌倒并不完全是意外，也不仅仅与年龄和健康状况相关，而是多种潜在危险因素复杂交互作用的结果。由此，对风险因素客观、准确、全面的识别与认知是制定规范、有效防范措施和干预方案的前提和基础。

1. 危险因素评估

(1) 老年人自身健康因素：老年人因各器官和组织细胞逐渐发生形态、功能和代谢的退行性改变或趋于衰退，容易高发脑血管疾病（脑梗死、脑出血等）、骨关节疾病（骨质增生、关节疼痛畸形等）、神经系统疾病（帕金森、癫痫等）、精神障碍（幻觉、思维情感障碍等）、眼部疾病（白内障、糖尿病性视网膜病变）等。同时，对于一些不服老型、成就型、试探心理型的老年人而言，总是拒绝他人帮助而执意独立完成各项日常活动，又因身体难以负荷而容易发生跌倒。

(2) 药物因素：若 4 种以上药物联合应用，会显著增加跌倒风险。尤其是镇静、抗惊厥、抗抑郁等精神类药物，用药后，药物作用于锥体外系引起头晕、反应迟缓和直立性低血压，影响老年人的平衡及认知功能。与不服用以上药物的老年人相比，服用精神类药物者发生跌倒和骨折的风险增加 2 倍。并且用药种类越多，跌倒风险越大。

(3) 外界环境因素：照护者需综合考虑老年人的住所（室内与室外）、养老院及医院内增加跌倒风险的客观环境因素。室外环境危险几乎存在于所有社区，包括台阶、人行道缺乏及时的维护和修缮，突发雨雪天气或阶段性人员拥挤时，可能引发老年人跌倒。另外，室内不良环境也可增加老年人的跌倒风险，例如地面不防滑、地毯松脱；走廊、公共区域墙壁、卫生间无扶手或设有障碍物；过强、过暗的灯光；未配置呼叫器等紧急救助工具，或呼叫器使用方法不正确、存有故障或呼叫后照护者回应不及时等。

(4) 功能锻炼和安全器具使用因素：适当功能锻炼可有效改善和缓解老年人生活自理能力趋于下降的状态。但由于身体功能及自理能力存在差异，锻炼过程中老年人常会发生跌倒等意外事件。另外，失能老年人如未能规范使用拐杖、助行器、轮椅、坐便器、助行车、约束带等安全器具，也可能会诱发跌倒风险。

(5) 人员管理因素：为老年人提供照护服务的家属、临床护士、养老机构的照护者以及志愿者，如未接受专业照护培训而盲目遵从医嘱，可能会因为安全意识不健全、照护知识不扎实、照护技能不规范、工作态度不端正，进而对照护过程中的特殊情况、突发事件束手无策，或因采用错误的照护措施而增加跌倒风险，甚至加重跌倒后损伤。

2. 预防措施　跌倒防控旨在对各种潜在或现存危险因素进行客观评估，在不影响日常生活的前提下，由照护者制定防范措施以及适合于老年人的锻炼计划，降低跌倒风险。

(1) 健康教育：健康教育被公认为是有效预防跌倒的干预措施。在社区、临床老年科室及养老机构中建立跌倒防控健康室，向老年人及照护者普及跌倒风险的相关知识，增强防范意识，并对存在高风险因素的老年人及其照护者进行针对性、科学性、系统性的技能培训，可有效降低并部分消除危险因素。

(2) 积极治疗相关疾病：积极治疗帕金森病、老年痴呆症、脑卒中等神经或精神性疾病，可有效降低跌倒风险；对罹患高血压、糖尿病等慢性疾病的老年人，除治疗基础疾病外，还应严密关注直立性低血压、低血糖诱发晕厥等伴发症状，防止病情恶化。另外，对关节疼痛、畸形、躯体移动障碍的老年人，需指导其本人及照护者选择正规的专科医院进行规范治疗及康复锻炼，不但降低跌倒风险，还可提高晚年生活质量。

(3) 用药照护：对多种慢性疾病并存、多种药物联合应用或药物不良反应较明显的老年人，应早期评估跌倒风险，遵医嘱更换药物或停药，以避免药物对其维持平衡及精神心理状态的负性影响。还可在保证疾病治疗效果的前提下，尽量减少精神类药物的服用剂量、频次或用其他药物替代治疗，这也是降低老年人跌倒风险的优选措施。

(4) 照护者培训：通过规范、系统的知识培训和技术指导，提高照护者防范跌倒风险的知识和技能水平，以及跌倒后的应对措施。

（5）评估并筛查跌倒风险：充分了解老年人既往病史及现病史，客观选择量表评估工具，以有效识别导致跌倒发生的危险因素，科学筛查存在跌倒风险的高危老年人，预先制定应对措施。

（6）运动照护：科学规律的运动照护是防控老年人跌倒的重要措施，主要包括平衡训练、肌力训练、柔韧度训练、协调能力训练等。但因运动过程中，老年人身体疲乏、重心偏移、暴露于环境中的危险因素概率增加等原因，跌倒风险随之增大。由此，照护者需综合考虑老年人的身体及心理状态、可控的主要危险因素等，科学制定个性化的运动方案，确保运动锻炼的安全性和适用性。

（7）加强细节照护：对在康复训练或日常活动过程中使用安全器具的老年人，应结合其自身情况制定个性化的服务方案，强调注意事项，规范使用流程。客观评估老年人的思维、行动及认知能力，对不宜独处的老年人，应予以适时的安全防护或将其安放在照护者可及的视线范围内。为老年人设计室内及室外居住环境时，应充分考虑光线充足、地面防滑、安全扶手等细节防范设施的合理配置。

（二）应对措施

1. 照护者需建立积极的处理态度。发现老年人跌倒后，首先要稳定其情绪，对跌倒后出现恐惧心理的老年人给予心理支持，减轻心理压力。

2. 照护者让老年人维持跌倒后姿势，尽量减少活动，对其生命体征、意识状态等重要指标予以全面评估。若无明显外伤、骨折等情况，应持续密切观察老年人的皮肤、关节、生命体征、情绪、饮食等改变情况，并及时做好记录。

3. 对跌倒后仅发生软组织损伤的老年人，照护者切勿急于在损伤部位实施搓揉、按压、热敷等措施，避免损伤部位出血量增多、肿胀程度加重。可对红肿部位进行冷湿敷，10～20min/次；还可保持伤侧肢体高于其心脏水平，尽量卧床休息，减少下地活动时间。

4. 对跌倒后神志清楚、疼痛感加剧、疑似骨折的老年人，照护者切勿盲目搬动或搀扶，以免骨折端错位，骨折面刺伤血管、神经而加重病情。照护者需原地陪护老年人，并迅速通知急救人员或就近寻求他人帮助。

5. 对跌倒后神志不清、昏迷、呕吐的老年人，照护者协助其原地平卧，头偏向一侧，保持呼吸道通畅，同时将其衣扣松解，结合室外温度适当予以保暖，并立即通知急救人员。

二、噎食/呛食

噎食/呛食是指食物堵塞咽喉或卡在食管的第一狭窄处，甚至误入气管，引起呼吸困难或窒息，导致死亡。主要表现为：进食时突然不能说话，面部涨红伴呛咳反射，不自主地一手呈“V”字状用力按住颈前喉部或捶打胸前，并用另一手指向口腔。轻者呼吸困难、面色紫绀、双眼直瞪、双手乱抓或抽搐；重者意识丧失、全身瘫痪、四肢发凉、大小便失禁、呼吸停止、心率先快而弱最终停止。如抢救不及时或照护措施不当，死亡率极高，也是导致老年人猝死的常见原因。

（一）防范方法及措施

1. 危险因素评估

（1）生理因素：老年人咽喉部位的生理、形态及功能的退行性变化趋于明显，咽腔扩张，食管伸展性及弹性下降。口腔内，牙齿松动，甚至缺失，又因咀嚼肌张力降低而咀嚼困难，逐渐不能耐受较硬食物而造成进食困难。同时，老年人对食物刺激的敏感性降低，感觉和传递进食信息的速度亦减慢。

（2）疾病因素：有精神障碍的老年人受幻觉妄想支配，常会暴饮暴食、咀嚼食物不充分而强行快速吞咽，导致大块食物团块堵塞呼吸道；受食管占位性疾病或炎症等因素的影响，老年人常主诉食管部位异物感显著，进食或饮水时易发生噎呛；脑卒中疾病恢复期，老年人可能出现咀嚼困难、无法顺利地将食物送至咽喉部、持续流涎等后遗症，导致吞咽困难；帕金森疾病的老年病人常伴发肌强直、运动过缓、静止性震颤、认知或精神障碍、感觉障碍等症状，噎呛风险较大。

（3）药物因素：受抗精神病类药物锥体外系副作用的影响，有精神障碍的老年人服药治疗后，一方面，因咽喉肌运动不协调，抑制吞咽反射而出现吞咽困难，使食物误入气管；另一方面，服药后老年人常表现为饥饿感显著，且不知饥饱，集体进食时，因进食过快、抢食而发生急性食管阻塞。

（4）体位因素：老年人进食的有利体位主要为坐位、半坐位或侧卧位，而易导致进食水困难和噎呛的体位为仰卧位。行动不便的卧床老年人，常将食物偷偷带回卧室，平卧于床上进食，因该体位时食管处于水平位，如食物过于干燥或黏性较大，吞服时易卡在或黏附在咽喉部而引起梗阻，老年人主诉吞咽有异物感，伴发呛咳。

（5）食物因素：易导致老年人发生噎呛危险的食物依次为馒头、鸡蛋、禽肉、汤圆等。煮鸡蛋、馒头、禽肉中所含水分较少，不易咀嚼，而汤圆、粽子黏性较强，吞咽时易发生噎呛。

（6）照护者因素：照护者对由专业人员所制定的分级照护措施未予以贯彻执行、不遵守专业人员意见而默认甚至协助老年人私藏食物、对老年人实施健康宣教后未及时予以评价，或评价效果欠佳时未及时予以改进、对各种意外事件评估不全面等都会加大噎呛风险。

2. 预防措施

（1）饮食种类的照护：饮食的基本种类包括，普通饮食（简称普食）、软质饮食（简称软食）、半流质饮食（简称半流食）、流质饮食（简称流食）。照护者需明确老年人选择饮食种类的适用标准，即普食与健康人饮食基本相同，主要适用于消化功能无障碍、饮食不受限制的老年人；软食介于普食和半流食之间，含纤维素少，易于咀嚼，且比普食易于消化，因此，适用于消化吸收功能差，咀嚼不便的老年人；半流食介于软食与流食之间，包含足够的蛋白质和热能，纤维素含量极少，比软食更易咀嚼和消化，适用于口腔及消化道疾病、中度发热、体质虚弱或手术后的老年人；流食呈液体状态，水分含量较多，比半流食更易于吞咽和消化，适用于进食困难、高热、大手术后恢复期、急性消化道疾病、病情危重或全身衰竭的老年人。

（2）进食环境的照护：舒适的进食环境可使老年人心情舒畅，食欲增大。具体措施为：①饭前半小时，照护者协助老年人完成如厕、洗手、漱口等清洁卫生的基本准备。评估并准备进食环境，保持室内环境清洁、整齐、空气清新。②照护者保持衣着整齐，干净利落，避免做引起老年人情绪起伏的事情，并以和蔼口吻与其沟通，营造轻松和谐的气氛。③客观评估老年人自主进食的能力，并结合食物种类、饮食习惯等，合理摆放餐具。④条件允许时，鼓励老年人集体或共同进餐，增进食欲。⑤协助进餐时，照护者不宜过度谈笑或加紧催促老年人，需注意观察其吞咽情况。⑥进餐结束后，照护者及时撤去餐具，清理食物残渣，并协助老年人漱口或刷牙，保持口腔清洁。

（3）进食体位的照护：照护者明确各进食体位的照护措施及注意事项，可有效预防噎呛危险的发生。具体包括：①坐位是老年人首选的进餐姿势，照护者结合其病情协助老年人尽量靠近椅背以维持稳定，调整座椅距离，使身体和桌子之间的空隙最小，脚下放置脚垫，促进舒适。②半坐卧位进餐时，照护者需协助老年人双腿伸直，背部及膝下垫软枕，调整餐桌以保持其双手臂可轻松放置。事先备好餐巾纸和毛巾，防止进餐时弄脏被褥和衣服。③侧卧位进餐时，照护者应尽量协助老年人采取右侧卧位，防止胃区受压迫而引起不适。但当老年人有一定进餐能力时，可采取左侧卧位，方便其右手拿餐具。进餐前，协助老年人头部和整个上半身抬起，肩下垫软枕 / 垫；背部也可加放软枕 / 垫，维持卧位稳定；颌下垫餐巾或毛巾，以免弄脏被褥及衣服。

图片：长嘴壶

（4）不同身体状况老年人的饮食照护

1）对身体状况不佳、不能自主使用餐具的卧床老年人，照护者应实施全面饮食照护。具体措施为：鼓励老年人亲自参与饮食选择，确认其最欲选择的食物种类，控制喂食速度，连续喂饭前确认口中食物已全部吞咽干净，取、喂过程尽量在老年人视野内完成，最大限度调动其配合及参与进食的主动性。避免多种食物混合进食，单样品尝味道可促进食欲。对有吸食能力的老年人建议使用吸管，无进食能力者则使用勺子或长嘴壶，并应将其放在嘴角，避免噎呛发生。

图片：帕金森老年人使用的抗摔水杯

2）对有吞咽障碍后遗症的脑卒中老年人，一方面可通过改善食物性状，将固体食物改成泥状或糊状，降低吞咽难度；稀液体食物中加入面糊增加黏度，降低误吸风险。另一方面，改变进食体位或姿势（如：转头或低头等），减少误吸，增加食物摄入量。此外，适当放慢进食速度，保持进食环境安静，加强语言训练也有助于吞咽功能的恢复。

3）对患帕金森病的老年人，可通过改善进餐环境，选择安静、光线明亮、气氛轻松的环境就餐；完善饮食措施，以维持直立坐位、肘部可撑于桌面、用吸管或使用双把手、小开口、抗摔打的水杯饮水、鼓励少食多餐为基本原则，制定个性化的进食照护方案。

4）对有视力障碍的老年人，照护者应考虑其身体状况、饮食习惯及喜好，将食物予以细致加工，并固定摆放饭菜及各餐具位置，维护其就餐安全。创造和谐气氛，鼓励老年人自主进食。

5）对咀嚼有困难的老年人，照护者应准备碎、烂、小、易入口的食物，并叮嘱其小口慢食。

（5）加强吞咽功能训练　通过皱眉、鼓腮、露齿、龇牙、吹口哨、张口等动作锻炼面部肌肉；通过伸舌锻炼舌肌，有效促进老年人吞咽功能康复、减缓吞咽功能障碍的恶化速度，防止噎呛再次发生。

（二）应对措施

1．立即停止进食　进餐过程中，如发现老年人噎呛，照护者应立即让其停止进食，协助就地侧卧位。

2．应急处理

（1）对意识清醒的老年人，照护者鼓励其用力咳嗽，并叩击背部或腹部，将食物颗粒咳出。具体可采用的方法为：

1）背部叩击法：协助老年人坐位或站立位，身体前倾，照护者在其背后，一手置于老年人胸部辅助，另一手掌根部对准老年人肩胛及脊柱区，用力、连续、急促拍击4～6次。拍击过程中注意老年人头部平齐或低于其胸部水平，充分利用重力作用将异物排出。

1104

图片：背部叩击法

2）Heimlich急救法：①照护者帮助老年人站立，经其背后用双侧手臂由腋下环绕老年人腹部。②一手握拳，将拇指一侧放置在老年人的胸廓下端与脐上的腹部部分。③另一手抓住拳头，肘部张开，用快速向上的冲击力挤压老年人腹部。④重复上述步骤，直至异物被吐出。

1105

图片：Heimlich急救法

（2）对意识模糊，甚至昏迷的老年人，照护者应立即协助其采取仰卧位，并骑跨于髋部，按"Heimlich急救法"推压冲击脐上部位，使气道内压力瞬间迅速增大，肺内空气被迫排出的同时，使阻塞气管的食物/异物上移并排出。如单次冲击无效，间隔几秒钟后，重复操作，直至阻塞的食物团块冲出气道。另外，照护者还可用手指掏出或用辅助器具夹出气道内堵塞食物，缓解噎呛症状。

3．寻求帮助　如阻塞食物/异物未被清除成功，照护者在重复上述应急处理措施的同时，需大声呼救，并立即拨打急救电话，寻求专业救助。

4．健康宣教　急救成功或获取专业救助后，照护者需对老年人及其家属进行健康知识的宣传，防止噎呛危险再次发生。

三、烫伤

老年人皮肤组织的生理功能和抵抗能力均下降，主要表现为松弛、变薄、干燥、粗糙及瘙痒感加剧等。因机体内传导刺激的神经纤维或大脑感觉中枢敏感性的降低，导致老年人皮肤的浅感觉功能持续减弱（触觉、痛觉和温觉等），对不良刺激的防御能力也被削弱。当老年人遭遇无火焰的高温液体（沸水、热油等）、高温固体（烧热的金属等）或高温蒸汽等意外情况时，皮肤组织极易发生烫伤。

（一）防范方法及措施

1．危险因素评估

（1）主观因素：老年人因同时罹患多种疾病常需多重服药，又因记忆力下降、自理能力降低，服药依从性较低，甚至抗拒服药。当出现头痛、头晕、腹胀、消化不良等不适时，较倾向于中医疗法。其中，拔罐、艾灸、神灯这些理疗方法由于成本低，操作简单易学，成为老年人常用的治疗手段。同时，老年人自主实施中医疗法时，主观认为治疗时间越长、频次越多，效果就越好。因此，拔罐、艾灸时大多会超时，皮肤烫伤风险增加。

神灯照疗法

神灯照疗法，又称"神火照疗法"是在患病部位，用药物蘸油燃烧后，通过烟气上熏，借助于药力、热与光照的作用，以治疗疾病的一种方法。该疗法适用于痈疽发背初起、麻疹不透及疥疮瘙痒。

笔记

1. 痈疽发背　初起者及痈疡表现为麻痒硬肿，无脓不高焮者，可以朱砂 9g，雄黄 9g，没药 9g，麝香 1.5g，各研为细末，和匀。每次取 0.9g，以红棉纸裹药为条，长约 20cm，麻油浸透，点燃后将神灯距患处约 2cm 处照射，由外围至中心，缓慢移动。每日 2 次，每次 10～15min。

2. 麻疹不透　用红纸一张，卷成捻子，内裹麻黄、桂枝等发散药，蘸麻油点燃。在病人头面徐徐往返移动照射数遍，以使病人额上微微汗出为度，以助麻疹透发。

3. 疥疮　用硫黄、艾叶各研碎末，棉纸包裹成捻条，浸油点灯，熏照患处，可除疥疮，杀灭疥虫及虫卵。

来源：王倩. 中药敷贴配合神灯照射治疗中风的临床效果观察[J]. 天津照护，2016，24(1)：64-65.

(2) 客观因素：老年人感觉器官功能退化，反应也较迟钝，因此，对温度的敏感性降低，一旦感觉皮肤疼痛或有烧灼感时，往往皮肤已被烫伤。另外，照护者为老年人实施照护操作方法不当也是导致皮肤烫伤的危险因素之一，例如拔罐时，罐内温度过高、神灯距离皮肤太近、做超短波时身体内有金属异物、艾灸治疗时入睡等，均易导致背部、腹部皮肤烫伤。而身体距离油锅太近，油炸时未能及时躲避喷溅的热油，易造成脸部、手臂皮肤的烫伤。其他诸如对盛放开水的装置或发热物品及器械（热水袋、电热宝、电热毯等）使用手法生疏或不规范时，也会导致皮肤烫伤。

2. 预防措施

(1) 强化照护者风险意识：照护者具备较强的烫伤风险防范意识，重视老年人居室内水、电系统的日常维护及保养，可有效避免危险的发生。

(2) 评估老年人自理能力：照护者应客观评估老年人的自理能力，对视力不佳、行动不便的老年人，更应予以细心观察，及时发现其需求，陪伴或协助完成日常生活。

(3) 加强生活照护

①陪伴老年人洗浴：老年人应尽量避免单独洗浴。照护者在协助老年人洗浴或足浴时，要提前备好热水，试触水温（≤40℃），以不烫伤老年人为宜。另外，结合老年人的意愿，在旁陪伴洗浴或在门外守候，避免发生因开水开关被突然调大或冷水管突然停水导致水温变化引起的烫伤。在听到老年人呼叫后，需敲门征得其同意后，再进入浴室予以协助。

图片：适用于老年人的保温杯

②选择适用于老年人的保温杯：老年人可使用容量不超过 300ml 的保温杯，并尽可能选用杯底大、带把手、不容易发生倾倒的保温杯，不宜使用细、高、容易发生倾倒的保温杯。

③规范发热物品的安全使用：老年人日常使用发热物品（热水袋、电热宝、暖宝贴等）时，一定要掌握安全准则，并尽量在照护者的看护下使用。对意识模糊、感觉迟钝的老年人，避免发热物品直接接触其皮肤组织，并定期检查用热部位皮肤状况，规范记录具体放置时间及位置，使用前后照护效果的改变。

(4) 协助老年人戒烟：照护者要协助老年人戒烟，并应禁止在房内或床上吸烟。如果老年人拒绝配合，可在公共区域设立独立吸烟室供其使用。

(5) 健康宣教：向照护者和老年人介绍烫伤的相关知识，增强预防烫伤风险的危险意识。尤其对高龄、肢体活动受限的老年人，以及老年糖尿病病人，更应注意对低温烫伤的防范。

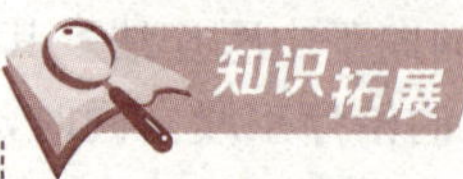

低温烫伤

低温烫伤是指虽然基础温度不高，但皮肤长时间接触高于体温的低热物体造成的烫伤。接触 70℃的温度持续 1min，接触 60℃的温度持续 5min 以上时，皮肤可能就会被烫伤，引起皮肤烫伤的最低温度为 44℃。低温烫伤是真皮浅层向真皮深层及皮下各层组织渐进性损害，往往表面看起来只是一个小水疱，体征类似Ⅱ度烧伤，但其实可能已伤及皮下组织，甚至肌肉、神经、血管。其创面特点是：水疱较小，外观颜色较深，疱液多带有血性，创面基底部苍白色，可有淤血或坏死斑。损伤皮肤全层，有的深达皮下组织、肌肉、肌腱及骨骼，所以难以愈合。

来源：凌峭，鞠斐. 高龄老年人低温烫伤原因分析及预防照护[J]. 中国医药导刊，2012，14(6)：1073-1074.

（二）应对措施

老年人烫伤后，照护者要迅速协助其远离热源。具体应对措施为：

1. 根据烫伤程度，科学制定照护措施。

（1）对Ⅰ度烫伤的老年人，应立即将无破损创面浸于凉水中进行冷却治疗，以减轻余热损伤、减轻肿胀、止痛、防止水疱产生。且冷却治疗越早施行，止痛及减缓余热损伤肌肤的效果越佳。照护者还可将冰块放置于损伤处进行持续冷敷 30min，止痛治疗效果显著。但当烫伤部位不宜采用浸泡法进行冷却治疗时，可将用凉水浸湿后的毛巾或包裹冰块 / 袋的毛巾放置于皮肤受损处进行湿敷。

（2）对Ⅱ度烫伤的老年人，即经冷却治疗后，仍自觉受损处疼痛难忍，并且水疱增多。照护者应叮嘱老年人切勿戳破水疱，因其代谢能力差，组织更新慢，免疫力低下导致烫伤后创面修复过程延长，易伴发感染，需迅速就医治疗。

（3）对Ⅲ度烫伤的老年人，照护者应立即用清洁的被单或衣服简单包扎皮肤破损处，避免污染和二次损伤。切勿自主涂擦紫药水或膏类药物于创面上，需在保持创面清洁的同时，迅速就诊治疗。

烫伤分级

1. Ⅰ度烫伤　烫伤只损伤皮肤表层，局部轻度红肿、无水疱、疼痛明显。
2. Ⅱ度烫伤　烫伤是真皮损伤，局部红肿疼痛，有大小不等的水疱。
3. Ⅲ度烫伤　烫伤是皮下，脂肪、肌肉、骨骼都有损伤，并呈灰色或红褐色。

来源：徐风光．老年人烫伤的原因分析及对策治疗［J］．中外医学研究，2011，9（5）：74.

2. 当老年人身着衣服或鞋袜的部位被烫伤，照护者切勿立即脱去衣裤、鞋袜，否则可能会导致表皮皮肤脱落，增加痛苦，诱发感染，延长病程。照护者可立即用冷水浇淋受损部位，再脱去或剪开衣裤、鞋袜，既能降低疼痛，还可防止表皮脱落后加重水肿和感染。之后，进一步冷却治疗后，遵医嘱涂抹烫伤膏。

3. 当老年人表现烦渴时，可酌情给予少量热茶水或淡盐水，避免因大量饮水后出现脑水肿，加重病情。

4. 对受损面积过大、深度较深的重度烫伤老年病人，就诊途中可能会出现休克或呼吸、心跳停止。照护者应协助医务人员立即进行人工呼吸或胸外心脏挤压的救护措施。

5. 照护者应加强对老年人烫伤风险的防范意识，提高对此类风险事件的认识和紧急处理能力，保护老年人日常生活的安全。

四、坠床

坠床成为老年人日常照护过程中常见的不良事件之一。65 岁以上的老年人中每年约有 1/3 发生坠床 1 次或多次。不仅影响老年人的心身健康和生活自理能力，增加其痛苦和家庭负担，同时也容易在养老机构内引起医疗、照护纠纷。

（一）防范方法及措施

1. 危险因素评估

（1）自身因素

1）生理因素：老年人出现反应及感觉迟钝、行动迟缓、平衡能力下降，尤其老年女性，围绝经期后体内雌性激素水平下降导致骨质疏松，使坠床风险增加。

2）疾病因素：当老年人健康状况不佳，多种慢性病高发时可导致其身体虚弱，甚至行动受限，容易发生意外。

3）心理因素：老年人心理上表现出的固执不服老、不愿麻烦他人，是常见的危险因素。过高估计

自身体力，总想要自主独立完成或不愿意使用辅助器械完成日常活动，如想自己倒水，但却无力提起暖瓶或无力完成倒水过程，继而发生滑倒或坠床。

4）药物因素：老年人服用镇静催眠、抗焦虑、抗抑郁及抗心律失常药物后，因对药物的耐受性和敏感性与其他成人组不同，服药后可能出现眩晕、低血压等不良反应。

（2）环境因素：老年人居住房间内光线不足或未安置夜光灯；床榻高度不合适，无床栏、无呼叫器；起床动作过快可导致头晕、体力不支而坠床；床旁物品摆放凌乱不易取放。

（3）照护者因素：照护者因缺乏评估技能及知识，未按完整流程对老年人自身及其居住环境等进行全面评估，或评估所得坠床危险因子与客观事实不相符，防范措施制定不完善。

2. 预防措施

（1）一般照护：对服用可能会引起老年人头晕、直立性低血压的药物，照护者应严密监护，及时评估其需求，并尽量予以满足。对长期卧床的老年人，照护者需评估整体情况，协助其在床上进行主动及被动活动，防止肌肉萎缩或肌力下降。老年人起床改变体位活动时应遵循“三部曲”，即“平卧 30s- 双腿下垂 30s- 行走”，避免因突然改变体位而引起低血压。在照护者的陪伴下，老年人可于白天下床如厕或室外活动，并选择穿肥瘦、长短合适的衣裤和防滑鞋。夜间尽量在床上使用便器，以免下床不慎发生坠床意外。

（2）环境照护：室内提供足够光线，合理摆放物品于易取处、清除床旁障碍物，加设床旁护栏。

（3）健康教育：对老年人及其照护者进行坠床防范风险的健康教育，加强对导致坠床危险因素的认识，提高危险意识，明确坠床后可能出现的严重后果、防范措施及应对措施。

（二）应对措施

具体详见跌倒应对措施。

五、走失

2016 年，我国民政部中民社会救助研究院发布《中国老年人走失状况白皮书》（简称“白皮书”），首次对中国老年人走失问题进行全面分析。报告指出，全国每年走失老年人约有 50 万，平均每天约有 1370 位老年人走失。走失老年人的基本特征为高龄化（平均年龄为 75.89 岁）、女多男少（男性占 42%，女性占 58%）、教育水平较低、再次走失率为 26%。另外，65 岁以上老年人最容易走失，比例高达 80%。与发达国家相同，我国老年人走失的主要原因是失智。受老龄化加速、大规模人口流动及老年人缺乏健康照护影响，走失风险仍在逐年增加。

（一）防范方法及措施

1. 原因

（1）精神障碍：受幻觉、妄想的支配，或老年人对入住环境不适应。

（2）疾病因素：患有老年性痴呆症的老年人主要表现为记忆力下降、幻觉、反应迟钝，走失风险较大。走失老年人中，有 72% 的人都出现记忆力障碍，而经医院确诊为老年痴呆症病人占 25%。在我国失智也是一个主因，此外，人口流动带来的疏于照顾和老年人贫困，同样加剧走失风险。白皮书还披露，我国老年人走失主要发生在大量人口流出的地区，与留守老年人问题相伴相生，中小城市与西部农村是我国老年人走失的重灾区。

2. 预防措施

（1）全面评估老年人的年龄、疾病、生活习惯等，对危险因素较多、走失风险较大的老年人，照护者需重点监护，及时发现其心理变化和思想动态。

（2）日常照护活动中，照护者多与老年人沟通，了解并及时满足其合理需求；实施照护服务时，经常征求老年人意见，避免使用刺激性语言；对思维紊乱、记忆力下降或有精神症状的老年人，照护者应对其 24h 监护，必要时可合理使用约束用具，或在家中、公共区域安装摄像头，方便观察和巡视。

（3）痴呆老年人需戴胸卡，记录其姓名、年龄、照护者联系电话及家庭住址等信息。

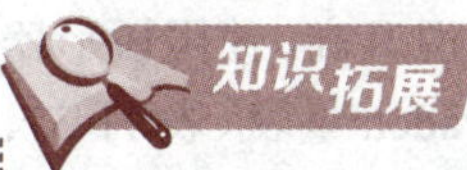

智能化防止老年人走失的用具及系统

1. 老年人多功能智能拐杖　为保证老年人出行安全，在紧急情况能得到及时帮助、便于监护人及时监控和寻找，设计该智能拐杖。基本原理为：①利用GPS定位功能随时确定使用者位置；②使用者可以调节灯光的远近，方便夜间行走；③当使用者摔倒时，报警系统开启报警功能，以便使用者可以得到及时的帮助，同时向监护人发送求救或者拨打相应的电话求救，对老年人出现意外事故时提供切实有效的帮助；④通过热释电红外线测量拐杖与使用者之间的距离，提醒使用者及时的使用拐杖或便于使用者寻找。

2. 基于Zigbee技术的老年人防走失装置　将老年人活动区域划分为安全区、活动区和脱离区。安全区为物理上以及可探测范围内的老年人处于有人陪伴或照护的安全状态的区域；活动区为老年人进行小范围单独走动、锻炼以及与友人交往休息的区域；脱离区是与活动区相连的区域。其工作原理为：通过各防走失模块中无线网络节点与中心节点的通信状态，判断防走失模块的物理位置及移动趋势。当该模块节点即将进入脱离区时，及时报警提示，从而有效实现对佩戴者位置的监测，主动预防走失；同时，通过加载红外传感器以确定模块处于正常佩戴状态，以防止当模块脱离人体后跟踪装置失去作用，不能准确判断移动人员位置。

来源：

1. 景婷婷，陆小左，傅琳洁. 老年人多功能智能拐杖的设计与实现[J]. 电子产品世界，2015，22(07)：40-42.

2. 朱建新，高蕾娜，田杰，等. 基于Zigbee技术的老年人防走失装置[J]. 计算机工程与科学，2009，31(05)：144-146.

（二）应对措施

1. 智能化防走失装置的应用　为防止老年人走失或方便寻找，可在人口流动地区为老年人佩戴GPS腕表式、指环式、纽扣式、腰带扣式等多种造型的无线装置。该装置具有双向呼叫应答功能，以重量轻、操作简便、不易损坏、信号覆盖范围广为特点，是一种适合几乎所有老年人携带的新型便携装置，已在国外普遍应用。启动该装置的GPS定位功能后，照护者即可准确定位老年人的具体位置，迅速赶往救援。另外，还可在老年人身上缝制联系布条，避免走丢。

2. 完善照护及救助机制　积极打造全国统一的寻人网络平台，使其成为全国人口报失和查找的多功能综合信息平台。在全国救助站全面建立警务点，并连通警方的人口信息和户籍网络的光缆，由驻站民警协助查找走失人员信息。建立110和救助站的连接，发挥其更大的信息分流作用。定期向社会详细公布各城市救助站的具体位置并及时更新，帮助走失老年人尽快回家。

3. 健康教育　走失老年人回家后，照护者尽量用平静、温和的语态对其进行安抚。观察老年人生命体征，确认其有无发生身体损伤。系统给予照护措施及方案，避免走失风险再次发生。

六、压疮

压疮（pressure sore）是指短时间内较强的压力和较长时间卧床或坐椅子上（如轮椅）的持续压力，导致皮肤承力最大的部位，由于血液循环障碍，组织营养缺乏等原因引起的局部组织破损和坏死。老年人的皮肤及皮下组织受压力、摩擦力、剪切力、潮湿、疼痛等因素刺激，会出现局部皮肤颜色呈紫色或褐红色改变。如若照护不及时或处理不当，病情持续发展，受压部位充血或水疱形成，老年人出现疼痛感。病情进一步恶化后，受损区域皮肤及深部组织的完整性被破坏，水疱破溃而伴发感染，组织坏死，溃疡形成，老年人疼痛感加剧。如得不到及时、规范的照护服务，皮下组织坏死、变黑，深达骨骼，严重时可引起脓毒败血症而危及老年人的生命。

（一）防范方法及措施

1. 危险因素评估　客观评估压疮的高危人群，以及诱发和加重压疮的各种危险因素，是预防老年人发生压疮的基本前提。危险因素包括老年人的机体活动减少、意识状态改变、感知觉障碍、皮肤

干燥松弛而缺乏弹性、营养不良且皮下脂肪萎缩变薄、局部潮湿、排泄物刺激、体温升高、使用矫形器械等。目前国际常用的压疮危险因素评估工具有诺顿(Norton)量表(表 11-2)、Braden 量表(表 11-3)、Waterlow 压疮危险因素评估表(表 11-4)。

表 11-2 诺顿(Norton)量表——美国卫生保健与研究组织推荐(AHCPR)

评估项目	评分等级			
	4	3	2	1
身体状况	良好	一般	不好	极差
精神状况	思维敏捷	无动于衷	不合逻辑	反应迟钝
活动能力	可以走动	需要他人帮助	依赖轮椅	卧床
灵活程度	行动自如	轻微受限	严重受限	不能活动
大小便失禁情况	无失禁	偶有失禁	经常失禁	完全失禁

注:总分值范围为 4～24 分,分值越低,发生压疮的危险性越高。<16 分,轻度危险;小于 14 分,中度危险;<12 分,高度危险。

来源:姜安丽. 新编护理学基础[M]. 北京:人民卫生出版社,2017:364.

表 11-3 Braden 量表

评估项目	评分等级			
	1 分	2 分	3 分	4 分
感觉(对压力所导致不适感觉的能力)	完全受损	高度受损	轻微受损	无受损
潮湿(皮肤潮湿的程度)	持续潮湿	经常潮湿	偶尔潮湿	很少潮湿
活动力(身体的活动程度)	卧床	坐位	偶尔行走	经常行走
移动力(改变和控制身体姿势的能力)	完全受限	重度受限	轻微受限	不受限
营养(日常进食)	非常缺乏	可能缺乏	充足	极佳
摩擦力和剪力	有现存问题	潜在问题	无明显问题	-

注:总分值范围为 6～23 分,分值越低,发生压疮的危险性越高。≤9 分,极度危险;10～12 分,高度危险,预测灵敏度为 90%～100%;13～14 分,中度危险,预测灵敏度为 65%～90%;15～17 分,轻度危险,预测灵敏度为 50%～60%;≥18 分,无危险。

来源:姜安丽. 新编护理学基础[M]. 北京:人民卫生出版社,2017:370-371.

2. 压疮的评估　对压疮进行客观评估是管理压疮的基础。完整的评估内容包括压疮的发生和持续时间、危险因素、陈旧伤口的照护措施、目前的健康问题和用药照护情况、心理健康状况、行为和认知状况、社会和经济状况等因素。照护者应检查和记录压疮发生的数目、位置、大小、颜色改变、有无分泌物、出血和气味、是否存在静脉窦、坏疽或焦痂、瘘管或窦道、伤口边界红斑范围、愈合情况以及疼痛情况。另外,还应以 6 个分期的新型压疮分期系统为标准,科学判断压疮分期,指导临床压疮照护措施的制定。

3. 预防措施

(1) 严密观察:观察并监测卧床老年人,尤其长期卧床且无力活动老年人受压部位的皮肤状况,是预防压疮最重要的照护措施之一。具体为:①查看受压部位皮肤有无发红等颜色改变,解除压力后是否褪色及恢复所需时间,是否有潮湿、水疱等情况。②及时观察老年人的营养状况,包括消瘦程度、皮肤弹性、皮肤颜色、皮肤温度及疼痛感等情况。③观察老年人的活动及自理能力,包括自主完成翻身的情况、躯体活动度、有无意识障碍等。④观察老年人的全身状况,包括有无昏迷、烦躁不安、水肿及大小便失禁等。

表 11-4　Waterlow 压疮危险因素评估表

评估项目		得分等级	评估项目		得分等级
体型	正常	0	运动能力	完全	0
	超过正常	1		烦躁	1
	肥胖	2		冷漠	2
	低于正常	3		限制	3
皮肤类型	健康	0		卧床不起	4
	薄如纸	1		轮椅	5
	干燥	1	组织营养状态	恶病质	8
	水肿	1		多器官衰竭	5
	潮湿	1		单器官衰竭（心肺肾）	5
	颜色差	2		外周血管病	5
	破裂 / 红斑	3		贫血（血红蛋白含量<8g/dl）	2
性别	男	1		吸烟	1
	女	2	神经系统缺陷	糖尿病	4～6
年龄（岁）	14～49	1		运动 / 感觉缺陷	4～6
	50～64	2		截瘫	4～6
	65～74	3	大手术 / 创伤	整形外科 / 脊柱手术	5
	75～80	4		手术时间>2h	5
	>81	5		手术时间>6h	8
控制大小便能力	完全控制 / 导尿	0	药物治疗	长期服用细胞毒性药物 / 大剂量服用类固醇和（或）抗菌药	4
	偶有失禁	1			
	大便失禁	2			
	大小便失禁	3			

注：如果评分≥10 分，则表示病人有发生压疮的危险，建议采取预防措施。

来源：姜安丽. 新编护理学基础[M]. 北京：人民卫生出版社，2017：371.

（2）营养照护：对过度消瘦、营养不良的老年人，在病情允许的情况下给予高蛋白、高维生素等营养丰富的食物和充足的水分。对不能进食的老年人，应遵医嘱由照护者完成鼻饲或静脉补充营养。

（3）避免皮肤长时间受压：为避免卧床老年人的皮肤长期受压，可采用的措施有：①定时翻身，协助老年人经常更换卧床姿势，常规翻身频次为 1 次 /2h，必要时 1 次 /h，并做好翻身记录。②明确侧卧位、俯卧位及仰卧位时，压疮的好发部位，遵医嘱合理使用透明膜等医用耗材予以保护。③规范使用保护垫，以保护骨隆突处。④保持床面、被褥及内衣平整、无褶皱、无碎屑；半坐卧位时，于腿下垫软枕，减小剪切力；避免使用破损便盆，以防摩擦受损皮肤。⑤保持身体、贴身衣物、床面及被褥清洁、干燥，避免潮湿和污渍对老年人皮肤造成刺激。⑥根据老年人的病情及身体活动状况，每日协助其全身各关节进行主动及被动活动，观察皮肤状况并给予温水擦浴，以促进局部血液循环。

（4）健康教育：照护者为老年人者阐明压疮发生的原因、病情发生及发展过程、预防及治疗照护措施，督促老年人积极参与并配合照护工作，减轻其痛苦。

（5）强化照护者的责任心：照护者要提高高危老年人好发压疮的风险意识，认真落实预防压疮的

防范措施。

（二）应对措施

1. 改善老年人的营养状况。首先，对可经口进食的老年人，每天应摄入充足的优质蛋白（牛奶、鸡蛋、瘦肉、鱼虾等），适量的脂肪、矿物质、维生素，丰富的膳食纤维。其次，为保证老年人机体水分充足，又避免过量饮水造成心肾负担加重，建议每日饮水量（除去食物中的水）一般以每日每千克体重约 30ml 为宜。最后，对管饲饮食照护的老年人，应注意在管饲液中加入营养液。

2. 对压疮Ⅰ期的老年人，即局部皮肤发红，且解除压力后不能褪色，照护者首先要警惕这是压疮的早期表现，照护的重点是去除病因，防止病情继续发展。即照护者协助老年人翻身（常规 1 次 /2h，必要时 1 次 /h），勤换贴身衣物及床单，并保持平整、无褶皱及碎屑；避免对受损皮肤进行局部按摩，以免加重损伤；对局部皮肤进行湿热敷，4～5 次 /d。

3. 对压疮Ⅱ期的老年人，即局部皮肤呈紫红色并有水疱产生。为避免水疱破裂后继发感染，照护的重点是保护皮肤，预防感染。照护者可用碘伏等消毒制剂擦拭水疱基底部，用无菌注射器抽出水疱内渗出的液体。若水疱面积较小，创面上可涂抹碘伏等消毒液，晾干后敷裹消毒纱布以保护创面，切忌受损处的局部皮肤再受压。

4. 对压疮Ⅲ期或Ⅳ期的老年人，即局部皮肤已出现溃疡化脓，照护的重点是清洁伤口，清除坏死组织，处理伤口渗出液，促进肉芽组织生长。但当组织出现焦痂、腐肉，甚至窦道时，需请照护经验丰富的医护人员进行规范的诊治和处理，并注意保护暴露的骨骼、肌腱和肌肉。

5. 照护者需及时将老年人皮肤的改变情况汇报给上级医生，再由其告知家属，阐明压疮发生的原因和进一步的处理方法。

七、肺部感染

肺部感染（pulmonary infection）是老年人重要的致死原因之一，也是很多老年性疾病的常见并发症，占老年感染性疾病的 60%，被认为是老年人的自然终点，占各类死因的 74.5%。其中，肺炎死亡者中老年人约占 70%，疾病严重程度随增龄而逐步增加。我国老年人链球菌性肺炎引起的病死率较青年人约高出 3～4 倍，细菌性肺炎占老年感染性疾病死因的第 1 位，60～70 岁病人的病死率高达 51%～61%。老年人肺部感染成为 21 世纪亟须面对和解决的重大医学健康照护问题之一。

（一）防范方法及措施

1. 危险因素的评估

（1）易感体质：老年人肺脏的弹性回缩力、胸壁顺应性和呼吸肌肌力均下降，使呼吸阻力增加、呼吸调节功能变差，最终导致呼吸中枢对低氧血症和高碳酸血症的反应迟钝。此外，老年人的免疫功能也随增龄而逐渐衰退，尤其 IgM 随年龄而降低，体液和细胞免疫功能逐渐下降，同时因糖尿病、高血压等多种慢性疾病共存，进一步降低其免疫功能。尤其，受营养不良、过度消瘦等因素影响，老年人抵御感染的能力降低，成为易患感染性疾病的高发人群。

（2）受多因素影响：生理方面，高龄（≥85 岁）、衰弱、吸烟史、自理能力、体重，是否有呼吸系统慢性疾病史；社会环境方面，高密度人口分布、快节奏生活方式及空气质量的日益恶化，都是导致老年人发生肺部感染的易感因素。

（3）临床症状不典型：老年人发生肺部感染后的临床表现与其他成人组有所差异，因对致热原的反应较差，感染后低热或不发热。另外，衰弱老年病人的基础体温本就偏低（一般≤36℃），在监测体温时，应对比其平时的基础体温判断是否发热。老年人发生肺部感染后，还会出现进食减少、原有疾病症状加重、认知功能障碍、表达症状不清晰、倦怠或嗜睡等表现。因此，照护者需悉心观察并记录老年人的基础生命体征及其他症状，坚持早发现、早诊断、早治疗。

（4）多种慢性疾病共存：多种慢性疾病共存是影响老年人社区获得性肺部感染死亡率最主要的独立危险因素。国内肺部感染的死亡率高达 42.9%～50%，而 80 岁及以上高龄老年人，因罹患多种慢性疾病、多种危险因素（高龄、低血压、心动过速等）并存是导致老年人死亡最重要的原因。

2. 预防措施

（1）口腔照护：老年人的口腔自我清洁功能弱化，细菌、病毒等致病菌容易在其上呼吸道定植，肺部感染风险增大。照护者应督促或协助老年人勤漱口，清除残留的食物碎屑，防止病菌入侵。但漱口不可完全代替刷牙，还应尽量选用小头、软毛的牙刷完成每日早晚两次刷牙。同时，做好义齿的清洁照护。

（2）鼓励戒烟：照护者应鼓励老年人坚持绝对戒烟，并尽量减少被动吸烟，保持室内空气清新。具体可以“知 - 信 - 行”的健康教育模式指导其循序渐进地推进戒烟过程：①不断向老年人传授吸烟危害性的相关知识，它不但会诱发心脑血管疾病，还会增大罹患肺炎的风险，降低智力；②帮助老年人建立戒烟的信念，强调无论何时戒烟都可以有效降低并发各种疾病的概率；③从行动上予以指导和帮助，嘱咐老年人如厕、外出不随身带烟，家中不备烟，并引导其参与读书、锻炼、书法等活动，分散注意力，丰富晚年生活，逐步减少吸烟次数和数量。

（3）营养照护：照护者告知老年人平衡膳食的重要性，优先选择高蛋白、高维生素、低脂、低盐的食物。对于体重过低或过度衰弱的老年人，不需过度限制其膳食。当 65 岁及以上老年人的 BMI<18.5 时，并发感染的风险性增高，照护者应尽可能评估并参考其饮食喜好，完善加工食物的色泽、质地、温度等，弥补老年人因衰老而逐渐退化的味觉、嗅觉，改善食欲。另外，照护者还应叮嘱老年人多饮水，尤其秋冬季节，老年人的鼻黏膜常因气候干燥而受损出血。充足的饮水量可保持鼻黏膜湿润，有效抵御致病菌入侵，也利于体内毒素排出。

（4）运动照护：照护者在全面评估老年人身体状况的基础上，合理制定个性化的运动计划，增设锻炼耐力、肌肉力量、平衡力的运动项目。通过规律的运动照护，不但可有效增加老年机体的抵抗力，还可促进其消化能力，增进食欲。

（5）生活照护：每天早晚开窗通风（每次至少 30min）可有效促进室内空气流动，达到有效置换室内空气的目的，但在空气质量非常差的雾霾天应避免通风。另外，在气温较低的寒冬季节，为防止冷空气对老年人的不良刺激，照护者可选择在其外出活动时完成室内通风。

（6）健康教育：存在高危易感因素的老年人，应尽可能避免暴露在危险因素多、人员密度较高的环境中，与呼吸道疾病的病人发生直接 / 间接的接触。另外，致病菌还可通过手接触在老年人之间、老年人与照护者之间造成直接或间接的交叉感染。因此，当照护者同时承担两位或两位以上老年人的照护责任时，在接触呼吸系统感染的老年人前后务必洗手，同时还要提醒和协助老年人洗手，有效切断感染链。

（7）疫苗接种：肺炎链球菌疫苗可有效减少侵袭性疾病发生的风险，也可改善肺炎的严重程度。照护者可结合专业人员意见，建议年龄 <65 岁且兼患多种慢性疾病或年龄≥65 岁的老年人接种肺炎链球菌疫苗。对 65 岁以前有过该疫苗接种史的老年人，可在医生指导下，间隔 5 年后，进行重复接种。

改良叩背法对老年肺部感染病人的干预效果

传统叩背方式为，协助老年病人坐位，照护者手指屈曲呈杯状，利用鱼际、小鱼际肌肉和指腹叩击背部，方向由下向上，由外向内。每日早、中、晚 3 次，频率为 120 次 /min，每次持续 10min 左右，叩击过程中观察老年病人的生命体征和其他临床变化，必要时可延长叩击时间。叩击力度以病人可承受为宜，叩背结束后嘱病人深咳，将痰液排出。

改良叩背方式则首先听诊并确定痰鸣音的位置和性质，选取合适的叩击体位，肺尖部痰鸣音选取坐位，肺叶中段选取侧卧位，肺底部选取平卧位，叩背时间分别为 7 点整、11 点整、19 点整等，每次叩背时间 15min，其余同传统叩背法。

结果发现，经改良叩背后老年病人的血气指标、痰液黏稠度、排痰量、叩击舒适度显著优于接受传统叩背照护服务的老年人。即改良叩背照护方法可有效促进老年肺部感染的病人痰液的排出，提高叩背舒适度，操作简单，安全可靠，值得推广。

来源：范文雅，李榕彬. 改良叩背照护法对老年心血管病合并肺部感染病人的干预效果观察[J]. 中国妇幼健康研究，2017，28（1）：285-286.

（二）应对措施

1. 严密监护 严密监测并评估老年人的身心状况，尽早发现肺部感染症状，早期诊断及规范治疗。照护过程中，需注意观察老年人的意识状态、生命体征、痰液性状、大小便情况等，如病情进一步恶化或出现难以缓解的持续高热，应及时联系专业医生进行规范治疗。

2. 保持呼吸道通畅 帮助老年人叩背，必要时可遵医嘱进行服药、吸痰及雾化吸入，促进排痰，改善并保持呼吸道通畅。

3. 口腔照护 在评估口腔状况的基础上，遵医嘱选择合适的漱口液，抑制口腔细菌的繁殖及溃疡的发生。

4. 生活照护 叮嘱患病老年人尽量卧床休息，并加强营养照护，改善机体状况，促进疾病恢复。

5. 心理照护 主动寻找机会与老年人沟通，鼓励其诉说内心感受，表达不舒适的具体部位、原因及症状体征。

八、下肢静脉血栓

下肢静脉血栓（thrombosis of deep vein of lower extremities，LEDVT）是常见的血管血栓性疾病，具体指静脉血液在下肢深静脉血管内的凝结，可导致下肢水肿、继发性静脉曲张、皮炎、色素沉着、淤滞性溃疡等。老年人易患静脉血栓症，患病率随增龄有增高趋势，尤其急性静脉血栓最常见于 50～80 岁年龄段。下肢静脉血栓最常见，约占总数的 75%。其中，42%～46% 发生在小腿静脉。不仅影响老年病人术后的康复，还可造成肺栓塞等严重后果而危及生命。

（一）防范方法及措施

1. 危险因素评估

（1）自身因素：高龄老年人因年龄、肥胖、高血脂、糖尿病、既往心脑血管意外发作史、吸烟史、慢性呼吸系统疾病史、下肢静脉曲张、慢性静脉炎等均可使其血液成分改变，机体处于高凝状态。同时，老年人静脉内膜多较粗糙、静脉瓣萎缩，瓣膜下发静脉窦处易发生血小板黏附而形成血栓。另外，基因缺陷（如 C 蛋白缺乏症、S 蛋白缺乏症、抗凝血酶缺乏症等）所引起的血液高凝状态也成为诱发 LEDVT 的高危因素。

（2）手术因素：老年人常见的下肢骨科手术，包括人工关节置换术、人工股骨头置换术、人工膝关节置换术及髋、膝关节周围骨折行手术治疗。接受手术治疗的老年人，一方面下肢血管因手术创伤受损，机体启动自我修复程序，大量凝血活酶进入血液循环；另一方面术后体力更加虚弱，活动减少而卧床接受照护的时间较长，促进静脉回流的肌肉弹力作用降低，多重导致静脉血栓的危险因素叠加，增大 LEDVT 发生的风险。

（3）照护者因素：照护者对老年人易患 LEDVT 风险的认知不足；手术后未客观结合老年人身心状况，早期下床活动或床上进行主动、被动运动训练；因缺乏专业照护知识，未能及时准确评估老年人状况，延误最佳诊治时间。

2. 预防措施

（1）严密监测：老年人接受下肢骨科手术治疗后，常会感到肢体疼痛、肿胀严重，照护者应加强观察，避免与下肢淋巴水肿、动脉栓塞等症状相混淆而误诊。具体观察内容包括对比监测患肢及健侧皮肤的温度、色泽、疼痛感；与健侧相同部位患肢的周径变化情况。

（2）药物预防：药物预防以低剂量肝素或低分子肝素治疗为首选，常于术后 12h 皮下注射，或口服抗凝药，如法华林。另外，也可遵医嘱协助老年人应用低分子右旋糖酐、阿司匹林、脉络宁、生脉注射液、血栓通注射液、红花注射液等综合辅助治疗。照护者需掌握上述不同药物使用的适应证及禁忌证、用药方法、用药途径等，严格遵循医嘱协助老年人合理用药，并注意观察用药后的反应，及时规范记录。

（3）机械预防：主要是使用下肢静脉泵，间断气囊压迫及分级加压弹力袜。老年人在照护者的协助下，早期抬高患肢、早期应用连续被动活动（continuous passive motion，CPM）进行康复训练、早期下床活动。

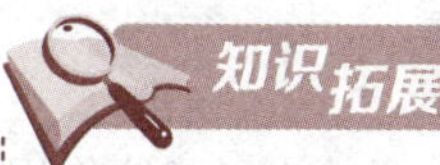

下肢骨科手术后易发生下肢静脉血栓的机制

1. 手术对局部组织的创伤，可致血管内膜损伤，激活凝血功能，诱发静脉血栓。

2. 术中全麻可减少下肢血流，使红细胞性变形性减少及血液黏度增高，增加下肢静脉血栓的发生率。而硬膜外麻醉能使阻滞平面以下的血管扩张、血流加速，降低血液黏滞性，对纤溶的抑制和对因子Ⅷ的激活作用明显低于全麻。

3. 术后长期卧床、肢体制动、长期被动体位使下肢肌肉泵功能消失（腓肠肌收缩起着周围泵的作用），引起血流缓慢、淤滞，导致下肢静脉血栓。

4. 人工关节手术，术中应用骨水泥型假体时，骨水泥溶解产生的热聚合反应，最终导致局部组织的高凝状态，及非骨水泥假体置入时冲击力过大，使髓内压增高，导致髓腔内组织凝血活酶，脂肪和空气栓子挤入静脉血，激活凝血，导致下肢静脉血栓发生。

5. 术中自体血回输、长时间手术及术中拉钩安放位置和力度亦是下肢静脉血栓形成的因素。

来源：王晓玲，洪星禹，曹忠文．老年人下肢深静脉血栓的治疗[J]．中国老年学杂志，2015，35（8）：2253-2254.

（二）应对措施

1. 严密观察　对血栓急性期的老年人，照护者应遵医嘱叮嘱其绝对卧床休息 1～2 周，并将患肢抬高于心脏水平 20～30cm，促进静脉回流。叮嘱老年人切勿用力排便，禁止对患肢热敷按摩，防止血栓脱落。开始离床活动时，需协助老年人穿弹力袜或使用弹力绷带，增加静脉回流，缓解下肢水肿。同时，严密观察老年人下肢肿胀和末梢循环情况，切勿因包扎过紧而加重病情。术后鼓励老年人早期开始足和趾的主动活动，防止肌肉萎缩，促进血液循环。

2. 治疗照护　溶栓抗凝疗法是治疗 LEDVT 的主要方法，但需要严密观察老年人的神经系统症状、大小便颜色等，如有异常立即通知医生，避免出现严重出血的并发症。患肢静脉滴注溶栓药时，照护者必须掌握溶栓过程及用药剂量，尽量减少穿刺次数，最好选择静脉留置针，拔针时局部压迫 5～10min，防止出血。溶栓后叮嘱老年人不宜过早下床活动，患肢不宜过冷、过热，以免栓子部分溶解后血栓脱落。

3. 健康教育　照护者需叮嘱老年人患肢切勿负重，逐渐增大对股四头肌的功能锻炼，扶双拐下地行走。继续中西医抗凝、溶栓治疗，并及时观察病人症状，若出现头痛、意识模糊或呼吸急迫、咳嗽、咯血等症状时迅速陪同就诊。早期，老年人禁忌久站或久坐。对重度髂股静脉血栓的老年人，应适当限制站立及坐位时间，并抬高患肢 3 个月，促进患肢建立侧支循环，缓解水肿。

CPM 功能锻炼

连续被动活动（continuous passive motion，CPM），是一种新的生物学概念，即在连续被动活动作用下，加速关节软骨及周围的韧带和肌腱的愈合和再生。而 CPM 机是指持续被动训练机，是通过 −5°～115° 活动范围的连续匀速被动活动，刺激骨原细胞向关节软骨分化，加速关节软骨以及周围的韧带和肌腱的愈合和再生；CPM 引起持续的关节活动，能增加关节液代谢，促进粘连的瘢痕组织松解；CPM 还能促进局部血液循环，促进炎性因子吸收，从而发挥镇痛、改善局部营养代谢、促进软骨的修复和愈合作用。临床已常规使用 CPM 机对膝关节置换术、腰椎间盘突出症手术、下肢骨折手术等术后功能锻炼，加速病人痊愈，减少住院时间。但照护者在使用 CMP 机之前还需明确其禁忌证，具体为：开放性骨折污染严重的，术后感染没有得到控制；术后必须有坚强的内固定。临床上关节周围骨折严重不能坚强内固定者、软组织损伤重者或骨折合并膝关节韧带损伤修复者等均不宜早期 CPM 锻炼；术后发现有下肢深静脉血栓形成的，为了防止肺栓塞的发生，不可使用 CPM 机。

来源：王显勋．全膝关节置换后局部加压冷疗结合 CPM 功能锻炼对早期关节功能恢复的影响[J]．中国组织工程研究，2017，21（7）：998-1003.

九、关节半脱位

关节半脱位(subluxation of joint)又被称为关节内紊乱，是指关节部慢性劳损，并在外力(该作用力超过人体生理承受范围)或其他因素(外伤、劳损、炎症、退行性改变等)作用下发生关节半脱位，且关节位置不能自行恢复，以致该关节的内外力学平衡受到破坏，出现疼痛、肿胀、活动障碍、眩晕、头痛等一系列临床症状。临床关节半脱位常见的好发部位有颞下颌处、肩锁关节处、膝关节处、寰枢关节处、髋关节处等。老年人受老化因素影响，其骨骼、肌肉、关节、椎间盘等都发生一系列退行性改变，成为关节半脱位的高发人群，如治疗及照护措施不当，极易迁延成为习惯性脱位，严重影响其生活质量，照护者需结合危险因素，做好预防及应对措施。

(一)防范方法及措施

1. 危险因素评估

(1) 生理因素

1) 骨关节及肌肉系统的退行性改变：老年人单位体积骨量减少，尤其老年女性围绝经期后，雌激素水平下降，骨量丢失加剧，骨质疏松症多发。同时，老年人肌肉总量仅占其总体重的25%(成人为50%)，肌肉收缩力减弱、肌肉和韧带萎缩松弛、肌力减退且易疲劳，加速并加重关节磨损，发生关节结节侵蚀扁平、关节盘移位、关节囊松弛、关节窝浅等退行性改变，尤其在承重较大的膝、髋关节和脊柱部，脱位风险更大。

2) 牙列缺损或缺失：当老年人的日常口腔照护措施不当时或缺乏照护时，牙齿常发生缺失和过度磨损，导致咬合垂直距离降低、颌位不稳定、咬合关系紊乱，长时间错位咬合可改变髁状突解剖位置的正常调节，致使颞下颌关节即使在无明显外因的情况下，也容易脱位，甚至会迁延形成习惯性脱位。此外，过度哈气(开口>40cm)、大笑、气管插管、安放开口器、吸痰等诱因，也可导致老年人下颌处的髁状突过度移位而发生颞下颌关节脱位。

3) 睡眠型态的改变：受大脑皮层功能减退、新陈代谢减慢、体力活动减少等因素影响，老年人的睡眠时间减少，出现早睡、早醒、夜间睡眠减少、白天瞌睡增多、睡眠断断续续等一系列睡眠模式上的改变。由此，床上辗转难眠或室内活动量相对增加，使关节脱位危险性增大。

(2) 疾病因素：老年人多发脑卒中、脑萎缩、老年痴呆症等脑血管疾病，导致全身肌张力减弱、肢体运动不协调，例如颞下颌关节处咬合与吞咽功能不良、自主性调节功能减弱，不自主地过度张口或在有习惯性脱位的情况下不能自主限制过度张口，导致髁突反复前脱位。另外，老年人免疫及抵抗能力下降，为感染性疾病的高发人群，如咽部感染、颈椎结核等可刺激寰枢关节滑囊、韧带产生充血、渗出，松弛而脱位。

(3) 手术因素：高龄老年人最常见的髋骨骨折类型即为股骨颈骨折(占50%)，手术治疗时，髋臼磨损较大、假体选择大小不适；采用内固定手术或髋关节置换术进行治疗。研究表明，半髋关节置换术比全髋关节置换术具有更低的脱位和局部骨折风险，是高龄髋部骨折病人急救的首选术式。

(4) 功能锻炼因素：术后功能锻炼方式、持续时间也可能会引发脱位。例如，偏瘫后老年人肩关节半脱位好发于肌张力迟缓阶段(多为患病后1个月内)，发病率的高低可能与脑卒中后上肢瘫痪程度以及肩关节有无主动运动有关。其中，后者与关节脱位发病率的关系为：无主动运动为81%；轻微主动运动为40%；有主动运动的最低为7%。

(5) 药物因素：长期服用吩噻嗪类药物，可产生肌张力障碍或锥体外束反应，关节部受中枢性异常肌反射活动的影响，即可导致脱位发生。

(6) 照护者因素：照护者对关节半脱位的相关理论知识了解甚微，常凭借生活经验处理问题，例如将老年人主诉眩晕、头痛、呕吐、耳鸣而无颈肩痛及肢体麻木的症状错误判断为“梅尼埃综合征”或“骨质增生压迫椎动脉”，而忽略对颈椎病变的详细研究。

牙列缺损或缺失

牙列缺损(dentition defect)是指单颌或上下颌牙列中部分自然牙的缺失。牙列缺失(edentulous)是指单颌或上下颌整个牙列的缺失，牙列缺失病人的上下颌称为无牙。牙列缺损和牙列缺失是人类的常见病、多发病，其主要病因是龋病、牙周病、外伤、肿瘤和先天畸形等。根据

我国 1995 年全国第二次流行病学调查统计，65～74 岁老年人组中，牙列缺损率为 77.89%，牙列缺失率为 10.51%，平均失牙 9.86 个，需要进行义齿修复治疗的占 29.08%。

牙列缺损或缺失后如不及时修复，可给病人带来局部和全身的影响主要表现为：①缺隙两侧的邻牙倾斜移位，对牙伸长，出现牙间隙、局部咬合紊乱甚至牙周创伤；②咀嚼功能减退或丧失；③影响发音功能，尤其是前牙缺失；④影响外貌美观；⑤长期、多个后牙缺失且久未修复可引发颞下颌关节功能紊乱，易发生颞下颌关节脱位。

来源：罗新宇，倪峰，柏全民，等．10 例牙齿重度磨损伴牙列缺损种植修复与咬合重建．牙体牙髓牙周病学杂志，2015，25(1)：41-44.

2．预防措施

(1) 严密监测：对高龄、有关节半脱位病史、偏瘫后肌张力迟缓、运动不协调、睡眠质量较差等危险因素较多的老年人，照护者需严密观察病情。另外，对老年人的主诉症状需认真记录，必要时咨询专业人员，切勿经验性误诊，错过疾病治疗的最佳时机而延误病情。

(2) 生活照护

1) 饮食方面：照护者协助老年人保持营养平衡，适当限制热量摄入的同时保证足够的优质蛋白、低脂、低糖、低盐、高维生素和适量含钙食物，不但提高骨量，还可控制体重，减轻骨关节承重。另外，对因牙列缺损或缺失、咀嚼肌肌力下降等原因导致咀嚼能力受损的老年人，照护者需督促其及时修补，恢复正常咬合关系，并尽量选择细、软、松的食物种类。

2) 睡眠方面：通过改善睡眠环境、白天适当运动、睡前稳定情绪等措施，有必要时遵医嘱服用镇静剂或安眠药，逐步改善病人睡眠，减少夜间活动，避免脱位风险。

3) 运动方面：在对病人全身情况进行客观评估的基础上，照护者结合病人病情或治疗需要合理制定运动或锻炼方案，早期协助床上被动运动，逐步过渡至床旁、室内、室外短距离、室外较长距离的主动运动，促进骨关节功能恢复。

(3) 用药照护：对长期服用可能对肌肉、关节、骨骼功能造成负性影响药物（如吩噻嗪类药物）的老年人，照护者应严密观察其骨关节、肌肉系统功能的改变，定期陪同去医院诊察，并遵医嘱协助其服用调整肌肉功能的药物。

患脑血管疾病并常发生颞下颌关节半脱位老年人的照护措施

1．采用小开口状态下的叩齿运动和咬合状态下的咀嚼肌反复收缩和舒张。

2．双侧颞下颌关节区局部按摩和理疗，由照护者协助老年人完成。每日 1 或 2 次，每次 30min，持续 3 个月以上。

3．调整改善老年人睡眠，减少夜间颞下颌关节脱位。

4．注意进食体位的调整，避免进食时张口过大导致脱位。

5．对长期服用可以产生肌张力障碍或锥体外束反应药物的老年人，适当间断或增加拮抗调整的药物。

6．在老年人下颌处于静止息位时，采用弹力绷带或颏兜限制下颌运动。

来源：谭秀峰，王津惠，张林朴，王永秀．老年人颞下颌关节脱位的病因分析及预防[J]．中华老年口腔医学杂志，2008，6(3)：136-137.

（二）应对措施

1．急性脱位的照护　对于急性关节脱位的老年人，照护者需立即联系急救人员予以复位，并协助进行固定治疗，限制关节的大幅度运动，促进被牵拉过度受损的韧带、关节盘、关节囊逐渐恢复。

2．习惯性脱位的照护　对于复发性或习惯性关节脱位的老年人，除配合医生完成复位及固定治疗外，还需全面评估导致关节脱位的诱发因素（如关节囊松弛、关节窝过浅、肌肉张力失常等），进行

针对性的治疗。考虑老年人多体质虚弱、基础疾病多、机体代谢状况不佳等原因，尽量配合医生进行保守治疗。另外，还应积极配合功能锻炼、关节局部按摩及辅助理疗，以逐步增强肌力、恢复关节囊的弹性，降低脱位风险。

3. 心理照护　老年人组织再生与恢复能力减弱，治疗时间较青年人长，照护者需在理解的基础上，耐心解释，帮助树立早日康复的信心。

十、用药

老年人生理、心理功能均处于衰老和退化状态，具有共患病多、病情复杂、病程长、慢性病发病率高等特点，导致接受药物治疗时存在同时服用多种药物或不恰当用药（老年病人超过其所需的药物）的情况，即多重用药（polypharmacy）。另外，老年人用药后，药物的吸收、分布、代谢和排泄与同龄组及青年组人群存在较大差异，同时受用药依从性较低等因素的影响，极有可能出现潜在不适当用药（potentially inappropriate medication，PIM）的问题，后者可能会引发药物不良反应（adverse drug reaction，ADR）。60 岁以上老年人因药物治疗而发生不良反应的危险性是一般成人的 2.5 倍。

（一）防范方法及措施

1. 危险因素评估

（1）多种药物联合使用：老年人用药潜在风险中最危险的因素即为多种药物联合使用。在我国，受老年全科医生缺乏、医生缺乏对老年病的综合分析能力、老年人常自购药品并自行用药等因素影响，老年人用药现象非常普遍。18.74% 的老年人平均每天服用 3 种药物，21.52% 的老年人平均每天服用 6 种以上的药物。而合并用药的种数与 ADR 的发生率成正相关，即合并用药 0～5 种，ADR 发生率为 4.2%；合并用药 5～10 种，ADR 发生率为 7.4%。

（2）重复用药：老年人患病后心理状态不稳定，因过度焦虑而间断寻找多位医生就诊咨询，重复开药概率较大。同时，市场上同类药品名称多样化、规格差异较大，老年人又对各复方制剂成分缺乏认识，重复服药的危险性较高。

（3）老年人特殊的生理、病理因素：老年人在药动学、药效学方面与其他成人存在明显区别，主要表现为药物的肝代谢、肾排泄能力降低，半衰期延长，易发生中毒反应；老年人对药物的敏感性增强，导致正常剂量下 ADR 增加，甚至出现药源性疾病。

（4）用药依从性差：老年人用药时常按照个人的思维习惯，拒服、擅自增量或减量、更改用药频次的现象较多见。另外，由于记忆力减退，老年人还常常突然中断服药，或一次漏服、下次剂量加倍，导致机体内血药浓度波动过大，ADR 或药源性疾病多发。

2. 预防措施

（1）照护者需熟悉老年人服用药物的适应证、种类及剂量，如不确定应及时咨询熟悉病情的医生或药师。协助完善药品管理，尤其对特殊储存药品，应严格遵照说明书妥善保管，以免因药品失效或效价降低而发生药品使用安全的问题。另外，客观评估老年人的自护能力，协助其建立服药计划表（包括用药时间、剂量、方法；存放位置等）。还可根据药物种类及剂型（如内服药与外用药、处方药与非处方药、急救药与常规药等），用不同颜色进行显著标识，便于老年人辨识和记忆。

（2）实时监测老年人用药后的反应，特别是调整药物剂量或更换药物种类后，观察是否出现消化系统（口干、胃肠不适、便秘等）、泌尿系统（排尿困难、尿潴留等）、循环系统（心跳加速等）、神经系统（失眠、倦怠嗜睡、视物模糊、头晕等）、呼吸系统（持续干咳等）等症状。如发现不适，需及时就医，防止严重 ADR 或药物相互作用的结果出现。另外，对长期用药的老年人，应定期去医院监测其肝肾功能，并根据检查结果向医生咨询优化处方。

（3）加强健康宣教，提高老年人的用药依从性。照护者需时时关注老年人用药的具体情况，通过提醒及监督杜绝发生漏服、错服、忘服、为增加疗效而自行调整剂量的现象或症状好转后自行停药的现象。如发现上述情况，应及时咨询医生，并告知老年人自行停药后可能会出现戒断反应，擅自增加药物剂量不一定会增加疗效，反而可能会引发毒副作用等。

（二）应对措施

1. 发生药物错服后的照护　照护者可通过询问、查看药瓶等方式，立即了解老年人错服的药物

种类。在立即联系急救人员的同时，协助老年人分量多次引用温水，并将手指深入老年人咽部进行催吐，收集呕吐物、药品、药瓶、说明书等，前往医院协助就诊检查。

2. 出现药物不良反应后的照护　发现老年人出现用药后的不良反应，照护者需积极采取措施进行紧急处理：①立即查看药品说明书，了解不良反应的类型及相应的处理办法。②对出现昏迷、休克等严重症状时，需立即停药，迅速联系急救人员的同时开始现场心肺复苏的抢救措施。③严密监测并记录老年人的生命体征、意识状态等重要指标，为医生诊疗提供依据。

十一、自杀

在我国，自杀已成为老年人死亡的第10位原因，每年至少有10万名60岁以上的老年人自杀身亡，占自杀人群的36%。其中丧偶或独居的70～80岁老年人是自杀的高发群体。此外，农村老年人自杀死亡率高于城市老年人，且以农村老年男性多见。而自杀方式多以半夜至凌晨时段跳楼、自缢、跳河为主，自杀的诱因为因孤独寂寞产生抑郁心理、身体疾患产生恐惧心理、家庭重大变故产生逃避心理或家庭矛盾产生绝望心理。为有自杀倾向的老年高危人群提高健康照护服务，防止其采用极端手段结束生命，是促进健康老龄的重要工作内容之一。

（一）防范方法及措施

1. 危险因素评估　面对退休、老化、丧偶和死亡等问题，很多老年人都存在适应困难、孤独、绝望、恐惧等心理反应。由于个体需要及满足程度的差异，老年人自杀的动机也各有不同。综合生理、心理、社会环境变化对老年人的影响，分析其危险因素如下：

（1）自身因素

1）生理方面：疾病是老年人选择自杀的重要原因之一。老年人常因身体患病而产生恐慌。当确诊其患有慢性、难治性，甚至是无法治愈性躯体疾病，并伴发难以忍受的疼痛症状时，老年人常难以面对现实，会试图用自杀来减轻躯体上的疼痛，并缓解为家庭造成的经济负担。

2）心理方面：严重的抑郁症是诱发老年人自杀最常见的原因。部分丧偶独居的老年人，因为长期遭受疾病痛苦的折磨、性格孤僻内向、子女及亲友疏于关怀、突发重大家庭变故等负性应激事件的叠加，孤独抑郁的心理反应越来越严重，对生活失去希望，甚至感觉悲观、绝望，萌发自杀念头。

3）认知方面：老年人经过多年生活经验的累积后，形成固化、刻板、个性化显著的价值观和人生观。受传统伦理观念主导，老年人认知中子女赡养父母长辈的“义务本位”受道德衰败等因素的影响，转变为“权利本位”的现代法律观念，使得老年人基于伦理的道德与现实社会显示之间产生巨大冲突，使其情绪低落，又无处倾诉，诱发自杀。同时，当疾病、家庭矛盾、失去亲人等各种挫折不断袭来时，会对他们的生活态度产生巨大的挑战。认知上难以接受加之缺乏应对能力，可能会诱发自杀。

（2）家庭因素：当老年人与子女共同生活时，常因生活琐事、子女教育、消费观念等问题产生摩擦，自觉被忽视，甚至被遗弃，内心感到痛苦和矛盾。面对激烈市场竞争，子女离乡背井寻求学习和谋生机会，导致空巢家庭越来越多。同时，老年丧偶者在配偶去世后前6个月的死亡率比平均死亡率高40%。受丧偶或其他家人的离世事件打击，老年人精神心理上起伏较大，产生强烈的孤独感、寂寞感和失落感，加重其对社会生活的疏远和隔绝。

（3）社会因素

1）社会角色改变：老年人退休后，从工作岗位回归家庭，面对社会角色的改变及社会功能的缺失，经济收入减少，短时间内难以适应而在思想上产生空虚感和失落感。尤其退休前权高位重、阅历丰富的老年人，心理上反应程度更严重，反应持续时间也较长。

2）社会对老年人的歧视：目前，老年歧视已成为继种族歧视和性别歧视之后的第三大社会歧视问题，成为实现和谐老龄化的主要阻碍因素之一。它会通过资源掌握者的权力和能力，将歧视性的认知、情感态度转化为行为、习惯、法律或社会政策，造成在工作场所、医疗卫生教育、公共服务、媒体、家庭等各领域对老年人资源和机会的不公分配，损害老年人的生活质量和尊严，恶化其代际关系。

3）养老保障制度不完善：目前，养老保障制度存在的主要问题为，法律体系建设滞后，缺乏有效的较权威的法律依据和标准；已制定的政策实用性差，灵活度有待提高；管理监制体制不健全、不规范。这直接导致老年人在不同地区就医、办理养老保险或参与社会互动时，因相关规定差异加大，而

手续过于烦琐，甚至享受不到应有经济福利及权益保障，只能将大部分甚至全部养老责任及压力推回家庭或自己独立承担。

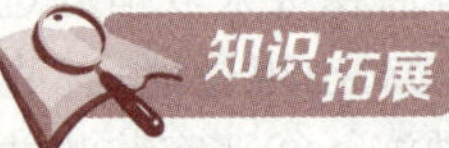

老年照护领域老年/年龄歧视的相关概念

老年歧视(ageism)一词是由美国国际长寿中心主席 Bulter 于 1969 年首次提出，是专门针对老年人所产生的偏见和歧视。Traxler 还把老年歧视定义为，任何由于年龄原因而对个人或群体做出判断的态度、行为或制度，或纯粹以年龄为基础进行社会角色分配的现象。国内学者吴帆将老年歧视定义为一种固定的针对老年人的歧视，指以年龄为依据，对个体或群体做出负面价值判断的态度与行为，同时也包括政策上的不公平对待。同时，受传统观念束缚，老年人被认为是贫困的社会边缘人群，是社会和家庭的沉重负担，在社会中处于劣势地位而被边缘化、被排挤而得不到公平的对待和发展机会，随之出现一系列有关老年/年龄歧视的问题，为我国老年照护人才的培养以及老年照护事业的发展带来严峻的挑战。

来源：段莉，王艳梅. 老年歧视及其影响因素的研究进展[J]. 中国误诊学杂志，2011，11(13)：3051-3052.

2. 预防措施

(1) 自杀风险的评估

1) 明确并避免评估误区：照护者在实施评估前，必须明确常见的评估误区，包括主观认为谈论自杀的老年人不会自杀；主观认为询问老年人自杀倾向会诱导其实施自杀行为；当行为、思想有激越表现的老年人突然恢复平静时，主观认为是其病情好转的征象而在照护过程中掉以轻心；主观认为老年人的自杀成功率低于其他年龄组人群。明确以上误区后，通过阅读相关资料或听专人讲解，避免遗憾发生。

2) 明确评估内容：当老年人，尤其 70～80 岁年龄段的独居、患重病的老年人表现出行为孤僻内心、与家人及朋友的人际关系较紧张、患有抑郁症；因人格发生变化而表现出敏感、易怒、悲观、抑郁等情感障碍；饮食和睡眠习惯与以往迥异较大；近期负性生活事件（罹患重大疾病、家庭矛盾激化、子女亲友发生重大变故等）累积较多；行为或思想上表现出自杀迹象等情况，照护者要予以严密观察，并认真评估和记录。

3) 明确评估技巧：首先，照护者对老年人表现出的语言线索（主诉："我要了结自己""我会很久不在"等)、行为线索（偷买或偷藏药物、立遗嘱、与亲人或朋友告别等）予以重视。其次，照护者可用关心、舒适的语气，选择合适的时间对表现出以上线索的老年人开展评估，即当其感受照护者能换位思考，理解自己时；当其对自己的孤独感、无助感、绝望感予以倾诉时；当其谈及内心悲观情绪而未表现出不适时。最后，照护者评估时，需具体详细了解其当前精神状态和关于死亡、自杀的想法；当前是否有自杀计划及其具体内容；当前所有的社会支持系统。科学评估其自杀风险的严重程度后，及时予以干预。

(2) 情感支持及心理照护：照护者发现自杀风险较高的老年人，应尽最大努力提供情感支持。通过有效沟通，一方面对他们表达关心和爱护之情，另一方面给予其充分表达内心感受和想法的时间和机会，鼓励其通过情感爆发和哭泣进行释放。另外，照护者还可积极联系社会各方面的慈善及公益组织，上门访视老年人，有效化解其孤独和寂寞；加强与老年人子女、亲友的沟通，从道德、法律层面督促其定期探视老年人，排解老年人内心的孤独。

(3) 完善政府职能

1) 兴办养老福利事业：政府需促进家庭养老与社会养老有机结合发展道路的实现。由政府部门引领，通过招商引资、承建基金会等多渠道的办法兴办养老院、托老所、老年人休闲活动中心、老年人互助协会等机构组织，更好地为老年人服务。同时鼓励老年人子女出资和社会补贴相结合的方式，让其住进正规养老机构，真正实现"老有所养"。还可通过老年人互助机制的构建，即组织低龄老年人为高龄老年人义务服务，把义务服务的时间进行累积并建档，待低龄老年人将来成为高龄老年人，可以

免费享用所累积的服务时间。帮助老年人重新找到归属感，提升其主观幸福感，避免因独居而产生心理问题，最终导致自杀。

2）完善老年人医疗及养老保障制度：针对部分老年人因难以承受治疗疾病的经济重担而选择自杀的问题，政府相关部门需加大力度完善各项医疗保险制度，通过按比例逐步提高老年人报销费用的标准，减轻老年弱势群体的就医负担。同时，还应积极组织志愿者为老年人提供身体检查、心理咨询等日常医疗照护服务，并建立针对重大疾病诊疗的紧急“老年人绿色通道”，条件允许时尽量采取先治疗后分期付款的方式，最大限度地降低老年人患病后的心理负担。

（二）应对措施

1. 应急处理　照护者发现老年人自杀后，必须立即申请紧急救援，并根据其自杀方式，现场就地开始急救处理，挽救生命。具体处理方式为：

（1）对服毒或服药过量者，现场应通过刺激老年人的舌根部，促进其呕吐，协助意识清楚者大量饮水，增加呕吐效果。协助医生进一步予以洗胃、导泻治疗，并服用相应的特效解毒剂。

（2）对割腕、跳楼、撞车的老年人，现场应注意压迫止血、保护伤口、稳定骨折部位，避免加重病情。

（3）对自焚的老年人，照护者应紧急将其与火灾现场隔离，并注意保护创面，避免感染。

（4）对自缢的老年人，需及时解开颈部绳索，恢复呼吸通畅。

（5）对溺水老年人，需清除口腔异物，及时按压其胸腹部，协助排出呼吸道及消化道水分。

（6）对煤气中毒的老年人，需立即开窗通风，保持室内空气流通，现场进行紧急心肺复苏，争取抢救的时间。

2. 后续处理　急救人员来到现场后，对自杀未遂或抢救及时的老年人，照护者应协助医护人员继续抢救，配合完成与病情有关资料的收集（服用的药物、初步急救措施等）。当急救成功后，需在专业人员指导和帮助下对老年人及其他家属进行危险因素评估，并制定个性化的预防措施，防止自杀危险再次发生。对自杀身亡或抢救无效的老年人，照护者除配合医生完成文件记录外，还应积极调整情绪，寻找合适的方法进行心理疏导。

（段　莉）

思考与练习

庄某，女性，74 岁，退休在家，半年前儿子一家三口突发车祸丧生。近 1 个月来突然思维混乱，行为异常，甚至怀疑老伴在其饭菜内下毒，对其辱骂和捶打。就医确诊为精神分裂症，遵医嘱每日口服氯氮平 650mg，氟哌啶醇 10mg，氯硝西泮 2mg。老伴见其用药后症状反复而不稳定，将氯氮平自行调整为 700mg/d。几天后，病人出现静坐不能、吞咽困难、不自主舔舌及咀嚼等反应。今日早餐时，庄某在吃馒头时，突然面色青紫，嘴唇青紫，呼吸不畅，但意识清楚。

请问：

（1）庄某出现可能出现的问题是什么？

（2）老伴作为照护者，应立即为张某提供哪些照护措施？

思路解析

扫一扫，测一测

附录一　机构养老护理服务规范

1　范围

本标准适用于经黑龙江省、市及县民政局批准注册的各级、各类全日制养老护理服务机构（老年公寓、托老所、养老院、敬老院 / 福利院、老年护理院等）的管理。

本标准适用于黑龙江省内进行机构养老护理服务的培训机构。

本标准适用于黑龙江省内从事机构养老护理服务的人员。

2　规范性引用文件

下列文件对于本文件的应用是必不可少的。凡是注日期的引用文件，仅所注日期的版本适用于本文件。凡是不注日期的引用文件，其最新版本（包括所有的修改单）适用于本文件。

GB/T 29353—2012 养老机构基本规范

GB/T 1.1—2009 标准结构

GB/T 50340—2003 老年人居住建筑设计标准

3　术语和定义

本标准采用下列术语和定义。

3.1

老年公寓

指实行家庭式的生活方式，符合老年人体能心态特征的公寓式老年住宅。

3.2

托老所

指为老年人提供日间照料的机构。

3.3

养老院

指为老年人提供以日常生活照料为主及综合性服务的机构。

3.4

敬老院 / 福利院

指以街道、乡（镇）“三无”“五保”老年人入住为主，同时为社会老年人提供托养服务的机构。

3.5

老年护理院

指为需要护理服务的老年人提供以生活照料、疾病康复护理为主的机构。

4　机构养老护理服务环境与设施要求

a）机构应具备独立法人资质；

b）机构应具有相对独立、固定、专用的场所，符合国家环境保护、消防安全、卫生防疫、康复、急救等要求的基本生活用房、设施、设备的活动场地；

c）机构建筑及设施的设计与设置应符合 GB/T 50340—2003 相关要求；

d）室内外环境应符合 GB/T 50340—2003 相关要求；

e）人力资源配置应满足机构养老护理服务的需要。

5　机构养老护理服务人员的要求

5.1　基本要求

a）五官端正、口齿清晰、会说普通话；身份标识清晰；干净整洁；指甲平指端，勤洗双手；

b）遵纪守法、爱岗敬业、诚实守信、热情和蔼、有爱心、有耐心、有责任心、沟通能力强；

c）熟悉机构养老护理服务程序、规范要求和管理的规章制度；

d）尊重服务老年人的家庭习俗，和睦友善，不干涉服务老年人的家庭隐私，举止文明；

e）服务主动、热情、细致、耐心。

5.2　资格要求

5.2.1　机构管理者

a）具有大专及以上学历；

b）任职前经过岗前培训合格，获得相应的资格证书。

5.2.2　专业技术人员

医生、护士、康复师、心理咨询师、营养师、厨师等岗位人员应持有国家认可的相应的资格证书。

5.2.3　养老护理员

a）初中及以上的最高学历证明；

b）从属于合法的家政服务机构；

c）人社部／民政部颁发的相应级别的职业资格证书；

d）由权威医疗机构出具的从事家政服务的健康证。

6　机构养老护理服务内容及要求

6.1　健康管理

6.1.1　健康信息采集

a）老年人入院后48h内进行入院评估，建立健康档案；

b）档案记录要及时、准确。

6.1.2　健康体检

a）定期了解老年人的健康状况；

b）每年至少为老年人进行1次全面体检，并告知其体检结果。

6.1.3　健康教育

定期开展保健知识讲座（老年期健康知识、老年期常见疾病预防等）。

6.1.4　健康咨询

为老年人提供医疗、护理、康复、心理卫生等方面的咨询。

6.1.5　健康干预

针对老年人的身体状况对其进行健康干预（参加体育活动、康复锻炼等）。

6.2　生活照护

6.2.1　清洁卫生

6.2.1.1　洗头

a）控制水温至40～45℃，防止水流入眼睛及耳朵；

b）用指腹揉搓头皮及头发，力量适中，避免抓伤头皮；

c）洗净后吹干头发，防止受凉。

6.2.1.2　洗脸

a）水温适宜，擦洗动作轻柔；

b）颜面部干净，口角、耳后、颈部无污垢，眼部无分泌物；

c）眼角、耳道及耳郭等褶皱较多部位重点擦拭；

d）洗脸后适当涂抹润肤霜，防止干燥。

6.2.1.3　洗手、洗脚

a）洗手、洗脚用具分开，及时清洗；

b）将手（脚）放入调好水温的脸盆或木桶中充分浸泡；

c）用适量香皂或洗手液擦洗，去除手（脚）部污垢和死皮，动作轻柔。

6.2.1.4　口腔护理

a）保持口腔清洁无异味；

b）每天早晚刷牙，餐后漱口；

c）老年人能自己刷牙的指导老年人刷牙；
d）不能自行刷牙的老年人，养老护理员用棉球进行口腔擦洗；
e）有活动性义齿的老年人每晚睡前取下义齿，刷洗完后浸泡于清水中。

6.2.1.5　沐浴

a）沐浴时室温宜18～22℃，水温调节至40～50℃，先开冷水，再开热水；
b）沐浴过程中注意观察老年人身体情况，发现异常及时处理；
c）夏季宜每天沐浴1次，冬季宜每周1次，如有特殊情况随时沐浴；
d）沐浴后身上无异味、无污垢，皮肤干净。

6.2.1.6　更换衣物

a）能自理老年人衣服由老年人自行穿戴，穿脱有困难时提供协助；
b）不能自理老年人由养老护理员协助穿衣，注意穿衣的顺序；
c）保持老年人衣服得体、清洁、舒适；
d）保护老年人隐私。

6.2.2　修饰

6.2.2.1　梳头

a）鼓励自理老年人每天多梳头，改善头部血液循环；
b）由发根到发梢梳理，动作轻柔；
c）宜选择圆钝的梳子；
d）卧床老年人宜晨间护理和午休后梳头。

6.2.2.2　理发

a）每月提供1次理发服务；
b）保持老年人发型整洁、得体；
c）由有理发服务资质的人员提供，养老护理员协助老年人进行；
d）建议老年人修剪易梳理的发型。

6.2.2.3　剃胡须

a）保持颜面部无长须；
b）使用电动剃须刀；
c）动作轻柔，防止刮伤皮肤；
d）剃完后用湿毛巾擦拭干净，适当涂抹润肤霜；
e）定期消毒、更换剃须刀片，避免细菌滋生。

6.2.2.4　修剪指（趾）甲

a）每2周检查、修剪指（趾）甲1次；
b）修剪指（趾）甲最好安排在洗手洗脚之后进行；
c）温水浸泡3～5min待指（趾）甲软化后再修剪。

6.2.3　饮食护理

a）根据老年人的牙齿功能、吞咽功能和饮食习惯选择食物的性状；
b）餐桌、碗筷干净，无水渍、污渍；
c）尽量让老年人自行进食，细嚼慢咽，不督促老年人加快进食速度，防噎食；
d）不能自行进食的老年人，养老护理员喂食时站于老年人侧面，由下方将食物送入口中；
e）喂食、喂水时，须先测食温后再喂食，避免烫伤；
f）进食完毕后用清水漱口。

6.2.4　如厕

a）对有能力控制便意的老年人适时提醒如厕；
b）对行动不便的老年人扶助如厕及协助使用便器；
c）对失禁的老年人及时更换尿布，保持皮肤清洁干燥，无污迹；
d）对排泄异常的老年人观察大小便的性状、颜色、量及次数，作记录；

e）便器使用后及时倾倒，污染尿片及时置于污物桶内；

f）保护老年人隐私。

6.2.5 压疮预防

a）卧床老年人每2h翻身1次，必要时每小时翻身1次；

b）翻身后适当按摩受压部位，整理床单位；

c）各肢体关节保持功能位，在受压部位垫海绵垫、气垫或软枕等；

d）保护老年人隐私；

e）卧床老年人交班时进行皮肤交接班并记录。

6.3 医疗照护

6.3.1 生命体征测量

a）根据情况进行体温测量，掌握体温计的正确使用方法，能准确读取并记录；

b）掌握正确测量血压的方法，血压异常时能及时发现并进行记录。

6.3.2 血糖测量

a）掌握正确测量血糖的方法；

b）掌握血糖的正常值，血糖异常时能及时发现并进行记录。

6.3.3 吸痰

a）掌握正确的吸痰方法；

b）每次吸痰时间不超过15s，两次吸痰间隔3min以上。

6.3.4 胸部叩击

a）掌握正确的胸部叩击方法；

b）叩击时遵循从下往上、从外往内的顺序；

c）叩击的频率为120～180次/min，每个肺叶叩击1～3min；

d）记录每次叩击的时间。

6.3.5 鼻饲

a）根据医嘱选择、配制鼻饲液，温度为38℃左右；

b）现配现用，室温下不宜超过6h，未用完存于冰箱内，24h内用完；

c）掌握鼻饲法的正确操作方法，每次灌注间隔时间为2h；

d）记录老年人鼻饲进食的时间、量和种类。

6.3.6 助行器具使用

a）使用助行器具的老年人意识清楚，身体状况良好、稳定；

b）调整助行器具至适合老年人的高度；

c）向老年人介绍助行器具的使用方法及注意事项；

d）老年人使用助行器具时养老护理员需陪伴在老年人身边，确保其安全。

6.3.7 轮椅使用

a）轮椅性能良好，轮椅刹闸稳固；

b）将轮椅推至床边后，与床成30°～40°，刹闸，翻起脚踏板；

c）养老护理员两腿分开，膝盖抵住老年人膝部，两手臂环抱老年人腰部，以自己的身体为轴转动老年人，稳妥的将老年人移到轮椅上，翻下脚踏板；

d）叮嘱老年人扶好轮椅扶手；

e）为坐轮椅的老年人固定好安全保护带。

6.3.8 用药护理

a）遵医嘱提醒老年人按正确的服药方式（剂量、给药时间及途径均正确）服药；

b）服药时取立位、坐位或半坐位，同时服用温开水100～200ml，以利于服药；

c）记录服药情况；

d）不得擅自给老年人服用任何药品。

6.3.9 常见疾病医疗照护

a）能够对高血压、冠心病、糖尿病、脑卒中、慢性支气管炎、老年性痴呆等老年人常见病进行预防、保健、护理和院前急救工作；

b）老年人突发危重疾病时，能够及时通知其代理人并转送医疗机构救助。

6.3.10　康复指导

a）根据老年人的需求配备相应的康复器具；

b）个体康复在专业人员指导下实施，告知老年人康复训练目的及注意事项；

c）对偏瘫老年人进行患肢被动运动，每日1次，每个关节进行10～20次运动；

d）指导偏瘫老年人进行健肢主动运动，每日1次，每个关节进行10～20次运动；

e）协助老年人使用机构内的健身器材；

f）康复过程中保护老年人安全，并予以记录。

6.3.11　心理护理

a）以老年人感兴趣的话题为切入点，引导老年人倾诉；

b）与老年人建立良好的信任关系，找出症结，给予解决；

c）消除不良的情绪反应，帮助老年人维持和子女的和睦关系；

d）帮助老年人逐步适应老年生活，养成乐观的生活态度。

6.3.12　临终护理

a）了解临终老年人的身体及心理变化；

b）能够为临终老年人提供心理慰藉服务；

c）能够观察濒临死亡的老年人的体征。

6.4　安全防护

6.4.1　跌倒防护

a）老年人衣裤鞋袜合适，防滑倒、绊倒；

b）老年人改变体位宜慢，预防直立性低血压而引起跌倒；

c）视力差的老年人外出要有人陪同；

d）体弱者避免长时间站立，适当使用助行器具以增加稳定性。

6.4.2　误吸防护

a）老年人进食时采取合适的体位，不能坐起者床头抬高30°～45°；

b）选择合适的食物，以半流质为宜；

c）进食有严重呛咳的老年人，应给予胃管鼻饲。

6.4.3　烫伤防护

a）避免老年人接近热水炉、蒸汽锅等设施；

b）物品放置有序，避免老年人打翻热水瓶；

c）使用热水袋时水温不宜超过50℃，外加布套；

d）沐浴时注意水温的控制，先开冷水，再开热水；

e）对于吸烟的老年人加强管理，不能躺在床上吸烟。

6.4.4　走失防护

a）公共区域设有摄像头；

b）痴呆老年人佩戴胸卡，上面记录老年人的姓名、年龄、联系电话等；

c）关心老年人，了解其思想动态，建立良好的关系；

d）一旦老年人走失，能根据程序及时寻找和应对。

6.5　生活服务

6.5.1　餐饮服务

a）根据营养学、卫生学要求、宗教习惯制定食谱；

b）提供一日三餐和特殊饮食，一周食谱每天不重样；

c）为行动不便的老年人及时、准确地将餐饮送至其房间；

d）营养餐符合老年人的疾病特点需求；

e）适时供餐，注意保温。

6.5.2　洗涤服务

a）包括衣服、被套、床单、枕巾的收集、分类、洗涤和送发；

b）根据衣物质地和颜色分类洗涤、晾干，污、洁衣物分开放置；

c）送发的衣物标识清楚、折叠整齐，准确无误送还老年人；

d）每2周～1个月更换一次床单、被套、枕巾，必要时随时更换；

e）疑似传染性衣物送取时要用专用污（洁）衣袋；

f）疑似传染性衣物先消毒后清洗，消毒应符合消毒隔离要求。

6.5.3　休闲娱乐

a）制定休闲娱乐服务流程或程序；

b）开展休闲娱乐项目（棋牌、书法、绘画、唱歌、球类等）；

c）定期开展各类娱乐知识讲座（绘画技巧、音乐、运动等）；

d）活动时提供安全防护措施，有记录。

6.5.4　购物服务

a）准确记录老年人要购买物品的名称、清点钱物、当面清点核实；

b）陪同老年人购物时随时注意老年人的安全，防止意外发生。

6.5.5　通讯服务

a）能够协助老年人进行通讯，满足其与外界的联系；

b）能够帮助老年人缴纳话费，并将缴费小票归还给老年人。

6.5.6　委托服务

a）接受老年人的委托，帮助其处理文件、代领物品和代缴费用；

b）委托涉及钱币时仔细核对金额，发生异议当面清点核实。

6.5.7　陪同就医

a）征得老年人家人同意后选择合适的交通工具陪同老年人就诊；

b）就诊时携带病历在医疗机构挂号，协助老年人检查，就诊后遵医嘱划价、取药；

c）根据医嘱协助老年人留取大小便标本，及时送检标本；

d）随时注意老年人安全，并通过交流缓解其就医不良情绪；

e）及时向老年人家属或其他监护人反馈就诊情况；

f）保护老年人隐私。

来源：2017年黑龙江省地方标准《机构养老护理服务规范》。

起草单位：哈尔滨医科大学大庆校区。

主要起草人：周郁秋、贾红红、崔玉霞、梁大辉、吴颖、叶青芳、赵一莎。

附录二　居家养老护理服务规范

1　范围

本标准适用于黑龙江省，提供居家养老护理服务的家政服务机构；进行居家养老护理服务的培训机构；从事居家养老护理服务的人员。

2　规范性引用文件

下列文件对于本文件的应用是必不可少的。凡是注日期的引用文件，仅所注日期的版本适用于本文件。凡是不注日期的引用文件，其最新版本（包括所有的修改单）适用于本文件。

GB/T15624　服务标准化工作指南　第一部分：总则

GB/T17242　投诉处理指南

GB/T19001　质量管理体系　要求

GB/T20647　社区服务指南　第8部分：家政服务

家政服务员国家职业标准（国家劳动和社会保障部）

家政护理员国家职业标准（国家劳动和社会保障部）

3　术语和定义

下列术语和定义适用于本标准。

3.1

居家养老护理服务

依据法律及合同要求，由家政服务机构派出人员，按照客户要求，提供居家老年人生活照料和护理服务。

3.2

居家养老护理服务的客户

接受居家养老服务的家庭和个人（本标准以下简称客户）

3.3

居家养老护理员

依法取得职业资格，并专职或兼职从事居家养老服务的人员。

4　居家养老护理员从业资格

4.1　机构

居家养老护理员从属于合法的家政服务公司。

4.2　证件

a）由国家劳动保障部颁发的相应级别职业资格证书；

b）由权威医疗机构出具的从事居家养老护理服务的健康体检证明；

c）医院或公司提供上岗培训合格证明。

4.3　个人

a）具有身份证；

b）年龄30～55周岁；

c）初中及以上文化程度；

d）五官端正、口齿清晰、会说普通话；

e）服装具有统一标识、干净整洁、不戴首饰、头发挽起、指甲平指端；

f）遵纪守法、爱岗敬业、诚实守信、热情和蔼、有爱心、有耐心、有责任心、沟通能力强；

g）熟悉居家养老照护服务程序、规范要求；

h）尊重老年人及其家庭习俗。

5　居家养老护理服务内容与要求

5.1　个人卫生护理

以下内容建议列入服务规范中：

5.1.1　洗脸

a）水温适宜，擦洗动作轻柔；

b）颜面部干净，眼部无分泌物，口角、耳后、颈部无污垢；

c）褶皱较多部位（如眼角、耳道及耳郭）重点擦拭；

d）洗脸后适当涂抹润肤霜，防止干燥。

5.1.2　洗手、洗脚

a）洗手/洗脚用具分开，用后立即清洗；

b）将手/脚放入调节好水温的用具中充分浸泡；

c）动作轻柔；

d）用适量肥皂或洗手液细致擦洗，去除手/脚部污垢和死皮；

e）必要时洗后适当涂抹润肤霜，防止干燥。

5.1.3　洗发

a）控制水温至40～45℃，防止水流入眼睛及耳朵；

b）用指腹揉搓头皮及头发，力量适中，避免抓伤头皮；

c）洗净后吹干头发，防止受凉。

5.1.4　梳头

a）宜选择圆钝的梳子；

b）由发根到发梢梳理，动作轻柔；

c）鼓励每天多梳头，改善头部血液循环。

5.1.5　口腔清洁

a）戴有活动性义齿者，取下义齿后再进行口腔清洁；

b）擦拭手法正确，擦拭用具切忌伤及口腔黏膜及牙龈；

c）擦拭时棉球/纱布不应过湿，防止引起呛咳。

5.1.6　沐浴

a）水温40～50℃，室温（24±2）℃；

b）沐浴前进行安全提示，忌空腹或饱餐时沐浴，忌突然蹲下或站立；

c）沐浴前水温调节适宜，先开冷水，再开热水；

d）沐浴时取舒适、稳固的坐位，肢体处于功能体位；

e）先面部后躯体，注意观察老年人身体情况，发现异常及时处理；

f）沐浴时有家属或监护人在场，防跌防烫伤；

g）注意防寒保暖、防暑降温及浴室内的通风；

h）沐浴后身上无异味、无污垢，皮肤干洁。

5.1.7　剃胡须

a）保持颜面部无长须；

b）使用电动剃须刀，定期消毒、更换剃须刀片，保持剃须用具清洁，避免细菌滋生；

c）动作轻柔，防止刮伤皮肤；

d）剃完后用温水擦拭干净，必要时适当涂抹润肤霜。

5.2　生活起居护理

以下内容建议列入服务规范中：

5.2.1　卧位护理

a）保护老年人隐私；

b）根据不同的身体状况及护理要求调整老年人体位；

c）保持姿势稳定，并在受压部位垫衬枕头、海绵垫或气垫等；

d）翻身后整理床单位，适当按摩受压部位，各肢体关节保持功能位。

5.2.2 协助进食

a）进食前，老年人和养老护理员洗净双手；

b）对有咀嚼和吞咽功能障碍的老年人，要将食物切碎、搅拌；

c）为老年人选择低盐、低脂、优质蛋白、易消化吸收的食物；

d）进食时养老护理员位于老年人一侧，由下方将食物送入口中，协助老年人充分咀嚼、吞服，防止呛噎；

e）进食完毕后用清水漱口。

5.2.3 更换衣物

a）保护老年人隐私；

b）根据老年人意愿及时更换衣物；

c）了解老年人的肢体功能，注意更换顺序；

d）更换过程中，防止牵拉受损，防跌倒、坠地。

5.2.4 协助移动

a）轮椅性能良好，刹闸稳固，刹闸后定点放置；

b）将轮椅靠近老年人身体健侧，轮椅与床 / 椅子成 30°～40°，固定轮椅，将老年人稳妥地移到轮椅上；

c）动作轻柔，为坐轮椅的老年人固定好安全保护带；

d）嘱老年人扶好轮椅扶手。

5.2.5 协助排泄及如厕

a）保护老年人隐私；

b）对有能力控制便意的老年人适时提醒如厕；

c）对行动不便的老年人协助如厕及使用便器；

d）对失禁的老年人及时更换尿布，保持皮肤清洁干燥，无污迹；

e）对排泄异常的老年人观察大小便的性状、颜色、排量及频次，并做好记录；

f）便器使用后立即倾倒，污染尿片即时置于污物桶内，防止污染环境。

5.3 保健护理

以下内容建议列入服务规范中：

5.3.1 测量血压

掌握正确测量血压的方法，血压异常时能及时发现并进行记录，记录至少保留 1 年；必要时及时通知家属。

5.3.2 测量体温

根据情况进行体温的测量，掌握体温计的正确使用方法，能准确读取并记录，记录至少保留 1 年；必要时及时通知家属。

5.3.3 测量血糖

掌握正确测量血糖的方法，血糖异常时能及时发现并进行记录，记录至少保留 1 年；必要时及时通知家属。

5.3.4 提醒吃药

根据医嘱提醒服药并记录服药情况。

5.4 心理护理

以下内容建议列入服务规范中：

5.4.1 谈心交流

a）帮助老年人逐步适应老年生活，养成乐观的生活态度；

b）与老年人建立良好的信任关系，消除不良的情绪反应及孤独；

c）尽可能用老年人习惯的方言与其交流感兴趣的话题，多倾听，引导老年人倾诉；

d）多与子女或家属进行沟通，帮助维持家庭和子女的和睦关系；

e）注意保护老年人隐私。

5.4.2 读书读报观看电视

a）了解老年人的兴趣爱好，选择老年人感兴趣的书报、电视节目；

b）为老年人阅读时，语速缓慢、声音洪亮；

c）帮助老年人多了解时事、多掌握健康养身知识，培养良好的兴趣爱好。

5.5 急诊急救护理

以下内容建议列入服务规范中：

5.5.1 紧急呼援

设置紧急呼援装置，与120、110、119等联动，随时接受老年人的紧急呼援。

5.5.2 跌倒

a）意识模糊伴呕吐者，头偏向一侧，并清理呼吸道，保持呼吸通畅；

b）抽搐者，移至平软地面，防止碰、擦伤、舌咬伤，注意保护抽搐肢体；

c）伴呼吸、心脏停止者，立即行胸外心脏按压、口对口人工呼吸等急救措施。

5.5.3 噎呛

a）协助老年人取站立位，养老护理员站于老年人背后，用双手臂由腋下环绕老年人腰部；

b）护理员一手握拳，将拇指一侧置于老年人胸廓下段与脐上的腹部部位；

c）护理员另一手抓住拳头，肘部张开，用快速向上的冲击力挤压老年人腹部；

d）重复上述步骤，直至异物吐出。

5.5.4 烫伤

a）立即用凉水冲洗烫伤部位；

b）皮肤水分蘸干后30min内，在红肿处涂鸡蛋清或烫伤膏；

c）勿用食物油、牙膏、紫药水等涂抹患处；

d）报告家属，严重时拨打急救电话。

5.5.5 呼吸困难

a）保持呼吸道通畅；

b）取舒适体位，半坐卧位或端坐卧位；

c）昏迷或休克者取平卧位，头偏向一侧；

d）报告家属，严重时拨打急救电话。

5.5.6 疼痛

a）采取舒适体位；

b）报告家属，严重时拨打急救电话；

c）尽量深呼吸，分散注意力；

d）给予老年人心理安慰，缓解其焦虑烦躁情绪。

5.6 助医服务

以下内容建议列入服务规范中：

5.6.1 陪同就诊

a）选择合适的交通工具；

b）就诊时携带就诊卡、医保卡及病历；

c）在医疗机构挂号窗口取号，协助检查；

d）交款、取药，钱物、票据、药品当面清点，做到票据、药物相符；

e）根据医嘱，给予用药指导等；

f）通过交流，缓解就医不良情绪；

g）注意老年人安全，保护老年人隐私；

h）及时向老年人家属说明就诊情况。

5.6.2 代为配药

a）仅限于临床医师诊断明确、病情稳定、治疗方案确定的门诊慢性病；

b）由老年人或家属写明代配药的药名及剂量，并签字；

c）在代配药定点医疗机构挂号、取药；

d）钱物、票据、药品当面清点，做到票据、药物相符；

e）保护老年人隐私。

5.7　辅助康复

以下内容建议列入服务规范中：

a）在专业康复人员指导下，辅助老年人按计划实施；

b）项目设置符合老年人的生理心理特点；

c）告知老年人康复训练的目的、注意事项，量力而为；

d）熟悉老年人肢体康复的正确方法；

e）康复过程中，注意观察老年人身体情况，并予以评估、记录；

f）康复过程中，保护老年人安全；

g）根据老年人需求，辅助配备相应的康复器具。

5.8　助行服务

以下内容建议列入服务规范中：

5.8.1　陪同散步

a）准备适合老年人的助行器；

b）掌握助行器的正确使用方法；

c）与老年人进行交流，使其身心愉悦。

5.8.2　陪同外出

a）获得家属外出授权；

b）告知老年人外出时的注意事项，取得理解和配合；

c）外出时，注意观察老年人身体情况，发现异常情况及时处理。

5.9　代办服务

以下内容建议列入服务规范中：

5.9.1　代购物品

根据老年人实际需求及意愿，确认代购物品名称。

5.9.2　代领物品

代领时仔细核对养老金金额、物品的名称，发生异议当面核实。

5.9.3　代缴费用

代缴公共事业费时，需持有水、电、燃气、电信等缴费通知单。

5.9.4　代送洗涤

a）选择有资质的专业洗涤机构为老年人提供服务；

b）告知老年人或家属贵重衣物不在洗涤范围；

c）送取衣物时，应做到标识清楚、核对正确、按时送还；

d）疑似传染性衣物送取时，要用专用污（洁）衣袋。

5.10　洗涤服务

以下内容建议列入服务规范中：

a）被褥清洗至少每月1次；

b）分类收集衣物、被褥、尿布，污、洁衣物分开放置；

c）洗涤时，根据衣物的质地和颜色分类洗涤，并做到洗净、晾晒；

d）告知老年人或家属贵重衣物或不能水洗的衣物不在洗涤范围；

e）疑似传染性衣物先消毒后清洗，消毒液浓度及消毒方式、浸泡时间应符合消毒隔离要求。

来源：2017年黑龙江省地方标准《居家养老护理服务规范》。

起草单位：哈尔滨医科大学大庆校区。

主要起草人：周郁秋、吕雨梅、崔玉霞、梁大辉、吴颖、孙玉静、孟丽娜、李英丽。

参考文献

1. 田本淳. 健康教育与健康促进实用方法. 2版. 北京：北京大学医学出版社，2014.
2. 孙建萍. 老年护理学. 3版. 北京：人民卫生出版社，2014.
3. 包家明. 护理健康教育与健康促进. 北京：人民卫生出版社，2014.
4. 吴仕英，肖洪松. 老年综合健康评估. 成都：四川大学出版社，2015.
5. 陈雪芬，黄雅文. 老人健康促进. 台北：华都文化事业有限公司，2014.
6. 王秀红，王瑞霞. 健康促进理论与实务. 台北：华杏出版股份有限公司，2016.
7. 化前珍，胡秀英. 老年护理学. 4版. 北京：人民卫生出版社，2017.
8. 卢桂珍. 老年健康照护. 天津：天津大学出版社，2008.
9. 黄岩松，李敏. 老年健康照护（临床案例版）. 武汉：华中科技大学. 2017.
10. 臧少敏，陈刚. 老年健康照护技术. 北京：北京大学出版社，2013.
11. 刘巍群，杨颖华. 社区护理. 上海：复旦大学出版社，2015.
12. 姜丽萍. 社区护理学. 3版. 北京：人民卫生出版社，2014.
13. 蔺惠芳. 社区护理. 2版. 北京：科学出版社，2015.
14. 胡学军，李静. 老年常见病与社区护理. 北京：人民军医出版社，2015.
15. 郭清，王大辉. 健康管理学案例与实训教程. 杭州：浙江大学出版社，2016.
16. Batsis J A，Barre L K，Mackenzie T A，et al. Variation in the prevalence of sarcopenia and sarcopenic obesity in older adults associated with different research definitions：dual-energy X-ray absorptiometry data from the National Health and Nutrition Examination Survey 1999-2004. J Am Geriatr Soc，2013，61（6）：974-980.
17. Cruz-Jentoft A J，Baeyens J P，Bauer J M，et al. Sarcopenia：European consensus on definition and diagnosis：Report of the European Working Group on Sarcopenia in Older People. Age Ageing，2010，39（4）：412-423.
18. Woo N，Kim S H. Sarcopenia influences fall-related injuries in community-dwelling older adults. Geriatr Nurs，2014，35（4）：279-282.
19. Arango-Lopera V E，Arroyo P，Gutierrez-Robledo L M，et al. Mortality as an adverse outcome of sarcopenia. J Nutr Health Aging，2013，17（3）：259-262.
20. Fielding R A，Vellas B，Evans W J，et al. Sarcopenia：an undiagnosed condition in older adults. Current consensus definition：prevalence，etiology，and consequences. International working group on sarcopenia. J Am Med Dir Assoc，2011，12（4）：249-256.
21. Chen L K，Liu L K，Woo J，et al. Sarcopenia in Asia：consensus report of the Asian Working Group for Sarcopenia. J Am Med Dir Assoc，2014，15（2）：95-101.

中英文名词对照索引

M

N

P

Q

R

S

T

W

X

Y

Z

T

W

X

Y

Z

M

N

P

Q

R

S